H. Binsch / M. Frehse / G. Kirschner / M. Rottkemper
**Assistenzzeit und Niederlassung für Zahnärzte**

H. Binsch / M. Frehse / G. Kirschner / M. Rottkemper

# Assistenzzeit und Niederlassung für Zahnärzte

## Ihr Navigator für Berufs- und Finanzplanung

Unter Mitarbeit von: Michael Abend, Detlef Becker, Katrin Bongert, Franz-Josef Gebker, Bernd Glazinski, Karin Henze, Dirk Herrmann, Sabine Herrmann, Rita Klöcker, Thea Lingohr, Dorothy Mehnert, Michael Pachner, Hartmut Paland, Rainer Riedel, Simone Schleich, Ina Schwar

Mit 52 Tabellen und 19 farbigen Abbildungen

Checklisten, Arbeitsblätter, Musterarbeitsvertrag etc. auf CD-ROM

Deutscher Zahnärzte Verlag Köln

ISBN 978-3-7691-3357-8

zahnheilkunde.de

Bibliografische Information der Deutschen Nationalbibliothek
Die Deutsche Nationalbibliothek verzeichnet diese Publikation in
der Deutschen Nationalbibliografie; detaillierte bibliografische
Daten sind im Internet über http://dnb.d-nb.de abrufbar.
Die Wiedergabe von Gebrauchsnamen, Handelsnamen, Waren-
bezeichnungen usw. in diesem Werk berechtigt auch ohne besondere Kennzeichnung nicht zu der Annahme, dass solche Namen
im Sinne der Warenzeichen- oder Markenschutz-Gesetzgebung
als frei zu betrachten wären und daher von jedermann benutzt
werden dürften.

**Wichtiger Hinweis:**
Die Zahnmedizin und das Gesundheitswesen unterliegen einem
fortwährenden Entwicklungsprozess, sodass alle Angaben immer
nur dem Wissensstand zum Zeitpunkt der Drucklegung entsprechen können.
Die angegebenen Empfehlungen wurden von Verfassern und Verlag mit größtmöglicher Sorgfalt erarbeitet und geprüft. Trotz
sorgfältiger Manuskripterstellung und Korrektur des Satzes können Fehler nicht ausgeschlossen werden.
Der Benutzer ist aufgefordert, zur Auswahl sowie Dosierung von
Medikamenten die Beipackzettel und Fachinformationen der
Hersteller zur Kontrolle heranzuziehen und im Zweifelsfall einen
Spezialisten zu konsultieren.

# Autorenverzeichnis

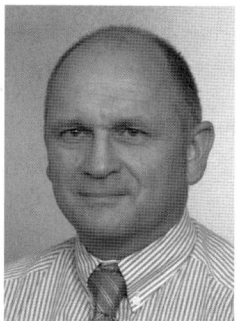

Dipl. Kfm. Michael Abend
A.S.I. Geschäftsstelle Münster
Breul 1
48143 Münster
E-Mail: abend@ms.asi-online.de

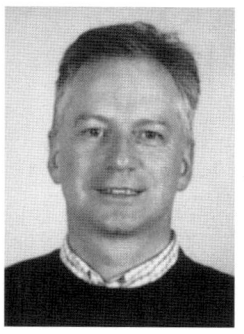

Detlef Becker
Alleestr. 65
44793 Bochum
E-Mail: db-dent@web.de

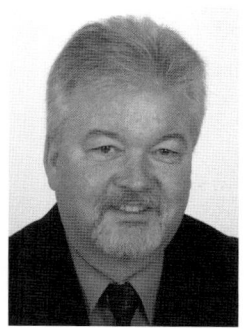

Dipl. Kfm. Hans Binsch
A.S.I. Wirtschaftsberatung AG
Regina-Protmann-Straße 16
48159 Münster
Tel.: 0251/21 03-206
E-Mail: binsch@asi-online.de

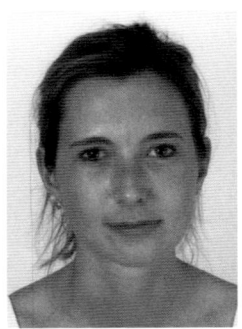

Dr. med. dent. Katrin Bongert
Herderstraße 57
53173 Bonn
Tel.: 0228/81 58 505
Mobil: 0173/58 47 488
E-Mail: kati.bongert@gmx.net

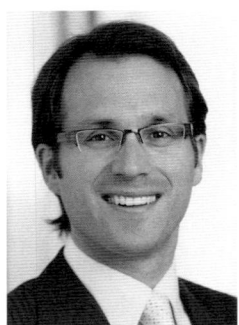

Rechtsanwalt Michael Frehse
Gartenstr. 208
48147 Münster
Tel.: 0251/270 76 88-0
E-Mail: m.frehse@kanzlei-am-aerztehaus.de

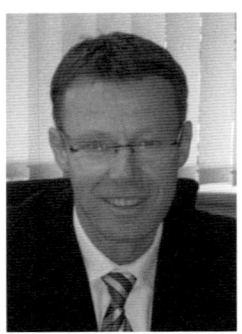

Franz-Josef Gebker
Deutsche Apotheker- und Ärztebank
Postfach 21 27
48008 Münster
E-Mail: franz-josef.gebker@apobank.de
(Kapitel 20)

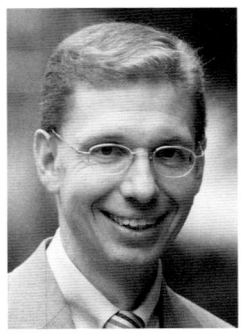

Prof. Dr. Bernd Glazinski
MSA Management System Anwendung AG
Sperberweg 2
50858 Köln
Tel.: 0221/94 40 99-0
E-Mail: mitteilungen@msa-koeln.de

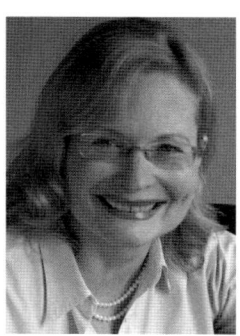

Karin Henze
Ruhrallee 9
44139 Dortmund
Tel.: 0231/55 22 20
E-Mail: karinhenze@henze.ellipson.de

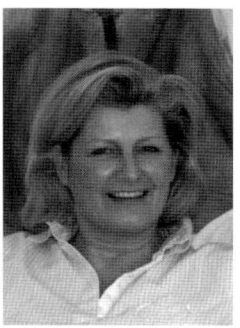
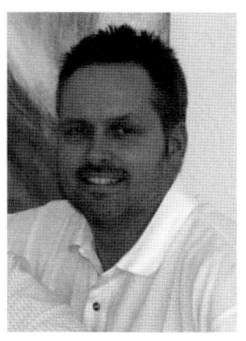

Dr. med. dent. Sabine Herrmann
Dr. med. dent. Dirk Herrmann
Zahnärztliche Gemeinschaftspraxis
Konrad-Glocker-Str. 1
44141 Dortmund
Tel.: 0231/94 12 141
E-Mail: zahnaerzteherrmann@t-online.de

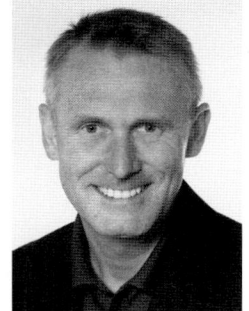

Dipl. Kfm. Georg Kirschner
A.S.I. Wirtschaftsberatung AG
Regina-Protmann-Straße 16
48159 Münster
Tel.: 0251/21 03-121
E-Mail: Kirschner@asi-online.de

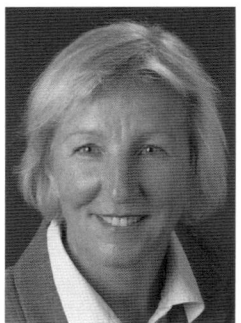

Rita Klöcker
A.S.I. Wirtschaftsberatung AG
Regina-Protmann-Straße 16
48159 Münster
Tel.: 0251/21 03-301
E-Mail: kloecker@asi-online.de

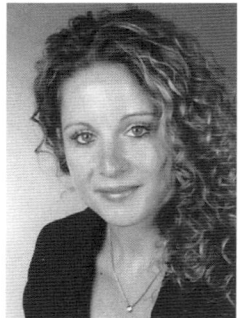

Dr. med. dent. Thea Lingohr
Bussardweg 19
50189 Elsdorf
E-Mail: mhpt_lingohr@t-online.de

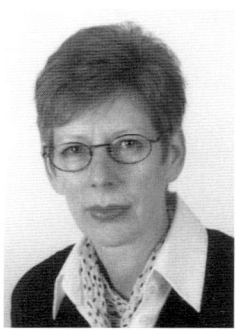

Dorothy Mehnert
Berlin

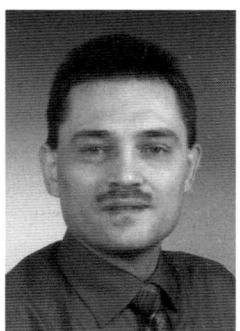

Michael Pachner
Steuerberater
Konrad-Adenauer-Allee 10
44263 Dortmund
Telefon: 0231/222 440
Mail: pachner@karin-henze.de

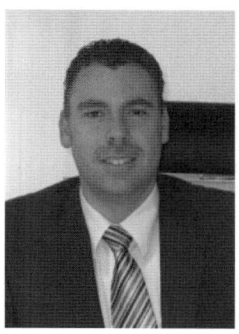

Hartmut Paland
apoBank Aachen
Habsburger Allee 13
52064 Aachen
E-Mail: hartmut.paland@apobank.de
(Kapitel 20)

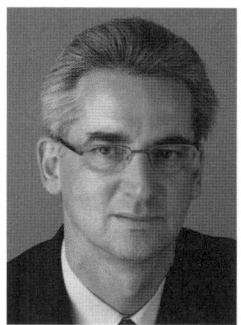

Prof. Dr. med. Dipl. Kfm. (FH) Rainer Riedel
Direktor des Instituts für Medizin-Ökonomie und Medizinische
Versorgungsforschung
Rheinische Fachhochschule Köln gGmbH
Schaevenstraße 6
50674 Köln
E-Mail: riedel@rfh-koeln.de

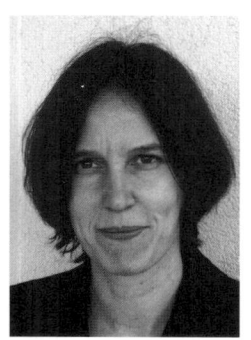

Mechthild Rottkemper M.A.
A.S.I. Wirtschaftsberatung AG
Regina-Protmann-Straße 16
48159 Münster
Tel.: 0251/21 03-308
E-Mail: rottkemper@asi-online.de

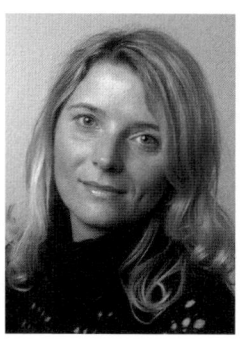

Simone Schleich
APOS
Abrechnung & Praxisorganisation
Karlstr. 13
59929 Brilon
Mobil: 0160/97 200 230
E-Mail: S.Schleich@t-online.de
Homepage: www.apos-brilon.de

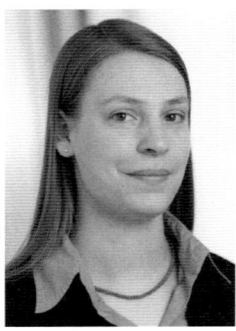

Rechtsanwältin Ina Schwar
Gartenstr. 208
48147 Münster
Tel.: 0251/270 76 88-0
E-Mail: i.schwar@kanzlei-am-aerztehaus.de

# Vorwort

## Ausgangspunkt

Deutschlands Universitäten verabschieden nach bestandenem Staatsexamen noch keine praxistauglichen Zahnärzte. Vielmehr gleicht das Studium – bildlich gesprochen – der „Führerscheinprüfung". „Fahren lernen" müssen junge Zahnärzte durch Übung während der Tätigkeit als Assistent bei einem niedergelassenen Kollegen. Erfahrungen sammeln im Umgang mit Patienten und in den Behandlungsmethoden ist in dieser Zeit das A und O.

Zusätzlich werden während Studium und Assistenzzeit keine Kenntnisse zu den Themenblöcken Praxisführung und -organisation, Betriebswirtschaft, Recht und Steuern vermittelt. Das ist schon erstaunlich, da jede Zahnarztpraxis heute ein individuelles, mittelständisches Unternehmen darstellt. Mit mindestens einem Unternehmensleiter, Mitarbeitern, Zulieferern und – vor gar nicht so langer Zeit traute man sich dieses Wort noch nicht in den Mund zu nehmen – Kunden (hier: Patienten). Gesundheitspolitische und standesrechtliche Veränderungen bis hin zu den Konsequenzen aus dem Wettbewerbsstärkungsgesetz verkomplizieren die unterschiedlichen Konzepte des zahnmedizinischen Berufsfeldes und der zahnärztlichen Praxisführung.

## Entscheidungsfindung

Damit stehen bereits vor dem Übergang vom Studium in die Assistenzzeit existenzielle wirtschaftliche Fragestellungen im Vordergrund. Dies sei an 2 Beispielen verdeutlicht:

- 5 Sterne zeichnen ein außergewöhnlich gutes Hotel aus. Wer weiß schon, dass ein 5-Sterne-Rating gleichzeitig auch das Maß aller Dinge für eine Berufsunfähigkeitsversicherung ist? Aber nicht jede 5-Sterne-Versicherung passt zum Beruf des Zahnarztes und schon gar nicht zu jedem einzelnen Menschen. Der Verlust der Arbeitskraft stellt ein die Existenz bedrohendes Risiko dar. Dies gilt insbesondere für gut ausgebildete und spezialisierte Berufsgruppen. In den Versorgungswerken der Zahnärztekammern sind Rentenleistungen an das Vorliegen einer vollständigen Berufsunfähigkeit geknüpft. Der Abschluss einer privaten Berufsunfähigkeitsversicherung wird damit zum absoluten Muss schon für den Studenten.

- Der Arbeitsvertrag für die Beschäftigung eines Vorbereitungs-(Ausbildungs-)assistenten wird in Form von Musterverträgen von zahlreichen Institutionen vertrieben. Die Unverbindlichkeit wird bei solchen Musterverträgen zwangsläufig groß geschrieben. Deshalb müssen (nicht nur) Arbeitsverträge individuell geprüft und den Praxisverhältnissen und den Vorstellungen der Vertragspartner im Einzelfall angepasst werden. Ein Mustervertrag kann eine Beratung durch einen Rechtsanwalt, Steuer- und Wirtschaftsberater keinesfalls ersetzen. Dies gilt für den Berufsstart ebenso wie für die Praxiskooperation, die Übernahme und die Praxisabgabe!

## Systematik

Dieses neue Buch aus der Reihe „Wegweiser" richtet sich vornehmlich an 3 Nutzergruppen:

1. Zahnmedizinstudentinnen und -studenten bekommen konkrete Handlungsanweisungen für sämtliche wichtigen Entscheidungsfelder des Übergangs vom Studium in die Assistenzzeit. Die Interdependenzen beruflicher und wirtschaftlicher Fragestellungen und ihre finanziellen sowie zeitlichen und organisatorischen Konsequenzen sind elementarer Bestandteil des Buches.

Im ersten Teil des Buches werden Entscheidungsnotwendigkeiten in Bezug auf den Arbeitsmarkt thematisiert. Von Zahnmedizinern häufig unterschätzt, stellt das Thema Bewerbung einen eigenen und gewichtigen Punkt dar. Selbstdarstellung unter Marketinggesichtspunkten ist gerade jungen Zahnärzten äußerst fremd, weil sie an den Universitäten nicht vermittelt wird. Dennoch ist dieser Punkt bei der Bewerbung nicht zu unterschätzen.

Such- und Auswahlkriterien für das richtige Praxiskonzept und die geeignete Praxis für die Zeit der Assistententätigkeit sowie das außerordentlich wichtige Thema der Arbeitsvertragsgestaltung für die Beschäftigung als Vorbereitungs-(Ausbildungs-)assistent aus kaufmännischer Sicht bilden das Bindeglied zwischen beruflichem und wirtschaftlichem Teil.

Zusätzlich vermittelt der erste Teil des Buches einen Überblick über die Facetten wirtschaftlicher Fragestellungen während der gesamten Phase des Berufsstarts. Leider sind diese Themen nach wie vor das Stiefkind in der (Zahn-)Medizinerausbildung, trotz ständig wachsender ökonomischer Aufgaben im zahnmedizinischen Tagesablauf.

Das Buch nimmt sich dieser Problematik an, vermittelt und erklärt die wichtigsten

wirtschaftlichen Koordinaten im beruflichen wie im privaten Bereich. Die ganzheitliche Sicht steht dabei absolut im Vordergrund.

2. Ob Übernahme, Neugründung oder Kooperation – am Anfang steht die Praxisidee. Diese reift in der Regel während der Zeit als Assistenzzahnarzt. Für alle Assistentinnen und Assistenten in dieser Phase stellt der Teil B des Buches eine wichtige Hilfestellung dar.

Im Mittelpunkt der Überlegungen stehen dabei Fragen und Antworten zur strategischen Ausrichtung der Zahnarztpraxis, zu Ihrer (Wunsch-)Positionierung am Standort. Wie beschreiben Sie Ihre Praxis? Wie und wo möchten Sie sie positionieren? Welche Stärken und Schwächen besitzt sie gegenüber Wettbewerbern? Welche Leistungen wollen Sie anbieten? Für wen? Wollen Sie Generalist oder Spezialist werden? Oder beides? Allein oder gemeinsam? Entscheidend ist heute das klare Profil, unabhängig davon, ob Sie im ländlichen Einzugsgebiet oder in der Metropole arbeiten.

Das Buch gibt Ihnen Hilfestellungen bei der Findung und Beschreibung einer strategischen Grundkonzeption für Ihre Praxis, damit das verlustreiche „zwischen den Stühlen Sitzen" (stuck-in-the-middle) vermieden werden kann.

3. Denjenigen von Ihnen, die sich in der umfassenden Vorbereitung auf die Niederlassung befinden (3. Nutzerkreis), sind konkrete Szenarien hilfreich. Wie läuft der Übergang vom Assistenten zum Selbstständigen in der Praxis ab? Sie erhalten zunächst einen Überblick über den Gesamtprozess der zahnärztlichen Niederlassung. Darauf aufbauend lernen Sie den Ablauf aus verschiedenen Blickwinkeln kennen: Das Autorenteam aus Juristen, Steuer- und Wirtschaftsberatern sowie Bankkaufleuten – alle mit spezieller Erfahrung im zahnärztlichen Bera-

tungsumfeld – hat die Entscheidungsfelder Recht, Steuern, Finanzen und Organisation für Sie verständlich und praxisnah aufbereitet.

Einen zusätzlichen Nutzen bekommen die einzelnen Kapitel durch Kommentare und Interviews von Kolleginnen und Kollegen aus dem Studium, der Assistenzzeit, der Weiterbildung und der Praxis sowie themenbenachbarter Fachleute.

Dieser Buchteil bereitet Sie auf die individuelle Beratung zu Ihrer Praxisübernahme, Kooperation oder Neugründung vor und bringt Sie thematisch mit den jeweiligen Gesprächspartnern auf Augenhöhe. Sie erhalten Antworten auf grundsätzliche Fragen und können im Bedarfsfall nachschlagen und Ihr Wissen in den verschiedenen Themenfeldern vertiefen.

Dieses Buch kann und soll jedoch niemals die individuelle Beratung ersetzen, sondern ein Fingerzeig sein bei Ihrem Weg vom Studium in die Assistenzzeit bis zur Niederlassung.

Alle Formulare, Arbeitshilfen und Musterarbeitsverträge finden Sie auf der beiliegenden CD-ROM für Ihren individuellen Bedarf. Im Buch sind diese Texte mit dem Symbol ⊘ gekennzeichnet!

Münster, im Juli 2008
Georg Kirschner

# Inhaltsverzeichnis

**A** **Assistenzzeit** ................................................................ 1
**Entscheidungsfeld Beruf**

**1** **Arbeitsmarkt – schlechte Zeiten, gute Zeiten** .................................... 3
    1.1    Arbeitslosigkeit – was ist das? – 3
    1.2    Als Zahnarzt ins Ausland – 4
        1.2.1    Motivation – 4
        1.2.2    Vorbereitung der Entscheidung für das Ausland – 5
    1.3    Alternative Beschäftigungsfelder – 7
        1.3.1    Medizinjournalismus – 7
        1.3.2    Zahnärzte in der Industrie – 7
        1.3.3    Arbeitsplätze in der Medizinischen Informatik und EDV – 8
        1.3.4    Public Health – 8
    1.4    „Ich sehe meine Zukunft als Zahnmedizinerin sehr positiv!" –
        Interview mit Dr. med. dent. Thea Lingohr, ehemalige Fachschaftsvorsitzende
        Zahnmedizin Köln – 9

**2** **Bewerbung – erfolgreiche Selbstpräsentation** .................................... 13
    2.1    Vorbereitung – 13
        2.1.1    Erste Schritte – 13
        2.1.2    Stellenanzeigen richtig lesen – 14
        2.1.3    Anzeigensystematik – 15
        2.1.4    Soft Skills – 15
    2.2    Schriftliche Bewerbung – 16
        2.2.1    Lebenslauf – 16
        2.2.2    Anschreiben – 18
        2.2.3    Zeugnisse – 19
        2.2.4    Formalia – 19
        2.2.5    E-Mail-Bewerbung – was ist zu beachten? – 20
    2.3    Vorstellungsgespräch – 21
        2.3.1    Struktur des Vorstellungsgespräches – 22
        2.3.2    Organisation ist alles – 23
        2.3.3    Fragen im Vorstellungsgespräch – 24

**3** **Arbeitsvertrag – Muster und Wissenswertes** .................................... 27
    3.1    Arbeitsvertrag für die Beschäftigung einer Vorbereitungs-(Ausbildungs-)
        assistentin/eines Vorbereitungs-(Ausbildungs-)assistenten – 27
    3.2    Allgemeines zum Thema Arbeitsvertrag – 34

**4**    **Weiterbildung – was wirklich weiterbringt** ..................................... **37**

    4.1    Allgemeines zum Thema Weiterbildung – 37

       4.1.1    Grundzüge der Weiterbildung – 37

       4.1.2    Ziel und Struktur der Weiterbildung – 38

       4.1.3    Weiterbildung im Ausland – 39

       4.1.4    Weiterbildung – zeitliche Gestaltung – 39

    4.2    Verschiedene Weiterbildungsmöglichkeiten – 39

       4.2.1    Weiterbildung zum Zahnarzt für Kieferorthopädie – 39

       4.2.2    Weiterbildung zum Zahnarzt für Oralchirurgie – 42

       4.2.3    Weiterbildung zum Zahnarzt für Öffentliches Gesundheitswesen – 44

    4.3    „Ich habe eine Denkpause eingelegt." –
Interview mit Dr. med. dent. Katrin Bongert, Bonn – 44

## Entscheidungsfeld Finanzen

**5**    **Studien(end)finanzierung** ................................................... **47**

    5.1    Geld zum Studieren – 47

    5.2    Studienkredite konkret – 49

       5.2.1    Spezielles Kreditprogramm für Zahnmediziner – 49

**6**    **Gehalt – mehr als brutto und netto** .......................................... **51**

    6.1    Einnahmen und Ausgaben – 51

       6.1.1    Nettogehalt – 51

       6.1.2    Gehalt im öffentlichen Dienst – 54

    6.2    Liquidität – 56

       6.2.1    Wie lässt sich die freie Liquidität ermitteln? – 56

    6.3    Steuern – 57

       6.3.1    Außergewöhnliche Belastungen – 58

       6.3.2    Sonderausgaben – 58

       6.3.3    Werbungskosten – 58

**7**    **Absicherung – Sicherheit für Zahnarzt und Familie** ........................... **59**

    7.1    Krankenversicherung – 59

       7.1.1    Krankenversicherungssysteme in Deutschland – 59

       7.1.2    Krankenversicherung – nicht nur das momentane Preis-Leistungsverhältnis zählt – 60

       7.1.3    Private Krankenversicherer – auch im Rentenalter niedrige Beiträge – 63

    7.2    Berufsunfähigkeitsversicherung – 64

       7.2.1    Verschiedene Formen der Berufsunfähigkeitsversicherung – 64

    7.3    Berufs- und Privathaftpflichtversicherung – 65

    7.4    Pflegeversicherung – 67

       7.4.1    Wer ist pflegebedürftig? – 67

       7.4.2    Wer ist pflegeversichert? – 67

       7.4.3    Wer bestimmt den Grad der Pflegebedürftigkeit? – 67

       7.4.4    Was leistet die Pflegeversicherung? – 68

       7.4.5    Pflegezusatzversicherung – Ist die soziale Pflegeversicherung ausreichend? – 69

7.5 Unfallversicherung – 69
    7.5.1 Gesetzliche Unfallversicherung – 69
    7.5.2 Private Unfallversicherung – 70
7.6 Tod und Hinterbliebenenschutz – 70
7.7 Sonstige Versicherungen – 71
    7.7.1 Hausratversicherung – 71
    7.7.2 Glasversicherung – 71
    7.7.3 Rechtsschutzversicherung – 72
    7.7.4 Kraftfahrzeugversicherung – 72

**8 Altersvorsorge – Zeit für neue Erfahrungen** .................................... **73**
8.1 Versorgungswerke der Zahnärztekammern – 73
8.2 Stichwort „nachgelagerte Besteuerung" – 73
    8.2.1 Alterseinkünftegesetz und nachgelagerte Besteuerung – 73
8.3 Private Altersvorsorge – die Instrumente – 74
    8.3.1 Private Renten- oder Lebensversicherung – 74
    8.3.2 Vermietete Immobilien als Einkunftsquelle im Alter – 75
    8.3.3 Kapitalgedeckte Basisrente – 75
    8.3.4 Riester-Rente – 77
8.4 „Der Lebensstandard muss durch verstärkte Eigeninitiative bei der privaten Vorsorge gesichert werden." – Interview mit Rudolf Bönsch, Schwalmtal – 78

**9 Geldanlage – Systematik von Anfang an** ..................................... **81**
9.1 Ziele und Präferenzen – 81
    9.1.1 Vermögenswirksame Leistungen – 82
9.2 Vorteile der ganzheitlichen Finanzplanung – 83
9.3 Zeitplanung und Anlässe einer individuellen Beratung – 83

**B Grundlagen Ihrer strategischen Praxispositionierung – am Anfang steht die Idee** ................................................ **85**

**10 Setzen Sie sich nicht zwischen alle Stühle** .................................. **87**

**11 Strategische Grundkonzeptionen** ......................................... **89**
11.1 Generalist – 89
11.2 Spezialist – 90
    11.2.1 Wahlleistungen: Trend „Kosmetik und Ästhetik" – 90
    11.2.2 Zielgruppen: Megatrend „Generation 50 plus" – 90
11.3 Kooperation – 94

**C Niederlassung konkret** ............................................... **95**

**12 Lohnt der Weg in die eigene Praxis?** ...................................... **97**
12.1 Zukunftsaussichten für den Zahnarzt in der freien Praxis – 97
    12.1.1 These 1: Demografische Veränderungen führen zu einer Neuverteilung von Angebot und Nachfrage auf dem Gesundheitsmarkt. – 98
    12.1.2 These 2: Im Finanzierungssystem des deutschen Gesundheitswesens werden vom Gesetzgeber tief greifende Veränderungen eingeleitet. – 98

12.1.3    These 3: Der Konzentrationsprozess im deutschen Gesundheitswesen schreitet weiter fort. – 99

12.2    Stichwort „Standort" – 100

12.3    Neugründung oder Übernahme, Einzelpraxis oder Kooperation? – 101

12.4    Die eigene Praxis – rechnet sich das? – 102

12.5    „Niederlassungen brauchen einen begeisterten Gründer als Kapitän" – Interview mit Detlef Becker, Bochum – 104

**13   Berater – wann, mit wem, wie viel?** ........................................... **107**

13.1    Im Freiflug oder abgesichert – brauche ich Berater? – 107

13.2    Wirtschaftsberatung – 108

13.2.1   Wie finde ich den richtigen Berater? – 108

13.2.2   Was leistet der Berater? – 108

13.2.3   Was kostet der Berater? – 111

13.3    Steuer- und Rechtsberatung – 112

13.4    Wen Sie noch ins Boot holen können – 113

**14   Der „Navigator" für Ihre Niederlassung** ........................................ **115**

14.1    Wie kommt der Zahnarzt zu seinem Geld? Erlösarten und Abrechnungsgrundlagen – 116

14.2    Ziel, Funktion und Systematik des Niederlassungsnavigators – 118

14.3    Chronologie einer Praxisübernahme – der konkrete Fall – 119

14.3.1   Persönliche Angaben und Vorhabensschilderung – 120

14.3.2   Angaben zur Praxis und zum Standort – 120

14.3.3   Szenarien der Praxisentwicklung – 121

14.3.4   Finanzierungsvorschläge – 123

14.3.5   Schätzung der Praxisausgaben – 124

14.3.6   Schätzung der Privatausgaben – 126

14.3.7   Schätzung der laufenden Steuerzahlungen – 127

14.3.8   Geschätzte Entwicklung des Betriebsmittelkredites – 127

14.3.9   Budgetplanung/erforderlicher Mindestumsatz – 129

14.3.10 Schlussbemerkung – 129

14.4    Exkurs: Der konkrete Fall – 132

14.4.1   Zahlen/Fakten – 132

14.4.2   Räumliche Gegebenheiten – 132

14.4.3   Technische Ausstattungsmerkmale/EDV – 132

14.4.4   Personal – 133

14.4.5   Vorgehensweise – 133

14.4.6   Ergebnisse der Auswertung – 134

14.4.7   Konsequenzen und Veränderungen – 137

**15   Praxissuche** ................................................................... **143**

15.1    Neugründung oder Übernahme/Einstieg – eine kritische Betrachtung lohnt – 143

15.2    Einzelkämpfer oder Teamplayer? – 145

15.3    Selbstständig oder nicht? Alternativen zur eigenen Praxis – 147

15.3.1   Anstellung als Zahnarzt in einer Vertragszahnarztpraxis – 147

15.3.2 Anstellung als Zahnarzt in einem Medizinischen Versorgungszentrum (MVZ) – 148

15.3.3 Teilzulassung: Möglichkeit der Kombination von Anstellung und Selbstständigkeit – 149

15.4 Wie erhalte ich die Zulassung als Vertragszahnarzt? – 150

15.5 Wie finde ich eine geeignete Praxis? Kontaktsuche – 151

15.6 Stimmt die Chemie? Kontakt mit dem Praxisabgeber – 152

15.6.1 Die halbe Miete: eine positive Gesprächsatmosphäre – 152

15.6.2 Der persönliche Eindruck zählt: Rahmenbedingungen der Gespräche – 154

15.6.3 So kommen Sie zum Ziel: Verhandlungsführung – 155

16 Kooperationen als Chance im Gesundheitsmarkt .................................. 157

16.1 Moderne Versorgungsformen – Was erwartet Sie in der Zukunft? – 157

16.1.1 Integrierte Versorgung – Fluch oder Segen? – 157

16.1.2 Voraussetzungen der Integrierten Versorgung – 159

16.1.3 Rechtliche Grundlagen: Direkt- und Einzelverträge mit den Kostenträgern – 160

16.1.4 Wer spielt mit in der Integrierten Versorgung? – 160

16.2 Welche Organisationsformen stehen für Kooperationen zur Wahl? – 162

16.2.1 Neue Gesetze – mehr Freiheiten – 162

16.2.2 Welche Rechtsformen können einer Kooperation zugrunde gelegt werden? – 162

16.2.3 Organisationsgemeinschaft – 163

16.2.4 Berufsausübungsgemeinschaft – 166

16.2.5 Partnerschaftsgesellschaft – 171

16.2.6 Medizinisches Versorgungszentrum – 172

16.3 „In der Gemeinschaftspraxis teilt man die wirtschaftliche Verantwortung" – Interview mit Dr. Herrmann – 176

17 Wie Sie Ihre Verträge rechtssicher gestalten ................................... 179

17.1 Praxisübernahmevertrag – 180

17.1.1 Übernahmezeitpunkt – 182

17.1.2 Inventarliste – 183

17.1.3 Kaufpreis – 183

17.1.4 Honorarabrechnungen – 183

17.1.5 Übernahme des Personals – 183

17.1.6 Mietvertrag – 184

17.2 Berufsausübungsgemeinschaftsverträge – 185

17.2.1 Keine „Schubladenverträge" abschließen – 186

17.2.2 Keinen „Gestaltungsmissbrauch" von Organisationsgemeinschaft bzw. Berufsausübungsgemeinschaft akzeptieren – 186

17.2.3 Teilberufsausübungsgemeinschaft und überörtliche Berufsausübungsgemeinschaft – 186

17.2.4 Haftung für Altverbindlichkeiten der Berufsausübungsgemeinschaft – 187

17.2.5 Hinauskündigungsrecht – 187

17.2.6   Zeitliche, räumliche und gegenständliche Grenzen des
         Wettbewerbsverbots – 188
17.2.7   Abfindungsanspruch bei Niederlassung im gleichen Ort – 188
17.3   Mietvertrag für die Zahnarztpraxis – 189
       17.3.1   Rechtzeitige Bezugsmöglichkeit der Praxisräume vertraglich
                absichern – 189
       17.3.2   Vertragslaufzeit sorgfältig regeln – 190
       17.3.3   Außerordentliches Kündigungsrecht vereinbaren – 190
       17.3.4   Kündigungsrecht des Vermieters für den Todesfall ausschließen – 190
       17.3.5   Heizperiode auf die Praxiserfordernisse ausrichten – 191
       17.3.6   Verlegungshinweis genehmigen lassen – 191
       17.3.7   Konkurrenzverbot ausdrücklich vereinbaren – 191
       17.3.8   Zustimmung des Vermieters zu Kooperation und Praxisnachfolge
                vertraglich fixieren – 191

18   Praxisbewertung – Praxiswert gerecht für beide Seiten ermitteln ................   193
     18.1   Materieller Praxiswert – 194
     18.2   Immaterieller Praxiswert – 195
            18.2.1   Bundesärztekammermethode – 195
            18.2.2   Ertragsmethode – 196
            18.2.3   Umsatz- und Gewinnmethode – 196
            18.2.4   Übergewinnmethode – 197
            18.2.5   Ergebnismethode – 197
     18.3   Notwendige Unterlagen – 198

19   Das spannende Thema Steuern ...............................................   199
     19.1   Steuerliche Konsequenzen der Gründung bzw. Übernahme einer Praxis – 199
            19.1.1   Vor Gründung bzw. Übernahme entstandene Kosten – 199
            19.1.2   Anzeige der Niederlassung beim Finanzamt – 200
            19.1.3   Haftung für betriebliche Steuerschulden des Abgebers – 200
            19.1.4   Gründungszuschuss – 200
            19.1.5   Steuerliche Besonderheiten bei Einstieg in eine Kooperation – 200
     19.2   Die ersten Tage in der Praxis: wichtige steuerliche Aspekte nach der
            Niederlassung – 200
            19.2.1   „Abfärbetheorie" – Gewerbesteuerpflicht droht – 201
            19.2.2   Abschreibung des erworbenen Praxiswertes – 201
            19.2.3   Materieller Wert – 201
            19.2.4   Ideeller Wert – 202
            19.2.5   Arbeitszimmer – 202
            19.2.6   Aufzeichnungspflichten, Aufbewahrungspflichten,
                     Gewinnermittlungsarten – 202
            19.2.7   Reisen, Kongress- und Seminarbesuche – 202
            19.2.8   Berufsbekleidung – 203
            19.2.9   Bewirtungsaufwendungen – 203
            19.2.10  Zahngold – 203
            19.2.11  Beschäftigung von Ehegatten und Kindern in der Praxis – 204

19.2.12 Wie Sie Ihren Mitarbeitern etwas Gutes tun und gleichzeitig
Steuervorteile nutzen – 204

19.2.13 Pkw – steuerliche Behandlung – 204

19.2.14 Investitionsabzugsbetrag (bisher: Ansparrücklage) – 205

19.2.15 Einkommensteuervorauszahlungen und -nachzahlungen – 206

19.3 Steuerliche Besonderheiten der Gründung einer Berufsausübungsgemeinschaft
(Gemeinschaftspraxis) – 206

19.3.1 Aufnahme gegen eine Einlage – 206

19.3.2 Gewinnbeteiligungsmodell – 206

19.4 Umsatzsteuer beim niedergelassenen Zahnarzt – 207

19.5 Wie sich Zahnärzte zum Zeitpunkt der Praxisabgabe verhalten – 207

19.5.1 Steuervergünstigungen – 208

19.5.2 Kaufpreisraten und -renten – 208

19.5.3 Bestimmung des Abgabezeitpunkts – 209

19.5.4 Praxis im eigenen Haus – 209

19.5.5 Praxisabgabe innerhalb der Familie – 210

20 **Niederlassungsfinanzierung – Dieses Wissen nützt Ihnen!** ....................... **211**

20.1 Finanzierungsregeln – 212

20.2 Finanzierungsformen und -bedingungen – 214

20.2.1 Kreditarten – 214

20.2.2 Zinsen – 214

20.2.3 Laufzeit und Tilgung – 215

20.2.4 Tilgungsvarianten – 216

20.2.5 Ungeliebte Kreditsicherheiten – 218

20.3 Öffentliche Finanzierungshilfen – 219

20.4 Gesetzliche Bestimmungen – 220

20.5 Wie komme ich zu einer richtigen Finanzierung? – 220

20.6 Die besondere Finanzierung – Praxisübergang in der eigenen Familie – 221

21 **Versicherungen für die Praxis und den Praxisinhaber:**
**notwendig – sinnvoll – überflüssig** ........................................... **223**

21.1 Absicherung gegen Haftpflichtrisiken – wichtiger denn je – 223

21.1.1 Berufshaftpflichtversicherung – ein absolutes „Muss" – 223

21.1.2 Was leistet die Berufshaftpflichtversicherung? – 224

21.1.3 Welchen Versicherungsschutz brauche ich als niedergelassener
Zahnarzt? – 225

21.1.4 Kann ich den Haftpflichtversicherer sofort nach der Niederlassung
wechseln? – 225

21.1.5 Was muss ich bei dem Eintritt in eine Berufsausübungsgemeinschaft
beachten? – 226

21.2 Verdienstausfall durch Krankheit – nicht nur ein persönliches Risiko – 226

21.2.1 Private Krankenversicherung – individuell maßgeschneiderter
Schutz – 226

21.2.2 Einkommenssicherheit bei Krankheit – für Sie als Praxisinhaber
existenziell wichtig – 226

21.3   Berufsunfähigkeit – ein oft unterschätztes Risiko   –   228
    21.3.1   Berufsunfähigkeit – Urteil „lebenslänglich"?   –   228
    21.3.2   Wie kann ich mich gegen die Folgen der Berufsunfähigkeit
         absichern?   –   228
    21.3.3   Wie hoch muss die Rente sein?   –   229
    21.3.4   Auf die richtige Lösung kommt es an: die maßgeschneiderte
         Versorgung   –   229
21.4   Praxisinventarversicherung – die „Hausratversicherung" für Ihre Praxis   –   230
    21.4.1   Praxisinventarversicherung – ja oder nein?   –   230
    21.4.2   Gegen welche Gefahren bietet mir die Praxisinventarversicherung
         Schutz?   –   230
    21.4.3   Was muss ich bei der Festlegung der Versicherungssumme
         beachten?   –   230
21.5   Praxisrechtsschutzversicherung – seit eh und je unverzichtbar   –   231
    21.5.1   Praxisrechtsschutz – ja oder nein?   –   231
    21.5.2   Welchen Versicherungsschutz brauche ich als niedergelassener
         Zahnarzt?   –   231
21.6   Betriebsunterbrechungsversicherung   –   232
    21.6.1   Betriebsunterbrechungsversicherung – ja oder nein?   –   232
    21.6.2   Welche Formen der Betriebsunterbrechungsversicherung gibt es?   –   233
    21.6.3   Was leistet die Betriebsunterbrechungsversicherung im
         Schadensfall?   –   233
    21.6.4   Betriebsunterbrechungsversicherung im Krankheitsfall   –   233
21.7   Elektronikversicherung – in Praxen mit hohem medizinisch-technischen Standard
    sinnvoll   –   234
    21.7.1   Elektronikversicherung – ja oder nein?   –   234
    21.7.2   Was wird durch die Elektronikversicherung abgedeckt?   –   234
    21.7.3   Was wird im Schadensfall ersetzt?   –   235
    21.7.4   Welche Formen der Elektronikversicherung gibt es?   –   235
    21.7.5   Welche Geräte können versichert werden?   –   235
    21.7.6   Spezialform Elektronik-Betriebsunterbrechungsversicherung   –   235
21.8   Unfallversicherung – gesetzlich und privat   –   236
    21.8.1   Gesetzliche Unfallversicherung – nicht nur für das Praxispersonal   –   236
    21.8.2   Private Unfallversicherung – sinnvolle Ergänzung des
         Unfallversicherungsschutzes?   –   236

**22   Zahnärztliches Versorgungswerk, Rente und Altersvorsorge** .....................    **239**
22.1   Zahnärzteversorgung   –   239
22.2   Stichwort „Alterseinkünftegesetz und nachgelagerte Besteuerung"   –   241
    22.2.1   Mehr Liquidität für die Altersversorgung – schrittweise Steuerfreistellung
         der Aufwendungen   –   241
22.3   Altersvorsorge mit System – Entscheidungen in der „neuen Welt"   –   242
    22.3.1   Alterseinkünftegesetz und nachgelagerte Besteuerung – Mehr
         Eigeninitiative ist gefragt!   –   242
    22.3.2   Systematik der Altersversorgung – Basis-, Zusatz- und private
         Versorgung   –   242

**23 Kontinuierliche Wirtschaftlichkeitsanalyse – die Zeit nach der Niederlassung** ..... **245**

**24 Fristen und Formalitäten** ........................................................ **247**
    24.1    Agentur für Arbeit – 247
            24.1.1  Gründungszuschuss – 247
            24.1.2  Europäischer Sozialfonds – 248
            24.1.3  Einstellungszuschuss für zahnmedizinische Fachangestellte – 248
            24.1.4  Betriebsnummer – 249
    24.2    Berufsgenossenschaft – 249
    24.3    Finanzamt – 249
    24.4    Gesetzliche Krankenkasse – 249
    24.5    Gesundheitsamt – 249
    24.6    Gewerbeaufsichtsamt – 249
    24.7    Kassenzahnärztliche Vereinigung – 250
            24.7.1  Eintragung in das Zahnarztregister – 250
            24.7.2  Zulassung als Vertragszahnarzt – 250
            24.7.3  Berufsausübungsgemeinschaft: Genehmigung durch den
                    Zulassungsausschuss der KZV – 250
            24.7.4  Gemeinsame Nutzung von Räumen, Praxiseinrichtung und Personal:
                    Unterrichtung der KZV – 251
    24.8    Versorgungswerk – 251
    24.9    Zahnärztekammer – 251

**Stichwortverzeichnis** .......................................................... **253**

## Inhalt der CD-ROM (gekennzeichnet mit ⊘)

**Kap. A1:**    Tab. 1.1 Checkliste zur Vorbereitung von Auslandstätigkeiten
**Kap. A2:**    Tab. 2.1 Checkliste zur Vorbereitung der schriftlichen Bewerbung
**Kap. A3:**    Vertrag über die Beschäftigung eines „Vorbereitungsassistenten"
                gem. § 3 Abs. 2 b) ZÄ-ZV
**Kap. A4:**    Weiterbildungsordnung 2. Abschnitt I. Kieferorthopädie
                Weiterbildungsordnung 2. Abschnitt II. Zahnärztliche Chirurgie
                Weiterbildungsordnung 3. Abschnitt Öffentliches Gesundheitswesen
**Kap. C12:**    Tab. 12.1 Persönliche Kriterien und Motive für die Standortwahl
                Tab. 12.5 Checkliste „Standort"
**Kap. C13:**    Tab. 13.1 Leistungsspektrum des Wirtschaftsberaters im Rahmen der Niederlassung
**Kap. C14:**    Tab. 14.6 Investitionsplanung
                Tab. 14.7 Schätzung der laufenden Praxisausgaben (in Euro)
                Tab. 14.9 Schätzung der laufenden Privatausgaben (in Euro)
                Tab. 14.10 Schätzung der laufenden Steuerzahlungen
                Tab. 14.11 Geschätzte Entwicklung des erforderlichen Betriebsmittelkredits (in Euro)
                Tab. 14.12 Budgetplanung/erforderlicher Mindestumsatz (in Euro)
**Kap. C15:**    Tab. 15.3 Dem Antrag auf Zulassung beizufügende Unterlagen
**Kap. C17:**    Tab. 17.1 Checkliste zum Praxisübernahmevertrag
**Kap. C20:**    Tab. 20.1 Checkliste zur Finanzierung

# A    Assistenzzeit

**Entscheidungsfeld Beruf**

1    Arbeitsmarkt – schlechte Zeiten, gute Zeiten  – 3
2    Bewerbung – erfolgreiche Selbstpräsentation  – 13
3    Arbeitsvertrag – Muster und Wissenswertes  – 27
4    Weiterbildung – was wirklich weiterbringt  – 37

**Entscheidungsfeld Finanzen**

5    Studien(end)finanzierung  – 47
6    Gehalt – mehr als brutto und netto  – 51
7    Absicherung – Sicherheit für Zahnarzt und Familie  – 59
8    Altersvorsorge – Zeit für neue Erfahrungen  – 73
9    Geldanlage – Systematik von Anfang an  – 81

# 1 Arbeitsmarkt – schlechte Zeiten, gute Zeiten

## 1.1 Arbeitslosigkeit – was ist das?

Zahnmediziner haben einen sehr stabilen Arbeitsmarkt. Eine Arbeitslosenquote von 1,5% bei Zahnärzten und 0,8% bei Fachzahnärzten (2006) ist mit einer Vollbeschäftigung gleichzusetzen. Zahnmediziner melden sich gegebenenfalls arbeitslos, um unter anderem von Gründungszuschüssen zu profitieren.

Arbeitslose Zahnärzte? Gibt's das überhaupt? Eine sehr berechtigte Frage, denn obwohl die Zahl der arbeitslos gemeldeten Zahnmediziner im vergangenen Jahr gestiegen ist und bei den Dienststellen der Bundesagentur Ende 2004 60 Zahnärzte mehr als im Jahr zuvor gemeldet waren, ist die Gesamtzahl von insgesamt 987 arbeitslosen Zahnärzten außerordentlich gering. Insgesamt sind 64 997 Zahnärzte und Zahnärztinnen Ende 2004 in Deutschland tätig gewesen. Daraus ergibt sich die aktuelle Arbeitslosenquote von nur etwas mehr als 1,5%. Von den berufstätigen Zahnärzten waren 37,8% Frauen. Der Anteil der Frauen an den Arbeitslosen war damit höher als ihr Anteil an den Berufstätigen; das bedeutet, dass Frauen vergleichsweise größere Schwierigkeiten am Arbeitsmarkt hatten als ihre männlichen Kollegen, wenngleich die Situation auch für sie durchaus positiv zu bewerten war. Somit ist auch für Frauen das Thema Arbeitslosigkeit nicht von großem Interesse.

Zurückzuführen ist dies auch auf die Besonderheiten der zahnärztlichen Berufsausbildung. Das praktische Rüstzeug für die eigenverantwortliche Ausübung des Zahnarztberufs erwirbt der Zahnmediziner nämlich hauptsächlich nicht im Studium oder in der Zahnklinik, sondern während der kassenzahnärztlichen Vorbereitungszeit als Angestellter in der Praxis eines niedergelassenen Kollegen.

Jeder freiberuflich tätige Zahnarzt kann einen Ausbildungsassistenten einstellen. Eine Verpflichtung dazu gibt es allerdings nicht. Damit steht den jährlich rund 1500–1700 Hochschulabsolventen im Fach Zahnmedizin rein rechnerisch ein Stellenangebot von mehr als 46 000 Ausbildungsplätzen zur Verfügung. Eine ideale Ausgangsposition für die Stellensuche, selbst dann, wenn man konzediert, dass nicht jede zahnärztliche Praxis einen Ausbildungsassistenten einstellt.

Im Hinblick auf das Stellenangebot an sich stellt sich der Arbeitsmarkt für Assistenten damit unproblematisch dar. Die Qualität der Ausbildungsplätze wird jedoch in manchen Bereichen den gestiegenen Ansprüchen der Assistenten nicht oder nicht in vollem Umfang gerecht. Denn wurde noch vor einigen Jahren bei der Auswahl der Assistentenstelle insbesondere auf ein möglichst hohes Gehalt Wert gelegt, so spielen heute andere Aspekte – insbesondere die Möglichkeit zur fachlichen und unternehmerischen Weiterbildung – eine entscheidende Rolle.

Ist schon bei den Assistenzärzten und niedergelassenen Zahnärzten die Arbeitslosenzahl sehr niedrig, so verzeichnet die Bundesagentur für Arbeit bei den Fachärzten unter den Zahnmedizinern eine noch niedrigere Arbeitslosenquote: Sie lag bei den Kieferorthopäden und den Fachärzten für Oralchirurgie bei nur 0,8%.

Übrigens werden Zahnärzte praktisch nicht mehr über die Bundesagentur für Arbeit gesucht bzw. vermittelt. Die Stellenvermittlung findet fast ausschließlich über Anzeigen in den entsprechenden Fachpublikationen wie z.B. in den zm (Zahnärztliche Mitteilungen), der DZW (Deutsche Zahnarztwoche), Dem Freien Zahnarzt usw. statt. Trotzdem kann der Gang zum Arbeitsamt interessant sein, da bei Niederlassungsvorhaben weiterhin Hilfen vom Staat in Form von Gründungszuschüssen beantragt werden können.

Die meisten jungen Zahnärzte und Zahnärztinnen haben schon in ihrer Ausbildung die Niederlassung im Auge, was auch dem Trend entspricht: Ca. 90% der ausgebildeten Zahnmediziner verwirklichen früher oder später tatsächlich ihr Projekt „eigene Praxis". Sie müssen dabei heute allerdings auch recht flexibel sein. Auf dem Land ist es ein Leichtes, geeignete Praxen für eine Übernahme, aber auch freie Gebiete für Neugründungen zu finden. Hingegen in den Ballungszentren gestaltet sich der Markt deutlich schwieriger. Hier gibt es eine Menge niedergelassene Zahnärzte, die sich immer weniger Patienten „teilen" müssen. Von großer Bedeutung kann dabei eine Spezialisierung sein. Mehr zu den Niederlassungsmöglichkeiten lesen Sie in den folgenden Kapiteln.

## 1.2 Als Zahnarzt ins Ausland

Auslandserfahrungen gelten als wichtige persönliche Bereicherung im Berufsleben. Vor einigen Jahren konnten Auslandsaufenthalte helfen, Zeiten der Arbeitslosigkeit zu vermeiden. Heute werden persönliche Selbsterfahrung, eine praxisorientiertere Ausbildung, bessere Bezahlung, mehr Lebensqualität oder das Motiv „helfen zu wollen" als Gründe für die Abkehr von Deutschland genannt. Andere Länder werben ebenfalls um ausgebildete Zahnärzte. Ausreichende Sprachkenntnisse sowie eine präzise Planung und Absicherung bezüglich der notwendigen Ausbildungsstandards sind wichtige Voraussetzungen für das Gelingen.

Hoch qualifizierte Arbeitskräfte sind im Ausland gerne gesehen. Dazu gehören natürlich auch die Zahnmediziner. Immer mehr deutsche Zahnärzte suchen sich daher einen Job im Ausland, wo sie sich entweder bessere Arbeitsbedingungen, eine höhere Lebensqualität oder auch eine größere Erfüllung im Beruf (Stichwort „helfen wollen") erwarten.

Auch während der Studienzeit besteht die Möglichkeit, Famulaturen im europäischen und außereuropäischen Ausland zu machen. Sie können durch den Zahnmedizinische Austauschdienst (ZAD) vermittelt werden. Obwohl Famulaturen für Studierende der Zahnmedizin keine Pflicht sind, bietet dieses Programm die Möglichkeit, erste berufliche Erfahrungen im Ausland zu sammeln.

### 1.2.1 Motivation

Rein ideele Motive werden häufig als Grund angeführt, ins außereuropäische Ausland zu gehen, insbesondere in die Entwicklungsländer. Die Aufgaben sind vielfältig und junge Ärzte empfinden die unmittelbare Hilfe, die sie leisten können, als besonders bereichernd. Im Vordergrund der Arbeit stehen vor allem die folgenden Aspekte:

- Aufbau des öffentlichen Gesundheitswesens
- Einrichtung und Betrieb von Ausbildungsstätten
- Durchführung von Gesundheitsprogrammen und präventiv-medizinischen Projekten
- medizinische Basisversorgung, insbesondere in den ländlichen Gebieten
- Impfkampagnen

◣ Einsatz von „Rolling Clinics" (überwiegend in Großstadtslums)

◣ Hygiene- und Sanitärmaßnahmen

◣ Aus- und Fortbildung von medizinischem Personal

Für zahnärztliche Tätigkeiten in Ländern der Dritten Welt sind dementsprechend vordringlich Zusatzkenntnisse aus den Bereichen der Tropenmedizin, Epidemiologie, Bakteriologie und Sozialmedizin ausgesprochen hilfreich oder sogar Voraussetzung. Selbst wenn oft unter schwersten Bedingungen gearbeitet werden muss, sind die Erfahrungen meist positiv. Der enge Kontakt zum Patienten und die Andersartigkeit der Behandlungsmethoden im Vergleich zu den Industriegesellschaften bilden eine Basis für die Arbeit zu Hause.

Häufig wird aber auch dem Faktor Lebensqualität viel Bedeutung beigemessen. Dann sucht man nach einem Fleckchen Erde, wo man nicht nur in Ruhe arbeiten, sondern auch sein Leben z.B. in einer besonders schönen Natur genießen kann. In Norwegen gilt das Leben als ruhiger und damit ist auch die Arbeit als Zahnarzt nicht so stark mit Druck und Zwängen versehen wie in Deutschland. In manchen Ländern findet man besondere soziale Einrichtungen vor, die einem z.B. erlauben, nur mit Kindern zu arbeiten. Oder man sucht seinen Arbeitsplatz dort, wo alle Welt Urlaub macht und profitiert von den Gegebenheiten der Natur.

Auch externe Faktoren spielen eine Rolle bei der Entscheidung für einen Auslandsaufenthalt. So werben englische, norwegische und andere europäische Länder um junge Zahnmediziner. Denn nicht nur Deutschland hat unter einem zunehmenden Engpass an hoch qualifizierten Arbeitskräften zu leiden. Andere Staaten haben ähnliche Probleme und suchen entsprechend qualifizierte Fachkräfte in ihrer Nachbarschaft und werben so dem hiesigen Zahnmedizinerarbeitsmarkt Ärzte ab.

## 1.2.2 Vorbereitung der Entscheidung für das Ausland

Ganz gleich, welcher Art die Motivation ist, ins Ausland zu gehen, für den jeweiligen (angehenden) Zahnmediziner bedeutet es, einen großen Schritt zu tun. Viele Fragen stellen sich vor Antritt der Reise:

◣ Wo kann ich arbeiten?

◣ Wer hat Adressen von passenden Arbeitgebern im Ausland?

◣ Welche Voraussetzungen muss die Stelle erfüllen?

◣ Welche Voraussetzungen muss ich erfüllen?

◣ Wo kann ich wohnen?

◣ Welche Versicherungen brauche ich?

Besonders wichtig ist die Frage, wie der Auslandsaufenthalt auch beruflich zu einem Erfolg wird. Denn was für die persönliche Entwicklung von Nutzen ist, muss nicht unbedingt der Karriere dienen. Einem Engagement in den Ländern der Dritten Welt wird zwar oft mit Respekt begegnet, gleichwohl kann es aber schwierig sein, sich wieder in das deutsche System einzuordnen.

Geht man während des Studiums ins Ausland, kommt hinzu, dass sich die Ausbildungswege und -systeme für Zahnmediziner in den einzelnen Ländern gravierend voneinander unterscheiden und der technische Standard im außereuropäischen Ausland gelegentlich so niedrig ist, dass eine im Sinne der deutschen Approbationsordnung ordnungsgemäße Ausbildung nicht gewährleistet werden kann. Davon abgesehen schätzen viele Arbeitgeber den Mut und die menschliche Bereicherung, die hinter jedem Auslandsaufenthalt liegen.

Klar ist, dass neben bestimmten fachlichen und rechtlichen Voraussetzungen vor allem umfangreiche Sprachkenntnisse als Voraussetzung für die ärztliche Tätigkeit erwartet werden. Diese müssen zumeist in speziellen Sprachtests nachgewiesen werden, die entsprechend lange mit Sprachunterricht vorbereitet werden (s. Tab. 1.1).

Unter der folgenden Internetadresse finden interessierte Zahnmediziner umfangrei-che Hilfe bei der Planung eines Auslandsaufenthaltes: http://www.ydw.org/ oder www.zad-online.com.

**Tab. 1.1:** Checkliste zur Vorbereitung von Auslandstätigkeiten ⊘

| Checkliste: Auslandstätigkeiten |
|---|
| Wie ist die Ausbildung im Gastland gegliedert? |
| Welche Unterlagen müssen der Bewerbung beigefügt sein (Originale oder Kopien)? |
| Müssen vor Antritt der Auslandsstelle bestimmte Sprachnachweise, ggf. sogar Sprachprüfungen erbracht werden? |
| Muss für die Tätigkeit eine vorläufige Berufserlaubnis im Gastland vorgelegt werden? |
| Werden die deutschen Ausbildungsnachweise anerkannt (Staatsexamina, Famulaturen usw.)? |
| Müssen Visa und Aufenthaltsgenehmigungen sowie eine Arbeitserlaubnis vom Bewerber selbst beantragt werden? |
| Gibt es Impfvorschriften? |
| Wie erfolgt die Unterbringung im Gastland? |
| Wird die Auslandstätigkeit auf eine spätere Weiterbildung anerkannt (bei der zuständigen Zahnärztekammer vor Stellenantritt klären!)? |
| Wer stellt über die Tätigkeit ein Zeugnis aus? |
| Wie hoch ist die Bezahlung und welche gesetzlichen Abzüge werden erhoben (Steuern, Sozialversicherung usw.)? |
| Wird der Zahnarzt im Gastland kranken- und rentenversichert? Erhält er im Fall der Berufsunfähigkeit eine Rente aus einer berufsständischen oder staatlichen Versorgungseinrichtung und was sind die Voraussetzungen dafür? |
| Unterliegt der Zahnarzt im Gastland der Sozialversicherungspflicht und kann er sich, sofern es ein solches System gibt, davon befreien lassen oder eventuell Pflichtbeiträge nach Beendigung des Aufenthaltes erstatten lassen? |
| Gibt es eine berufsständische Versorgungseinrichtung wie in Deutschland als Alternative zum staatlichen Versorgungssystem? |
| Ist die Mitgliedschaft in der Zahnärzteorganisation des Gastlandes Voraussetzung für die dortige zahnärztliche Tätigkeit? |
| Wie hoch sind die Gebühren, die unter Umständen an diese Zahnärzteorganisation zu entrichten sind? |
| Besteht die Möglichkeit, während des Auslandsaufenthaltes im deutschen Versorgungswerk der Zahnärztekammer zu verbleiben? |
| Wie ist die Haftungsfrage geklärt? Ist der Zahnarzt über eine entsprechende Haftpflichtversicherung gegen Schadenersatzforderungen seitens der Patienten abgesichert? |
| Welche zusätzlichen privaten Absicherungsmaßnahmen müssen getroffen werden? |

# 1.3 Alternative Beschäftigungsfelder

> Auch für Zahnmediziner gibt es die Möglichkeit, sich außerhalb der Zahnarztpraxis zu betätigen und trotzdem nicht gänzlich auf das zahnmedizinische Wissen zu verzichten. In den letzten Jahren haben sich einige interessante Berufsfelder neu herausgebildet, die eng mit dem medizinischen Hintergrund verknüpft sind und auch für Zahnmediziner attraktiv sein können, z.B. in dem Bereich Public Health, der Dentalindustrie, der Medizintechnik, aber auch dem Journalismus.

Im Gegensatz zu ihren Humanmedizin-Kollegen sind Zahnmediziner nicht sehr häufig auf der Suche nach alternativen Beschäftigungsfeldern. In aller Regel sind sie sich bei Abschluss ihres Studiums über die weitere Laufbahn im Klaren und streben – wie anfangs gezeigt – zu 90% eine Niederlassung an. Trotzdem gibt es vereinzelt Interesse an anderen Betätigungsfeldern als dem bis dahin avisierten. Und tatsächlich gibt es einige gute Möglichkeiten, als Zahnmediziner sowohl sein angeeignetes medizinisches Wissen als auch mögliche andere Qualitäten unter Beweis zu stellen. Im Folgenden werden einige besonders für Humanmediziner, aber auch für Zahnmediziner interessante Alternativen aufgezeigt; dies sind z.B. der Medizinjournalismus, Alternativen in der Industrie oder der Verwaltung sowie der gesamte Bereich Public Health.

## 1.3.1 Medizinjournalismus

Gesundheitsthemen sind gesellschaftlich von großer Relevanz. Das Informationsbedürfnis der Menschen nimmt ständig zu. Darüber hinaus stehen die Ärzte in ihrer Berufsausübung immer mehr im öffentlichen Interesse. Presse, Internetportale, Funk und Fernsehen bringen vermehrt Gesundheitssendungen, Zeitschriften und Artikel auf den Markt, um dieses Bedürfnis zu befriedigen. Dies verlangt nach Journalisten mit einer adäquaten medizinischen Ausbildung bzw. einem entsprechenden Fachwissen. Für Zahnmediziner mit einer Neigung für Sprache und Kommunikation bildet dieses Berufsbild eine Alternative zur kurativen Arbeit. Auch Tätigkeiten in Fachverlagen als Lektor oder Redakteur kommen hier infrage.

Es gibt sehr verschiedene Wege, diese beruflichen Ziele zu erreichen. So bieten einige Universitäten Aufbaustudiengänge Journalistik an, die auch graduierten Medizinstudenten offenstehen. Dies sind z.B. die Otto-Friedrich-Universität Bamberg, die Universität Hohenheim in Stuttgart oder die Johannes-Gutenberg-Universität in Mainz. Doch gilt den Journalisten meist die Praxis mehr als die Theorie. Daher ist es ratsam, sich nicht nur auf den akademischen Weg zu verlassen, sondern auch ein Volontariat bei der entsprechenden Fachpresse in Erwägung zu ziehen. Volontariate sind aber nicht leicht zu bekommen, daher ist Eigeninitiative im journalistischen Bereich wichtig. Schon im Studium können Sie den Weg zur schreibenden Zunft einschlagen, indem Sie sich mit interessanten selbst verfassten Artikeln an entsprechende Stellen z.B. bei der Fachpresse wenden. Informieren können Sie sich auch beim Arbeitskreis Medizinpublizisten (www.medizinpublizisten.de).

## 1.3.2 Zahnärzte in der Industrie

Die Tätigkeitsfelder für Zahnärzte und Ärzte in der Industrie, speziell der Dental- und Pharmaindustrie, sind außerordentlich vielfältig, z.B.:

- Grundlagenforschung
- Pharmakologie/Toxikologie
- Studienkonzeption und -betreuung in der klinischen Forschung

⊿ medizinische Produktbetreuung (Zulassungsanträge, Anfragenbeantwortung, Patientenbroschüren usw.)
⊿ Ausbildung von Pharmareferenten
⊿ Produktmanagement
⊿ Vertrieb

Häufig finden sich Kombinationen aus verschiedenen Bereichen. Je größer die Firma ist, desto eher ist die Tätigkeit spezialisiert. Gefragt sind neben der medizinischen Ausbildung insbesondere Flexibilität, Englischkenntnisse, Teamfähigkeit und zum Teil Führungseigenschaften. Kenntnisse in Spezialbereichen (z.B. durch Dissertation) können im Einzelfall förderlich sein.

Ein wichtiger Gesichtspunkt ist die Tatsache, dass eine Tätigkeit in der Pharmaindustrie bedeutet, dass der primären Intention „helfen wollen" eher indirekt nachgekommen wird, z.B. durch die Entwicklung neuer, wirksamer Medikamente. Pharmazeutische Unternehmen bewegen sich in einem hart umkämpften Markt; ökonomische Gesichtspunkte spielen eine wichtige Rolle. Aber gerade hier können auch hochinteressante und herausfordernde Aufgaben gefunden werden.

Einen guten Überblick über die Chancen des Arztes in der Industrie gibt Ihnen die Broschüre „Arzt in der pharmazeutischen Industrie". Das über 60 Seiten starke Heft, das sich an Studenten, Jungärzte und auch Fachärzte richtet, ist von dem Verband forschender Arzneimittelhersteller (VfA) (früher: Medizinisch-pharmazeutische Studiengesellschaft e.V.) vorgelegt worden. Die Broschüre versucht unter anderem, kritisch Antwort zu geben auf folgende Fragen:

⊿ Wann geht man am besten in die Industrie?
⊿ Sind Großunternehmen besser als mittelständische oder kleine Unternehmen?
⊿ Wie kann man sich bereits beim Eintritt vor Enttäuschungen bewahren?
⊿ Wie sind die Aufstiegs- und Entwicklungschancen, auch finanziell?

Die Broschüre ist als PDF-Datei im Internet erhältlich oder kann in Papierform bestellt werden.

### 1.3.3 Arbeitsplätze in der Medizinischen Informatik und EDV

In den nächsten Jahren werden immer mehr Ärzte und Zahnärzte mit guten Kenntnissen in der Informationstechnik benötigt werden, weil die breite Anwendung computergestützter Diagnostik und Therapie sowie die Verbesserung der Datenverarbeitung in der Medizin den Einsatz speziell ausgebildeter Ärzte erforderlich machen. Um diesem Trend zu entsprechen, bieten viele Universitäten Studiengänge wie „Medizinische Informatik" oder „Informatik mit Nebenfach Medizin" an. Die FH Heilbronn/Universität Heidelberg mit dem Studiengang „Medizinische Informatik" sei hier beispielhaft erwähnt.

### 1.3.4 Public Health

Die Weltgesundheitsorganisation (WHO) definiert Public Health wie folgt: Wissenschaft und Praxis der Krankheitsverhütung, der Lebensverlängerung und Förderung physischen und psychischen Wohlbefindens durch bevölkerungsbezogene Maßnahmen. Im gesundheitlichen Umweltschutz, in Umwelt- und Gesundheitsämtern, im gesundheitlichen Verbraucherschutz, bei Krankenhausgesellschaften und ärztlichen Berufsverbänden, in der Gesundheitspolitik und bei Krankenkassen, in der Pharmaindustrie, bei der WHO und in der Entwicklungshilfe, um nur die wichtigsten Stellen zu nennen, kann der ambitionierte Magister oder Master of Public Health (MPH) versuchen, die Volksgesundheit zu fördern.

An den Universitäten und Fachhochschulen sind seit der Einrichtung der ersten Public-Health-Studiengänge Anfang der 90er-Jahre fast 300 gesundheitsbezogene Ausbildungsgänge mit unterschiedlichen Ausrichtungen eingerichtet worden: Postgraduierte Studiengänge, die mit dem Master of Public Health abschließen, werden derzeit an neun Universitäten in Deutschland durchgeführt. Darüber hinaus bieten die Universitäten in Berlin, Bremen und Bielefeld Promotionsstudiengänge an. Andere Graduiertenkollegs ermöglichen zudem, im Rahmen ausgewählter Forschungsschwerpunkte zu promovieren. Des Weiteren gibt es an Universitäten und Fachhochschulen ein breites Spektrum an grundständigen Fern- und Weiterbildungsstudiengängen mit unterschiedlichen Schwerpunktsetzungen.

Als Grundvoraussetzung gilt in der Regel ein abgeschlossenes Hochschulstudium (meist Medizin mit Vollapprobation) oder eine mehrjährige Tätigkeit in einem für das Gesundheitswesen relevanten Bereich. Vielen ist eine mehrjährige Berufserfahrung und eine Promotion wichtig. Das Auswahlverfahren gestaltet sich höchst unterschiedlich: Vom Gespräch über eine mehrseitige schriftliche Abhandlung bis zum mehrstündigen Test sind alle Varianten vorhanden. Es ist zwar grundsätzlich möglich, direkt nach dem Studium den Weg Public Health einzuschlagen, allerdings gelten mehrjährige praktische Erfahrungen als Arzt als die wesentlich bessere Qualifizierung.

Als Fazit bleibt festzuhalten: Public Health ist ein weites Feld, in dem Wissenschaft und Gesundheitswesen stark ineinander greifen und das im medizinischen wie zahnmedizinischen Bereich immer mehr an Bedeutung gewinnt. Im Blickfeld steht dabei eine ganzheitliche und interdisziplinäre Betrachtungsweise.

Um den Blick aufs Ganze zu schärfen, hat die zahnärztliche Standespolitik in Eigenregie ein eigenes Instrumentarium geschaffen: den Studiengang zum „Manager of Health Care Systems". Dieser kann an der Akademie für freiberufliche Selbstverwaltung und Praxismanagement (AS Akademie, Berlin) erworben werden. Initiiert von der Kammer Westfalen-Lippe will die Ausbildung ein Pendant der zahnärztlichen Selbstverwaltung zu den Public-Health-Experten in Krankenkassen, Ministerien und Einrichtungen des öffentlichen Gesundheitsdienstes bieten. Getragen wird die AS von den zahnärztlichen Körperschaften. Geschult wird der zahnärztliche berufspolitische Nachwuchs zur Professionalisierung in standespolitischen Funktionen und zur Stärkung der Freiberuflichkeit. Nähere Informationen finden sich auf folgender Webseite www.zahnaerzte-wl.de/.

## 1.4  „Ich sehe meine Zukunft als Zahnmedizinerin sehr positiv!"

Interview mit Dr. med. dent. Thea Lingohr, ehemalige Fachschaftsvorsitzende Zahnmedizin Köln

*Sie sind bzw. waren Fachschaftsvorsitzende im Fach Zahnmedizin in Köln. Worin bestand Ihre Arbeit in der Fachschaft der Zahnmedizin in Köln?*
*Ich bin nicht nur Fachschaftsvorsitzende gewesen, sondern auch Kliniksprecherin und Beauftragte für Sorgen und Fragen ganz allgemein. Zum einen bestand meine Arbeit darin, mich um Probleme der Studenten zu kümmern, die sie mit einigen Professoren oder Assistenten hatten oder auch mit ihren Arbeiten an sich. Zum anderen hatte ich in meiner Funktion als Klinikleiterin dafür zu sorgen, dass der Ablauf reibungslos funktionierte. Z.B. habe ich mich darum gekümmert, finanzielle Mittel zu organisieren, um ausgewählte Studenten zu unterstützen. Aber ich mischte mich natürlich auch ein, wenn in Kursen Probleme auftauchten.*

*Als Fachschaftsvorsitzende hatte ich vor allem die Aufgabe, dafür zu sorgen, dass unter den einzelnen Semestersprechern die Kommunikation funktionierte, dass alle Kurse sachgemäß liefen usw. Zweimal im Jahr habe ich an den Bundesfachschaftstagungen teilgenommen. Das war immer sehr wichtig für den Austausch z.B. darüber, ob es inzwischen neuere Methoden in der*

Zahnmedizin gab, neuere Instrumente usw. und ob man sich für deren Einführung auch in Köln einsetzen müsste. Zum anderen war ich als Fachschaftsvorsitzende Hauptvertreterin der Fachschaft in den verschiedenen Kommissionen und hatte Stimmrecht bei der Auswahl der Professoren.

Auf den Punkt gebracht kann man sagen, die Fachschaft ist dafür da, für die Rechte der Studenten einzutreten sowie das Studieren angenehmer, sinnvoller und effektiver zu gestalten. All dies gehörte zu meinem Aufgabenbereich.

Besonders die Steigerung der Effektivität des Studiums zu erreichen, lag mir am Herzen – im Sinne einer Verbesserung der Curricula und Seminare. Das galt auch in Bezug auf die berufspraktischen Seminare, die von externen Anbietern, z.B. Finanz- oder Unternehmensberatern, angeboten wurden. Mir war es wichtig, die Anbieter solcher Seminare an der Uni zu selektieren, das heißt, darauf zu achten, dass die Spreu vom Weizen getrennt wird. Die Arbeit der Fachschaft bzw. meine Arbeit als Fachschaftsvorsitzende bestand auch darin, Studierende und Professoren an einen Tisch zu bekommen, damit eine bessere Kommunikation untereinander stattfinden konnte. Es kam mir auch darauf an, sich einfach mal bewusst zu machen oder zu werden, dass sich eine Abteilung modern entwickelt hat und die andere immer noch sehr festgefahren war. Ja, im Grunde kann man fast sagen, dass man als Fachschaftsvorsitzende ein Mädchen für alles ist, weil es sowohl von der Seite der Studenten so war, dass die Leute alles an mich herangetragen haben, als auch von Professorenseite.

**Mit welchen Fragen kamen die Studenten zu Ihnen in die Fachschaft?**
Das waren ganz unterschiedliche Fragen. Sei es Fragen zum Stundenplan, ob man irgendetwas dazu packen kann, ob man irgendetwas wiederholen kann, ohne dass Zeit verloren geht usw. Manchmal kamen auch persönliche Fragen, wie ich z.B. gelernt habe, was ich mir für Bücher gekauft habe usw. Dann gab es fachspezifische Fragen. Studenten kamen und wollten wissen, inwiefern sie Auslandsfamulaturen machen kön-

nen oder wo sie sich noch informieren können, um das Studium schneller zu bewältigen. Rechtsfragen direkt haben die Studenten nicht gestellt, aber es ist schon so, dass durchgefallene Studenten wissen wollten, ob man gegen das Prüfungsergebnis rechtlich vorgehen und ob man das über die Fachschaft regeln könne.

Einige fragten auch nur, wie das Examen eigentlich abläuft: Welche Unterlagen bzw. Papiere man für die Prüfung braucht, was beantragt werden muss usw. Deshalb habe ich spezielle Institutionen ins Leben gerufen, wo Studenten sich verantwortlich zeigen für entsprechende Bereiche; also jemand ist zuständig für Auslandsfragen, jemand für Examensfragen, jemand für Studienorganisation usw. Schließlich gab es auch noch die Sorgen und Probleme innerhalb der Studentenschaft. Ich denke, dass die Themen sehr weit gestreut sind.

**Spielten wirtschaftliche Fragen dabei eine Rolle, also z.B. Fragen, wie der Weg in die eigene Praxis ökonomisch zu beschreiten sei?**
Ich bin auch mit wirtschaftlichen Fragen konfrontiert worden. Und ich hatte zuerst das Problem, dass ich die Fragen nicht beantworten konnte. Ich bin ziemlich früh Fachschaftsvorsitzende geworden und war damals noch sehr jung und in den unteren Semestern. Mit dem Thema Praxisniederlassung oder Assistentenzeit hatte ich mich natürlich noch gar nicht auseinandergesetzt. Das hat für mich zu diesem Zeitpunkt einfach noch keine Rolle gespielt. Ich habe mich daher mit einzelnen Finanz- und Unternehmensberaterfirmen getroffen und mich informieren lassen. So konnte ich den Studenten, die Examen machten, sagen: „Die und die Finanzberatungsfirma kann ich euch empfehlen; die waren gut und haben tolle Seminare gegeben; mit denen kann ich mich in Verbindung setzen und für euch einzelne, spezielle Seminare konzipieren." Das Ganze lief dann aber schon über mich oder über einen Semestersprecher, das ist auch möglich, aber nicht über einen Studenten.

**Bieten Sie Seminare zu wirtschaftlichen Themen an? Und wenn ja, haben Sie dort**

**Unterstützung von Fachkräften z.B. Juristen, Wirtschaftsberatern oder Ähnlichen?**
Ja, wir bieten dazu Seminare an, aber nur sehr ausgewählte. Es gibt ja zig Firmen am Markt. Und ehrlich gesagt, hatte ich mit vielen der Firmen Kontakt und musste erfahren, dass auch viel Mittelmaß dabei ist. Daher haben wir ausgewählt und haben uns Unterstützung aus der Branche geholt. Manchmal haben wir auch z.B. einen Zahnarzt, der sich gerade niedergelassen hat, oder einen Zahnarzt, der seine Assistentenzeit abgeschlossen hat, eingeladen. Dann hatten wir einige Wirtschaftsberater hier. Einen Juristen hatten wir – glaube ich – noch nicht dabei, aber schon mal einen Steuerberater. Auch Fachärzte haben wir schon eingeladen, um über die Weiterbildung zu informieren.

**Warum haben Sie sich gerade für ein Zahnmedizinstudium entschieden?**
Das ist schwer zu beantworten. Ich habe mich dem medizinischen Beruf immer sehr hingezogen gefühlt. Das war schon in der Schulzeit so. Und als ich Abitur machte, kristallisierte sich heraus, dass ich gerne mit Menschen zusammenarbeiten möchte, aber auch praxisorientiert arbeiten will. Im Humanmedizinstudium ist es allerdings so, dass ich fast fertig studieren muss, ehe ich den ersten echten Kontakt zu einem Patienten habe. Das hat mir nicht gefallen. Ich habe dann im Zahnmedizinstudium und bei einem Zahnarzt hospitiert. So habe ich festgestellt, dass direkt nach dem Physikum praktisch am Patienten gearbeitet wird. Peu à peu kann man dann immer mehr selber machen und das hat mir unheimlich gut gefallen. Mir war klar, dass ich in den letzten 3 Jahren im Studium immer 50% Theorie und 50% Arbeit am Patienten haben werde. Das hat mich halt am Zahnmedizinstudium begeistert. Es gab also kein konkretes Ereignis, das mich dazu bewogen hat, Zahnmedizin zu wählen. Es war einfach so, dass ich in den medizinischen Beruf wollte und irgendwann gemerkt habe, dass ich gerne chirurgisch arbeiten möchte. So hat sich dann irgendwann herauskristallisiert, dass ich an der Oralchirurgie Spaß finde und dass ich diesen Studiengang einschlage. Es war schon hauptsäch-

lich so, dass ich den Studiengang gewählt habe, weil ich wusste, dass er 50% praxisorientiert ist.

**Und was war der Anlass für Sie, sich in der Fachschaft zu engagieren? Sie haben doch sicher mit dem Fachstudium schon eine Menge zu tun gehabt?**
Tja, der Anlass für mich, mich in der Fachschaft zu engagieren, war ganz einfach. Wir fingen an zu studieren und es war klar, dass im ersten vorklinischen Semester 80% der Studenten durchfallen würden. Das war wirklich ungerechtfertigt. Vieles war in der Studienordnung nicht verankert und – ja – diesen Problemen wollte sich niemand stellen. Aus der damaligen Fachschaft auch nicht. Ich war – und bin es immer noch – der Meinung, dass die Fachschaft dafür da ist, solche Probleme zu lösen. Dass man sich mit Herz und Seele dafür einsetzen muss und wenn es sein muss auch juristisch, um diese Dinge zu verändern. Außerdem war ich schon immer jemand, der sagt, man kann nicht nur die Dinge kritisieren, man muss handeln. Deswegen habe ich damals entschieden, mich selbst zu engagieren und für das Recht der Studenten zu kämpfen, das Studium zu verbessern, es rechtmäßiger zu machen und effektiver.

Ich habe sehr viel zu tun gehabt und ich muss sagen, dass ich für meine Fachschaftstätigkeit sehr, sehr viel Freizeit opfern musste. Das war nicht einfach. Denn unser Studium läuft pflichtmäßig von 8–18 Uhr jeden Tag. Ich kam dann nach Hause, habe gelernt und mich dann noch spät abends an die Fachschaftsarbeit gesetzt. Aber das war es mir wert. Wenn ich jetzt zurückschaue und sehe, was ich erreicht habe und was ich in Köln Großes verändert habe, dann bin ich schon ein bisschen stolz darauf und habe diese Zeit gerne geopfert.

**Wie sehen Sie Ihre Zukunft als Zahnmedizinerin? Wohin möchten Sie sich weiterentwickeln?**
Ich sehe meine Zukunft als Zahnmedizinerin sehr positiv. Ich möchte mich weiterentwickeln und Zahnärztin für Oralchirurgie werden. Ich habe jetzt gerade vor ein paar Tagen eine Stelle

angetreten, um diesen Facharzt noch dranzuhängen. In der Oralchirurgie sehe ich mich auch in 5 Jahren. Also in 3 Jahren Abschluss zum Facharzt und dann eventuell eine Habilitation. Ich denke, ich schlage diesen Weg ein, allerdings werde ich erst in 3 Jahren die Entscheidung fällen, ob ich an der Uni bleibe oder ob ich mich nicht eventuell niederlasse. Ich weiß, dass meine Entwicklung sicher noch lange nicht stillstehen wird, da ich sehr wissbegierig bin.

### Wie sieht die Beratung und Unterstützung bei Weiterbildungsbestrebungen aus?

Ich halte da sehr viel von, möchte ich auch viel machen, bin ich auch dabei, ich habe meinen eigenen Finanz- und Unternehmensberater, ich habe Fortbildungen, wo ich hingehe, was ich mache. Ich halte das für äußerst wichtig.

### Wann halten Sie eine Ansprache zu wirtschaftlichen Themen für Zahnmedizinstudenten/innen für sinnvoll?

Sinnvoll halte ich die Ansprache zu wirtschaftlichen Themen ein $\frac{1}{2}$–1 Jahr vor dem Examen. Interessante Themen für Studenten im Examen wären sicher GO1, GO2, Versicherungen, Assistentenzeit und dann Niederlassung, Praxisformen, ja Beratung an sich und dann Wettbewerbsstärkungsgesetz.

### Fühlen Sie sich jetzt nach dem Examen genügend/ausreichend informiert über das Thema Wirtschaftsberatung?

Ich fühle mich über diese Themen ausreichend informiert. Man muss aber auch dazu sagen, dass ich zu 8 Wirtschaftsberatungsfirmen Kontakt hatte und dementsprechend auch aufgeklärt worden bin.

### ... und Ihre Kolleginnen und Kollegen?

Meine Kollegen sind alles andere als informiert. Da gibt's ein riesiges Manko vor allen Dingen in Köln.

### Welche Unterschiede gibt es aus Ihrer Sicht?

Es gibt große Unterschiede in der Wirtschaftsberatung vor allem bezüglich der Qualität. Einige Firmen haben wirklich überhaupt keine Ahnung von dem, was sie versuchen zu verkaufen. Und wenn man dann diese Angebote mit einfachsten Mitteln prüft, kann man schon sehen, dass das Ganze keinen Sinn hat und es viel bessere Angebote gibt. Das ist sehr traurig.

### Wie viele Gespräche (Objektivität/Vollständigkeit) halten Sie für sinnvoll?

Das ist sehr schwierig zu sagen, ich würde sagen, eigentlich sollten die Studenten mit nicht mehr als 2 bis 3 verschiedenen Firmen Kontakt aufnehmen. In Köln habe ich dafür gesorgt, dass nur noch 3 verschiedene Wirtschaftsberatungen Veranstaltungen abhalten. Die anderen habe ich für nicht sinnvoll erachtet. Ob das tatsächlich so korrekt ist, ist natürlich eine andere Frage. Denn es ist nicht immer leicht, zwischen guten und vermeintlich schlechten Anbietern zu differenzieren. Ich bin z.B. an aller Art der Weiterbildung sehr interessiert. Aber es gibt viele Studenten, die zuerst ihr Examen machen und sich erst dann fragen: „Was mache ich jetzt als Nächstes? Um was muss ich mich eigentlich kümmern?“

Diese unterschiedliche Herangehensweise macht es ja natürlich auch immer sehr schwierig zu sagen, welches Wirtschaftsunternehmen ist eigentlich sinnvoll für die jeweilige Person. Und das zweite Problem in Köln – vielleicht auch in anderen Städten – ist, dass sich die einzelnen Firmen um die Studenten quasi reißen. Man hat immer das Gefühl, hier ginge es nur um Produkte und nicht darum, Wissen zu vermitteln. Wir haben an der Uni einen Kurs, der nennt sich Berufskunde; das Problem ist, dass fast die Hälfte der Zeit dafür aufgewendet wird, das Abrechnungssystem zu erklären. Das halte ich für völlig sinnlos zu diesem Zeitpunkt. Bis ich niedergelassen bin, habe ich das doch alles wieder vergessen. Es wäre viel wichtiger, von verschiedenen unabhängigen Personen mal zu hören, wie das in der Zahnarztpraxis eigentlich so läuft. Schön wäre es auch, wenn es für die einzelnen Firmen so etwas wie ein Qualitätssiegel geben würde, wie bei „Stiftung Warentest“, sag' ich jetzt mal.

# 2 Bewerbung – erfolgreiche Selbstpräsentation

## 2.1 Vorbereitung

Wer sich erfolgreich bewerben will, muss sich auf diese Situation gut vorbereiten. Viele junge Zahnmediziner empfinden diese Notwendigkeit aufgrund der guten Arbeitsmarktlage heute nicht mehr und vergeben dadurch Chancen auf dem Arbeitsmarkt. Gewissheit über die eigenen Berufs- und Zukunftswünsche sollte im Vorfeld gewonnen werden. Dazu bedarf es einer gründlichen Revision des bisherigen Ausbildungsweges, der persönlichen Fähigkeiten und der möglichen Zukunftsgestaltung. Darüber hinaus müssen Mechanismen der Stellensuche und der Interpretation der Personalanzeigen bekannt sein.

Auch Zahnmediziner müssen sich um ihre Wunschstelle bewerben, mag der Arbeitsmarkt noch so entspannt sein. Stellen an renommierten Instituten, in den ausgesprochenen Ballungszentren und deren großen Kliniken mit interessanten Arbeitsfeldern sind nach wie vor begehrt und entsprechend rar. Dabei ist momentan der Glaube verbreitet, alle Plätze seien auch für alle Interessenten erreichbar; korrekte, durchdachte und gut gestaltete Bewerbungsunterlagen also gar nicht mehr wichtig. Dies ist nicht der Fall. Die Stellensuche ist zwar leicht, trotzdem ist es oft notwendig, eine gute Bewerbungsmappe vorzulegen.

Bewerber, die sich im nicht kurativen Bereich bewerben wollen, müssen zudem – je nach Berufsziel – mit der Konkurrenz anderer Akademikergruppen wie den Pharmazeu-

ten, Biologen, Chemikern, Betriebswirtschaftlern oder, sofern sie journalistisch tätig werden möchten, mit den Geisteswissenschaftlern rechnen und sich den Gegebenheiten des Marktes anpassen.

**Fazit:** Trotz des entspannten Arbeitsmarktes hat das Thema Bewerbung für junge Zahnärzte und Zahnärztinnen nicht an Wichtigkeit verloren. Im Gegenteil: Da ohnehin davon ausgegangen wird, dass eine Stelle leicht zu finden sei, vernachlässigen die Bewerber jede Form – nicht immer zur Freude der Arbeitgeber.

### 2.1.1 Erste Schritte

Wichtig zu wissen ist: Die Bewerbung ist eine Prüfungssituation, die wie jede Prüfung gut vorbereitet werden sollte! Dies fällt im Gegensatz zu den bis dahin üblichen Multiple-Choice-Prüfungen und dem Abfragen von konkretem Wissen deutlich schwerer, weil es hier um das Thema Persönlichkeit geht. Fachliches Wissen ist bei jeder Bewerbung natürlich Voraussetzung und kann leicht anhand der Universitäts- bzw. Arbeitszeugnisse belegt werden. Persönlichkeit lässt sich hingegen nicht so leicht messen und beurteilen oder gar erlernen. Die Darstellung derselben fällt folglich schwerer.

Ihre Vorbereitung auf die Bewerbungsphase hat im Übrigen schon lange begonnen: Jede Entscheidung, die Sie im Laufe Ihres Studiums hinsichtlich des weiteren Studien- oder Berufswegs getroffen haben, wirkt sich jetzt auf die Bewerbung aus. Bevor Sie beginnen, ein Bewerbungsschreiben zu verfassen, sollten Sie sich Ihre persönlichen Entscheidungen noch einmal bewusst machen und sich fragen: In welcher Praxis, in welcher Zahnklinik oder gegebenenfalls in welcher Klinik kann ich mich am besten verwirklichen? Dazu müssen Sie wissen: Was will ich machen? Was kann ich? Wie stelle ich mir meine Zukunft nach dem Staatsexamen vor? Wie meine Zukunft generell? Interessiert mich die Forschung? Oder will ich auf jeden Fall in meiner eigenen Praxis arbeiten?

Lassen Sie all Ihre Studienerfahrungen und -entscheidungen noch einmal Revue passieren und vergleichen Sie diese mit Ihrem jetzigen Berufswunsch: Passt alles zusammen? Können Sie Brüche in Ihrer Studienbiografie erklären? Gibt es eine klare Linie in Ihrer Ausbildung? Am Ende sollten Sie folgende Punkte deutlich herausgearbeitet haben:

- Interessen und Neigungen
- Stärken und Schwächen
- Schwerpunkte im Studium
- Erwartungen an die berufliche und private Zukunft

In vielen Ratgebern finden Sie Persönlichkeitstests, die Ihnen ein Bild von Ihren Stärken und Schwächen vermitteln sollen. Solche Tests können der privaten Bewerbungsvorbereitung dienen, indem sie zur besseren Einschätzung der eigenen Persönlichkeit herangezogen werden. Die Tests werden immer wieder heiß diskutiert. Eine häufige Kritik besteht darin, dass einige Tests aus der klinischen Psychologie stammen und keine Aussage über die berufliche Eignung machen. Darüber hinaus zweifeln Kenner häufig an der Aussagekraft dieser Tests, denn Manipulationen sind leicht möglich. Unproblematisch scheint die Beschäftigung mit Persönlichkeitstest immer dann, wenn sie der Abrundung von Selbst- und Fremdbild (z.B.

Einschätzungen von Freunden, Studien- bzw. Arbeitskollegen und/oder Verwandten) dienen.

Haben Sie alles für sich geklärt und einen möglichen Arbeitgeber vor Augen, sollten Sie sich Gedanken über die andere Seite – also Ihren möglichen Arbeitgeber – machen. Was oder wen sucht der Praxisinhaber (das Unternehmen), bei dem Sie gerne arbeiten würden? Vielleicht haben Sie schon während des Studiums gelegentlich Stellenanzeigen gelesen und sich mit den Anforderungen von Arbeitgeberseite vertraut gemacht. Versuchen Sie, so viele Informationen wie möglich über Ihre Wunschstelle in Erfahrung zu bringen. Vergleichen Sie dann Ihre Qualifikation mit dem Stellenprofil. Machen Sie sich die Übereinstimmungen noch einmal bewusst. Oder überlegen Sie, wie Sie Mängel in Ihrer Qualifikation ausmerzen können. Mit einer gelungenen Bewerbung können Sie die Verknüpfung der eigenen Wünsche mit denen des Arbeitgebers aufzeigen und sein Interesse wecken, Sie persönlich in einem Vorstellungsgespräch kennenzulernen.

## 2.1.2 Stellenanzeigen richtig lesen

Die Stellenanzeige ist eines der bedeutendsten Kommunikationsmittel von Unternehmen, wenn es um die Darstellung als Arbeitgeber geht. Dies gilt gleichermaßen für Praxen wie für Unternehmen der Dentalindustrie, Verlage oder Pharmafirmen. Mit einer Personalanzeige wird nicht allein das Ziel verfolgt, Mitarbeiter zu rekrutieren, sondern auch die Möglichkeit genutzt, die Praxis (bzw. das Unternehmen) selbst darzustellen. Damit ist die Stellenanzeige auch Plattform für Inhalte der Praxisphilosophie und Imageaspekte, die unterschwellig an den Leser herangetragen werden.

Interessante Stellenanzeigen finden sich für Zahnmediziner vor allem in den einschlägigen Fachzeitschriften sowie gelegentlich in den großen, überregionalen Tages- und Wochenblättern oder in den Stellenbörsen im Internet (www.doccheck.com). Die zm (Zahnärztliche Mitteilungen) und die regionalen Zahnärzteblätter veröffentlichen ebenfalls Stellenangebote. Wann lohnt es sich aber zu suchen? Es gibt einen durch die Kündigungsfristen bedingten Rhythmus auf dem Stellenmarkt. Jeweils in den ersten zwei Wochen eines Quartals und sechs Wochen vor Quartalsende erscheinen die meisten Stellenanzeigen. Führungsnachwuchs wird meist im ersten und dritten Quartal eines Jahres gesucht; besonders interessant sind die Monate August und September.

## 2.1.3 Anzeigensystematik

Konkrete Stellenanzeigen ähneln sich inhaltlich und vom Aufbau her. Im Allgemeinen enthalten sie folgende Informationen:

- „Wir sind …" gibt Auskunft über die Praxis/das Unternehmen, die Größe, das Team und – wenn vorhanden – die Schwerpunkte.
- Mit „Wir suchen …" beginnt in der Regel die Positionsbeschreibung. Hier werden das Aufgabengebiet, die Anfangs- und vielleicht die Zielposition sowie der gewünschte Eintrittstermin genannt.
- Es folgt das „Wir fordern …", womit das Anforderungsprofil des zukünftigen Mitarbeiters angegeben wird. Genannt werden die gewünschten Studienfächer, die erforderliche Berufserfahrung, die notwendigen Spezialkenntnisse, eventuell Sprachkenntnisse usw.
- Wer etwas fordert, sollte natürlich auch etwas zu bieten haben. Dies finden wir unter dem Punkt „Wir bieten …". Dort machen die Anzeigenschreiber Aussagen über Art, Dauer und Umfang von Einarbeitungs- und Weiterbildungsmaßnahmen, selten aber Aussagen über die Vergütung.

- Schließlich folgt noch der Punkt „Kontakt": Ansprechpartner und Hinweise auf die geforderten Bewerbungsunterlagen werden hier gegeben.

Nicht immer enthält eine Stellenanzeige alle oben genannten Punkte. Fehlt eine konkrete Stellenbeschreibung, kann man von einer Imageanzeige ausgehen. Liest man aufmerksam zwischen den Zeilen, kann man noch weitere Informationen erhalten. Aus der Art der Formulierungen lassen sich Rückschlüsse auf das Unternehmen ziehen, z.B. ob es sich um einen eher konservativen Stellenanbieter handelt. Entsprechend gestaltet sich dann die Bewerbungsmappe oder man sieht ganz von einer Bewerbung ab, weil keine Attraktion von der Anzeige ausgeht.

In der Wirtschaft – weniger in Zusammenhang mit Praxisstellen – sind häufig Anzeigen von Personalberatern anzutreffen. Sie geben zunächst einmal keine Auskunft über ihre Auftraggeber, sondern beschreiben lediglich den Firmensitz und die angebotene Position. Man kann davon ausgehen, dass auch Berater eingehende Bewerbungsunterlagen professionell bearbeiten und eine saubere Methode bei der Auswahl der Kandidaten haben. Fast immer bieten Beraterfirmen einen Telefonservice an. Wichtige Informationen und Fragen können so vorab – oft auch noch am Wochenende – geklärt werden.

## 2.1.4 Soft Skills

Das Studium der Zahnmedizin vermittelt Fachwissen. Am Ende des Studiums verfügen die Absolventen über weitgehend ähnliche Kenntnisse. Wer sich aber auf eine besonders begehrte Stelle oder für Berufsfelder im nicht kurativen Bereich bewerben möchte, braucht zusätzliche Qualifikationen. Nicht immer geht es dabei um weitere technische oder fachliche Kenntnisse. Sogenannte Soft Skills können bei Bewerbungen den Ausschlag geben. Mit diesem Begriff werden im Grunde Persönlichkeitsmerkmale bezeichnet, die den Bewerber positiv herausheben. Die wichtigsten Soft Skills sind im Folgenden aufgeführt:

- **Teamfähigkeit** und **Sozialkompetenz** gehören sicher zu den gefragtesten Persönlichkeitsmerkmalen. Kaum jemand arbeitet heute noch nur für sich allein. Flache Unternehmenshierarchien, Ärzteteams, Projektteams: Überall finden sich Gruppen zusammen, in denen sich die Mitglieder aufeinander einstellen müssen, um die Arbeit erfolgreich zu gestalten.

- **Lernbereitschaft** ist ein weiteres Schlagwort und eine besonders geschätzte Fähigkeit. Unsere hoch technisierte Zeit braucht Menschen, die bereit sind, sich jederzeit mit Neuem zu beschäftigen. Diese Fähigkeit ist überall sehr gefragt. Wer zeigen kann, dass ihm das Lernen Freude macht, bekommt sicher Pluspunkte.

- Gute **rhetorische Fähigkeiten**, **Moderations- und (Selbst-)Präsentationstechniken** werden gebraucht, um sich gleichermaßen mit Patienten, Vorgesetzten und Pflegepersonal zu verständigen, aber auch, um Projekte und Unternehmen weiterbringen zu können. Das richtige Wort zur rechten Zeit an der richtigen Stelle kann einfach Wunder bewirken.

- Besonders in der Wirtschaft sind **Eigeninitiative** und **unternehmerisches Denken** gefragt. Wer sich dieser Eigenschaften rühmen darf, kann bei der Erschließung neuer Aufgabengebiete und Projekte sowohl für sich als auch für das jeweilige Unternehmen erfolgreich sein. Zunehmend ist auch in Krankenhäusern und Arztpraxen Unternehmertum von Bedeutung und damit werden diese Eigenschaften auch bei Zahnärzten immer wichtiger.

- **Flexibilität** und **Mobilität** sind letztlich selbstverständlich für das Vorwärtskommen im gewünschten Beruf. Mobilität spielt bei Zahnärzten in der Facharztaus-

bildung noch immer eine große Rolle. Nicht jede Klinik an jedem Ort bietet die gewünschten Facharztstellen. Häufige, mit Umzügen verbundene Stellenwechsel sind kennzeichnend für diese Phase. Wer sich aufgrund seiner Persönlichkeit leicht darauf einlassen kann, hat Vorteile.

## 2.2 Schriftliche Bewerbung

Zur schriftlichen Bewerbung gehören Anschreiben, Lebenslauf, Foto und Zeugnisse. Die Unterlagen sind nach bestimmten Mustern und Standards zu gestalten und aufzubauen. Häufig fällt es Berufsanfängern schwer, innerhalb dieser vorgegebenen Normen einen angemessenen Weg zu finden, sich dennoch persönlich zu präsentieren. Unwissenheit macht dies noch schwerer. Daher gilt es zunächst, sich umfassend und gründlich zu informieren.

### 2.2.1 Lebenslauf

Üblicherweise beginnen Bewerbungsratgeber an dieser Stelle mit dem Anschreiben. Wir haben uns entschlossen, die Reihenfolge einmal umzukehren und zuerst Informationen zum Lebenslauf zu geben. Das hat natürlich seinen Grund: Der Lebenslauf oder das Curriculum Vitae, wie es bei den Medizinern heißt, ist in der Regel der erste Teil der Bewerbungsmappe, der gelesen wird. Hier wird auf einen Blick abgeklärt, ob das Bewerberprofil den Anforderungen entspricht. Stimmen die Fakten, Ausbildung, Alter usw. mit den Bedürfnissen des Arbeitgebers überein, wird weitergelesen. Wenn nicht, ist der Bewerber schon hier aus dem Rennen. Die Wichtigkeit dieses Dokuments kann nicht hoch genug eingeschätzt werden. Auch die Bewerber beschäftigen sich meist zuerst mit der Zusammenstellung ihrer Lebensdaten, bevor sie sich mit dem Anschreiben direkt an die Zielperson wenden.

Der Lebenslauf sollte – ebenso wie das Anschreiben – für jede Bewerbung individuell angefertigt werden. Das heißt: Bedenken Sie auch bei der Darstellung und Gewichtung bestimmter Teile Ihres Werdegangs die individuellen Besonderheiten des Empfängers und gestalten Sie Ihren Lebenslauf entsprechend. Da der Lebenslauf auf einen Blick alle relevanten Informationen für den Arbeitgeber präsentieren soll, ist auf jeden Fall darauf zu achten, dass er empfängerorientiert und gut strukturiert dargestellt wird. Die tabellarische Form ist Standard. Darüber hinaus müssen die Daten vollständig und aussagekräftig sein. Ein angemessenes Layout, das gleichzeitig Übersichtlichkeit bietet und dabei ansprechend bleibt, ist anzustreben. Gliedern Sie den Lebenslauf durch Überschriften und Rubriken. Die folgenden Daten muss Ihr Lebenslauf auf jeden Fall enthalten:

**Persönliche Daten**
- Vorname, Name
- Geburtsdatum und -ort
- Adresse (inkl. Festnetz-, Handy- und Faxnummer sowie E-Mail-Adresse)
- Familienstand
- bei Bewerbungen in konfessionell gebundenen Einrichtungen: Religionszugehörigkeit

**Schulbildung**
- alle besuchten Schulen und erreichten Abschlüsse in chronologischer Reihenfolge
- gegebenenfalls Wehrdienst/Zivildienst oder soziales Jahr mit genauem Einsatzgebiet

**Zahnmedizinische Ausbildung/ Hochschulstudium**
- Universität/Dauer
- eventuell Promotion
- renommierte Professoren
- Abschlussnote oder Notenspiegel

**Berufliche Erfahrungen**
- z.B. bereits absolvierte Berufsausbildungen
- zusätzliche Seminare, Famulaturen
- Praktika usw.

Schließlich gehören alle weiteren Aktivitäten in den Lebenslauf, die für die Bewerbung um eine bestimmte Stelle relevant sein können. Dies sind in jedem Fall Fremdsprachenkenntnisse, Auslandsaufenthalte und EDV-Kenntnisse, aber auch Hobbys und andere Interessen sowie Engagements in Vereinen usw.

Bei Bewerbungen im nicht kurativen Bereich kann es sinnvoll sein, den Teil der zahnmedizinischen Ausbildung aus dem Lebenslauf auszugliedern und auf einem Sonderblatt zu präsentieren. Stattdessen haben Sie dann Raum, Ihre anderen Qualitäten herauszustellen. Diese Möglichkeit bietet sich auch immer dann an, wenn das Curriculum Vitae sonst zu lang wird.

Zum Lebenslauf gehört immer ein Foto; diesem wird im Rahmen der Bewerbungsstrategie eine nicht unwichtige Rolle beigemessen. Ein Bild sagt mehr als tausend Worte und das gilt natürlich auch bei der Bewerbung. Ziel der optischen Selbstdarstellung muss es sein, Ihr Äußeres so günstig wie möglich herauszustellen. Damit ist aber gleichzeitig auch schon gesagt, dass für die Ablichtung ein Fotograf herangezogen werden sollte. Das Automatenbild entspricht in der Regel nicht den Anforderungen.

Der Profi hilft, geschickt in die Kamera zu schauen, ohne hinterher mit den sprichwörtlichen „Kaninchenaugen" abgelichtet zu sein. Lächeln Sie, seien Sie offen und kleiden Sie sich so, wie es Ihrem Status entspricht. Mit der Erfahrung des Fotografen wird es Ihnen gelingen, Ihren Typ optimal darzustellen. Bewerbungsfotos werden meistens als Farbfotos eingereicht. Achten Sie dabei auf die farblichen Komponenten: Hintergrund, Kleidungsfarbe und Gesichtsfarbe müssen aufeinander abgestimmt werden. Denken Sie bitte auch daran, dass man Ihnen den fehlenden Schlaf auf einem Bild ansehen kann. Kommen Sie also ausgeruht und entspannt zum Fototermin. Ob ein Farb- oder ein Schwarz-Weiß-Foto angemessener ist, ist reine Geschmackssache; beides ist erlaubt und üblich. Platzieren Sie Ihr Bild rechts oben auf dem Lebenslauf und lassen Sie dem Bild so viel Platz, dass es nicht an den äußersten Rand des Blattes gedrängt wird. Befestigen Sie das Foto mit Klebstoff, Büroklammern sind nicht geeignet; vergessen Sie nicht, Ihren Namen auf die Rückseite des Bildes zu schreiben. Auch digitale Bilder sind heute in Ordnung, da die Qualität der Ausdrucke inzwischen sehr gut ist.

### 2.2.2 Anschreiben

Das Bewerbungsschreiben gilt allgemein als der entscheidende Teil der schriftlichen Bewerbung. Ist das Anschreiben gelungen, ist das Vorstellungsgespräch nicht weit, so der Glaubenssatz. Doch entspricht er wirklich den Tatsachen? Bevor das Schreiben überhaupt intensiv gelesen wird, hat bereits eine Vorauswahl stattgefunden. Dabei sind die Kriterien oftmals recht willkürlich. Arbeitgeber haben eine bestimmte Vorstellung von ihren Kandidaten: Jemand möchte z.B. keinen Mann einstellen, weil dann das Team nicht mehr ausgeglichen ist. Ein anderer will niemanden über 30 neu engagieren. Der nächste findet, ein Zahnarzt müsse dieses Alter mindestens erreicht haben, bevor er in seinem Team mitarbeiten könne usw. Dann kommen noch die fachlichen K.-o.-Kriterien hinzu. All dies wird zuerst dem Lebenslauf entnommen, der diese Informationen kompakt und schnell lesbar parat hält.

Erst wenn die harten Fakten alle für den Bewerber sprechen, bekommt das Anschreiben seine Bedeutung. Jetzt wird es tatsächlich sehr aufmerksam gelesen und die Bestä-

tigung darin gesucht, dass der Bewerber so interessant ist, wie sein Lebenslauf es verspricht. Nun kommt es darauf an, das aufkeimende Interesse zu einem echten Kennenlernwunsch zu machen. In nicht mehr als 5–6 Sätzen sollte dies gelingen. Ein Patentrezept für das gelungene Anschreiben kann es naturgemäß nicht geben. So unterschiedlich die offerierten Stellen sind, so unterschiedlich sind selbstverständlich auch die Bewerber. Und gerade die Herausarbeitung der individuellen Note ist die Kunst des Anschreibens. Allgemein kann aber Folgendes festgehalten werden: Vermitteln Sie dreierlei in Ihrem Anschreiben:

- Was Sie wollen!
- Was Sie können!
- Warum gerade Sie für die Stelle die/der Richtige sind!

Vermeiden Sie dabei den häufigen Fehler, sich und Ihre Vorteile einseitig und zu selbstbewusst in den Vordergrund zu stellen. Nennen Sie stattdessen Ihre Qualifikationen in Bezug auf die angestrebte Stelle und Ihr persönliches Interesse daran. Bedenken Sie: Sinn und Ziel Ihrer Bewerbung ist allein das Erreichen eines persönlichen Gesprächs, in dem alles Weitere ausführlich geklärt werden sollte.

Bitte adressieren Sie Ihre Bewerbung nur an eine bestimmte Person. Bei Anzeigen ist meistens der Ansprechpartner benannt. Bei Initiativbewerbungen sollte man sich vorher erkundigen, an wen man seine Bewerbung zu richten hat. Verwenden Sie in der Anrede das formale „Sehr geehrter/geehrte …". Die Nennung von akademischen Titeln und Funktionsbezeichnungen ist dabei durchaus üblich.

Je nachdem, wo Sie sich bewerben, sollten Sie Ihr Berufsziel mit Ihren bereits erworbenen Kenntnissen untermauern. Es geht hier aber weniger darum, die eigenen Fähigkeiten anzupreisen. Stattdessen sollten Sie bereits erfüllte Voraussetzungen benennen und Kriterien anführen, die einen Bezug zu dem Stellenwunsch haben. Dies sind Hinweise darauf, ob und inwieweit Ihr bisheriger Werdegang mit der angestrebten Stelle zusammenpasst. Auch Angaben zu besonderen Interessen und außerberuflichen Erfahrungen sollten in die Bewerbung einfließen. Ebenso ist auf die erfolgte oder bevorstehende Promotion hinzuweisen. Das Vorwegnehmen von Zeugnisinhalten im Anschreiben ist aber fehl am Platze. Ein solches Vorgehen erweckt den Eindruck, als wolle der Bewerber positive Wertungen gleich zu Anfang vorwegnehmen, um den Leser davon abzuhalten, die Zeugnisse sorgfältig zu lesen. Als nützlich hat sich die Benennung von Referenzen erwiesen. Allerdings sollten die Benannten darüber rechtzeitig informiert bzw. das Vorgehen zuvor mit ihnen besprochen werden. Bitten Sie zum Schluss des Anschreibens um ein persönliches Gespräch!

### 2.2.3 Zeugnisse

In Ihrem persönlichen „Verkaufsprospekt" fehlen jetzt nur noch Ihre Zeugnisse. Diese geben Auskunft darüber, wie Sie Ihre bisherigen Aufgaben erfüllt haben. Die sinnvollerweise am Ende der Bewerbung zusammengestellten Beurteilungen stellen somit eine Referenzsammlung dar. Außerdem bestätigen Sie durch diese Anlagen die im Anschreiben und im Lebenslauf gemachten Angaben. Da man seine Zeugnisse nicht ändern kann (man kann nur bessere hinzufügen), gilt es, die richtige Auswahl zu treffen und die vorhandenen Zeugnisse in ansprechender Weise zu präsentieren.

Ersparen Sie dem Leser Zeugnisse, die mit dem späteren Berufsweg nicht korrespondieren. Aber an sich unwichtige Zeugnisse, wie z.B. Nachweise über Famulaturen, können dann beigefügt werden, wenn sie Äußerungen über eine gute Arbeitsleistung enthalten oder auf sonstige Weise ein vorteilhaftes Licht auf den Kandidaten werfen. Für eine empfängerorientierte Präsentation beachten Sie bitte

Folgendes: Je mehr Dokumente Sie vorlegen, desto wichtiger ist eine sinnvolle Ordnung. Bei wenigen Zeugnissen reicht eine chronologische Reihenfolge aus. Legen Sie das neueste Zeugnis zuoberst, das Abiturzeugnis sollte an das Ende der Nachweise gestellt werden. Bei mehreren Dokumenten empfiehlt sich eine Gliederung z.B. nach Arbeitszeugnissen, Ausbildungszeugnissen (Studienzeugnisse) und Schulzeugnissen. Versenden Sie bitte niemals Originale, sondern ausschließlich Fotokopien Ihrer Zeugnisse. Wenn es nicht ausdrücklich verlangt wird, brauchen Sie die Zeugnisse nicht beglaubigen zu lassen. Die Kopien sollten auf einheitlichem Papier in guter Qualität abgezogen sein.

### 2.2.4 Formalia

Das Wichtigste zum Schluss: Bevor der Leser Ihrer Bewerbung auch nur einen Satz gelesen hat, hat sie ihm bereits unzählige unterschwellige Eindrücke vermittelt. Setzen Sie also alles daran, bereits den ersten Kontakt positiv zu gestalten. Konkret bedeutet dies: Beweisen Sie Geschmack! Verwenden Sie nicht den billigsten Plastikordner, aber auch keinen unnötig teuren. Beachten Sie, dass ein Bewerbungsordner zwei Funktionen zu erfüllen hat:

- Er soll die Unterlagen schützen.
- Er soll im positiven Sinne auf Ihre Person aufmerksam machen.

Briefpapier mit Wasserzeichen macht einen guten Eindruck – wenn das Wasserzeichen nicht auf dem Kopf steht oder spiegelverkehrt ist. Die Gestaltung von Anschreiben und Lebenslauf entspricht den Regeln eines Geschäftsbriefes. Ordnen Sie Ihre Unterlagen wie folgt:

- Anschreiben
- Deckblatt (fakultativ)
- Lebenslauf mit Foto
- Zeugnisse

Das Anschreiben sollte lose auf die Unterlagen gelegt werden. Das Eintüten in Klarsichthüllen macht Ihre Unterlagen eher unzugänglich und ist heute völlig unüblich. Der Versand sollte in einem stabilen Briefumschlag mit Papprücken erfolgen. Verwenden Sie Adressaufkleber mit genauer Anschrift und gut lesbar mit Computer beschrieben. Vergessen Sie Ihren Absender nicht. Um ganz sicherzugehen, sollten Sie den Umschlag beim Postamt auswiegen lassen. Das korrekte Frankieren Ihrer Bewerbung ist ein absolutes Muss (s. Tab. 2.1). Sondermarken heben Ihren Brief hervor.

**Praxistipp:** Liegt die Praxis/Klinik, bei der die Bewerbung eingereicht werden soll, in vertretbarer Nähe, sollten die Bewerbungsunterlagen persönlich überreicht werden. Der Vorteil ist, dass Sie sich durch eine persönliche Übergabe der Bewerbung positiv von Ihren Mitbewerbern abheben können.

### 2.2.5 E-Mail-Bewerbung – was ist zu beachten?

In Zeiten der Computerisierung stellt sich die Frage, ob eine Bewerbung nicht auch über den schnelleren Weg des Internets versandt werden könnte. Eine Zeit lang galt die E-Mail-Bewerbung als zukunftsträchtig. Allerdings hat sich dies schon wieder geändert. Sie ist zwar beliebt bei den Bewerbern,

**Tab. 2.1:** Checkliste zur Vorbereitung der schriftlichen Bewerbung ⊘

| Checkliste: Schriftliche Bewerbung |
| --- |
| Sind alle Unterlagen zusammen? |
| Habe ich auf alle offenen Fragen Antworten gegeben? |
| Ist das Anschreiben optisch ansprechend und dabei normgerecht gestaltet? |
| Ist die grafische Gestaltung von Anschreiben, Lebenslauf und Zusatzelementen einheitlich? |
| Stimmt die Rechtschreibung, Grammatik und Zeichensetzung? |
| Hat jemand Korrektur gelesen? |
| Sind Adresse und Ansprechpartner korrekt angegeben und stimmen sie auch mit der Umschlagbeschriftung überein? |
| Habe ich ordentliches, weißes oder eventuell getöntes Papier verwendet? |
| Ist der Ausdruck gelungen oder gibt es Unsauberkeiten wegen schlechter Druckerqualität? |
| Klebt das Foto gut und ist es mit Namen und Adresse beschriftet (Rückseite)? |
| Sind wirklich keine Eselsohren, Kaffee- oder Fettflecken auf den Unterlagen? |
| Ist die Mappe sauber und wie unbenutzt? |
| Liegt das Anschreiben lose auf der Bewerbungsmappe? |
| Habe ich ein Kuvert mit verstärktem Rücken vorbereitet? |
| Ist alles ausreichend frankiert? |
| Zu guter Letzt: Habe ich die Dauer des Postweges bedacht und versende somit die Unterlagen rechtzeitig? |

kommt aber – manchmal im Wortsinne – auf der anderen Seite nicht unbedingt gut an. Eine Unternehmensberatung hat ermittelt, dass immer noch 4 von 5 E-Mail-Bewerbungen im virtuellen Papierkorb verschwinden. Grund dafür sei vor allem – so die Studie –, dass Bewerber ihre E-Mails oft wahllos an eine Adresse schicken, dass sie sich nicht auf spezielle Inserate berufen und nicht an die üblichen Formalia halten. Schlimmstenfalls schickt der Bewerber sogar virenverseuchte Dokumente oder riesige Dateianhänge, die beim Öffnen das System des Adressaten lahmlegen.

Es lässt sich nachvollziehen, dass sich trotz der großen Verbreitung von E-Mail Bewerbungen auf diesem Wege nicht flächendeckend durchgesetzt haben. Daher lohnt sich eine solche Bewerbung nur dann, wenn dies ausdrücklich gewünscht wird. Ob das so ist, erfährt man auf den Internetseiten der Praxen oder Sie fragen klassisch per Telefon an, wie es der Arbeitgeber wünscht. Größere Firmen und gelegentlich auch Kliniken bitten Bewerber, ein Bewerbungsformular online auszufüllen. Wird ein solches Angebot gemacht, kann das Ausfüllen durchaus zum Erfolg führen. Der Bewerber wird dann telefonisch kontaktiert oder schriftlich gebeten, eine ausführliche Bewerbungsmappe zu schicken. Auf der Bewerberseite werden diese Formulare eher kritisch gesehen, da sie oft eine starre Abfrage von Fakten darstellen und keinen oder geringen Raum für individuelle Informationen bieten. Wer nicht genau in das Anforderungsprofil passt, könnte daher möglicherweise schneller abgelehnt werden. In diesem Fall sollte der ausführlichen, traditionellen Papierbewerbung der Vorzug gegeben werden.

Wer sich trotz allem für eine Bewerbung per E-Mail entscheidet, sollte folgende „Benimmregeln" beachten: E-Mail-Bewerbungen sind genauso ernst zu nehmen wie jede andere Bewerbung. Auch das virtuelle Schreiben muss gut vorbereitet werden. Es gibt keine Kompromisse bei Inhalt und Form. Eine E-Mail-Bewerbung besteht aus den gleichen Elementen wie eine klassische Bewerbungsmappe:

- Anschreiben
- Lebenslauf
- Foto
- Zeugnisse, Bescheinigungen usw.

Unter keinen Umständen sollten Sie Ihre Bewerbung an den Webmaster einer Seite oder an eine Service-/Info-E-Mail-Adresse schicken. Diese landet dann eventuell bei externen Unternehmen, die z.B. die technischen Fragen bei Webseiten managen, oder in einem Call-Center.

Aufpassen müssen Sie auch bei dem Dateiformat: Damit von Ihnen gewünschte Formatierungen erhalten bleiben, eignen sich PDF-Formate. Bitte präsentieren Sie in der E-Mail (möglichst ohne HTML-Formatierungen) schon die wichtigsten Informationen. Denn jeder Klick mehr vom Leser bedeutet Zeit und die haben Personalverantwortliche ja bekanntlich nie.

## 2.3 Vorstellungsgespräch

Hat man eine Einladung zum Vorstellungsgespräch erhalten, kann man davon ausgehen, dass die eigenen fachlichen Qualitäten und die Bewerbungsunterlagen den Vorstellungen entsprochen haben. Jetzt kommt es darauf an, diesen Eindruck in einem persönlichen Gespräch zu bestätigen. Das Vorstellungsgespräch läuft häufig nach einem bestimmten Schema ab, sodass eine gute Vorbereitung auch hier die meisten Schwierigkeiten aus dem Weg räumen kann.

Sechs Sätze als Bewerbungsschreiben und der Lebenslauf sagen natürlich noch nicht genügend über Ihre Person aus, um Sie allein aufgrund dessen einzustellen. Erst das persönliche Gespräch rundet die Bewerbung ab und führt – hoffentlich – zur Einstellung. Mit der Einladung zu einem Vorstellungsgespräch wird Ihnen praktisch bestätigt, dass Sie für die Stelle infrage kommen. Ihre Aufgabe ist es nun, den positiven Eindruck der schriftlichen Bewerbung während des Gesprächs zu bestätigen.

Scheitert ein Bewerbungsgespräch, können verschiedene Gründe dazu geführt haben: Mangelhafte Vorbereitung des Bewerbers oder unpassendes Auftreten zählen zu den häufigsten Fehlern! Gerade diese können Sie leicht vermeiden. Möglicherweise werden Sie überrascht sein, wie viele Dinge bei der Vorbereitung zu beachten sind und wie arbeitsintensiv diese ausfallen kann. Wägt man jedoch ab, in welchem Verhältnis der Aufwand zu dem möglichen abschließenden Erfolg steht, dann lohnt sich eine optimale Vorbereitung auf jeden Fall.

Unbekannte Situationen lassen sich naturgemäß kaum sinnvoll vorbereiten. Daher besteht Ihre erste Aufgabe darin, in Erfahrung zu bringen, was Sie in einem Vorstellungsgespräch erwartet. Es gibt eine bestimmte Systematik, die in den allermeisten Fällen den Ablauf eines solchen Gesprächs strukturiert. Grob gesagt, durchläuft ein Vorstellungsgespräch nacheinander die folgenden 5 Phasen:

- Begrüßung
- Lebenslauf
- Interesse und Motivation
- Berufseinstieg konkret
- detaillierte Fragen, eventuell Vereinbarungen

### 2.3.1 Struktur des Vorstellungsgespräches

**Phase 1**

Die Begrüßungsphase dient in erster Linie dem Abbau von Hemmungsangst und „Prüfungsathmosphäre". Die Vorstellung der Gesprächsteilnehmer und ein kurzer Small Talk über Anreise, Wetter oder sonst Unverfängli-

ches sollen eine angenehme Gesprächsatmosphäre schaffen, die dann ein intensives Gespräch ermöglicht. Vielleicht zieht man aber auch schon vorsichtige Rückschlüsse auf die Intensität des Interesses oder Ihre Persönlichkeit.

**Phase 2**

Üblicherweise bittet man Sie in dieser zweiten Phase, einen kurzen Vortrag über Ihre Person zu halten. Sie haben nun die Gelegenheit, in einigen Minuten das Wesentliche Ihres bisherigen Lebens- und Bildungswegs zu berichten. Behalten Sie dabei immer im Hinterkopf, dass die Fakten den Gesprächspartnern schon aus Ihren Unterlagen bekannt sind. Wichtig ist es, mögliche Schwachstellen oder besonders prägende Phasen Ihres Werdegangs überzeugend darzustellen. Den Zuhörern einen in sich geschlossenen Vortrag zu bieten, sollte dabei Ihr Ziel sein. Letztendlich muss darin all das enthalten sein, was Ihr Gesprächspartner sonst erfragen würde. Besonders dieser Teil des Vorstellungsgesprächs lässt sich sehr gut zu Hause vorbereiten und mit Freunden und Bekannten als Zuhörer üben. Wer glaubt, einen solchen Vortrag aus dem Ärmel schütteln zu können, irrt in aller Regel. Versuchen Sie es einmal – ganz spontan!

**Phase 3**

Nachdem Ihre persönliche Motivation für Studium und Berufswahl in der Phase 2 deutlich geworden ist, kommt es nun zur Klärung Ihrer speziellen Motivation für die jeweilige Stelle. Auf die Frage „Warum haben Sie sich ausgerechnet auf diese Position in unserem Hause beworben und was erwarten Sie sich davon?" müssen Sie beweisen, dass Sie Kenntnisse über die Praxis/die Klinik/das Unternehmen haben, bei der/dem Sie sich beworben haben. Aber auch, dass Sie sich die jeweilige Arbeit vorstellen können, die Sie anstreben. Es ist also gefordert, sich im Vorfeld der Bewerbung über Ihren möglichen Arbeitgeber so gut wie möglich zu informieren. Dass Sie kein Insider sind und nicht jedes Detail wissen können, ist Ihren Gesprächspartnern dabei durchaus bewusst. Zuzugeben, dass Sie bestimmte Dinge nicht wissen oder kennen, ist daher unproblematisch und zeugt Ihrerseits von Realismus.

**Phase 4**

In der Phase 4 dürfen Sie sich ein wenig zurücklehnen, denn nun wird in aller Regel die Praxis/das Krankenhaus bzw. die Firma und der jeweilige Arbeitsort vorgestellt. Sie erhalten konkrete Informationen über die Stelle und die damit verbundenen Aufgaben. Vielleicht stellt man Ihnen auch schon Kollegen vor oder zeigt Ihnen den zukünftigen Arbeitsplatz. Seien Sie in dieser Phase aufmerksam und konzentriert. Es ist erlaubt, sich Notizen zu machen; dies hilft Ihnen in der nächsten Phase beim Formulieren der eigenen Fragen.

**Phase 5**

Jetzt dürfen Sie fragen! Die fünfte Phase eröffnet Ihnen die Möglichkeit, eigene Fragen an die Gesprächspartner zu stellen. Bereiten Sie auch diese Phase gut vor; denn hier können Sie noch einmal Ihr echtes Interesse an der Stelle dokumentieren.

Machen Sie sich in der Vorbereitungsphase bewusst, dass Ihnen im Laufe des Gesprächs immer auch unangenehme Fragen gestellt werden können. Stressfragen dienen dazu herauszufinden, wie Sie in schwierigen Situationen reagieren. Typische Beispiele für solche Stressfragen beziehen sich auf mögliche Schwächen in Ihrem Lebenslauf: „Warum haben Sie so lange studiert?" „Warum haben Sie nicht promoviert?" oder Ähnliches. Bleiben Sie ruhig und versuchen Sie, Ihrem Gegenüber den Wind aus den Segeln zu nehmen, indem Sie sich nicht provozieren lassen. Um gekonnt mit den leidigen Fragen umgehen zu können, sollten Sie sich vor dem Gespräch eine Liste mit Wunschfragen und eine mit Angstfragen anfertigen. Üben Sie für sich die Beantwortung dieser Fragen, das gibt Ihnen ein Gefühl von Sicherheit und hilft, besonnen zu antworten.

## 2.3.2 Organisation ist alles

Seien Sie pünktlich! Auch wenn Sie tatsächlich vor dem Elbtunnel im Stau gestanden haben, wird man Ihnen vorwerfen, dieses „Unvorhersehbare" nicht mit eingeplant zu haben. Ihr Gesprächspartner wird voreingenommen in das Gespräch starten. Es wird nicht leicht fallen, diesen Minuspunkt im weiteren Verlauf des Gesprächs wieder wettzumachen. Nehmen Sie sich genügend Zeit für die Anreise und legen Sie schon vor Beginn der Anfahrt mithilfe eines Stadtplanes oder einer Straßenkarte „für alle Fälle" eine alternative Route fest. Kommen Sie lieber ausgeruht an, als dass Sie völlig übermüdet ein Vorstellungsgespräch beginnen. Ein Spaziergang vor dem Gespräch kann Wunder bewirken.

In Hinblick auf eine positive Wirkung ist auch die Kleiderfrage anzugehen. Was ziehe ich an? Das Vorstellungsgespräch bringt selbst echte Kleidermuffel ins Grübeln. Dabei ist wieder ganz individuell zu entscheiden, was angemessen ist; nur schrill darf es nicht sein. In den meisten Praxen herrschen eher konservative Vorstellungen und man sollte auch konservative Kleidung wählen. Tendenziell wird die Kleiderordnung zwar lockerer als früher gesehen, aber absolut korrekt und sauber muss sie immer sein. Dunkle Farben – so die Psychologen – assoziieren wir mit Seriosität, kontrastreiche Kleidung mit Strenge usw. Der Dresscode im internationalen Business ist daher dezente, konservative und zurückhaltende Kleidung. Wer sich angemessen kleidet, wird nicht nur von seinen Gesprächspartnern ernster genommen, sondern erreicht auch ein größeres Maß an persönlicher Sicherheit. Dies ist für ein Vorstellungsgespräch von besonderer Wichtigkeit.

Generell heißt die Kleiderordnung für das Vorstellungsgespräch Anzug oder Kombination für die Männer und für die Frauen Kostüm oder Hosenanzug. Und bitte: keine weißen Socken zum City-Anzug oder nackte Beine zum Minirock. Zeigen Sie mit der richtigen Wahl der Kleider, dass Sie das Vorstellungsgespräch ernst nehmen und Ihre Fähigkeiten, nicht Ihren Sinn für Mode präsentieren wollen.

Dieser Tag ist Ihr Tag! Mit dieser Einstellung sollten Sie Ihrem Gesprächspartner gegenübertreten. Das Wichtigste zum Verhalten beim Vorstellungsgespräch in Kürze:

◢ Setzen Sie sich ungezwungen und vermeiden Sie Blendung durch Licht oder Sonne.

◢ Nehmen Sie Unterlagen und Schreibgerät zur Hand; machen Sie sich gegebenenfalls Notizen.

◢ Sprechen Sie zum Thema, flüchten Sie nicht in Ausschweifungen und falsche Behauptungen.

◢ Beseitigen Sie Missverständnisse sofort.

◢ Äußern Sie sich nicht negativ über vergangene berufliche Stationen und Personen.

◢ Wahren Sie Augenkontakt, insbesondere bei Ausführungen des Gesprächspartners; „durchbohren" Sie ihn aber bitte nicht mit Ihren Blicken.

◢ Reden Sie Ihren Gegenüber häufig mit Namen an.

### 2.3.3  Fragen im Vorstellungsgespräch

**Thema Ausbildung/Qualifikation**

◢ Warum haben Sie Zahnmedizin studiert?

◢ Würden Sie heute noch das Gleiche studieren?

◢ Aus welchen Gründen haben Sie vor Aufnahme Ihres Studiums eine oder eben keine Ausbildung absolviert?

◢ Glauben Sie, dass Ihr Ausbildungsweg konsequent war?

◢ Über welche Sprachkenntnisse verfügen Sie? Und wie schätzen Sie diese ein?

◢ Welche EDV-Kenntnisse haben Sie?

◢ Haben Sie zusätzliche Qualifikationen erworben? Wenn ja, in welchen Bereichen und mit welchem Erfolg?

**Zu beruflichen Vorstellungen**

◢ Was bedeutet für Sie der Begriff Arbeit?

◢ Was wollen Sie in 5 Jahren beruflich erreicht haben?

◢ Was erwarten Sie von Ihrem künftigen Vorgesetzten?

◢ Wie sieht Ihre zeitliche Planung aus? Wie lange planen Sie, bei uns zu bleiben?

◢ Inwieweit sind Sie bereit, dem Beruf Priorität einzuräumen?

◢ Wie bewerten Sie Privatleben und Familie im Rahmen Ihrer beruflichen Planung?

◢ Für wie wichtig halten Sie die regionale Mobilität nach der beruflichen Etablierung?

◢ Wie sehen Ihre Gehaltsvorstellungen aus?

**Zur Position**

◢ Warum haben Sie den Zahnarztberuf gewählt?

◢ Welche Inhalte/Tätigkeiten interessieren Sie bei Ihrer künftigen Tätigkeit am meisten?

◢ Warum möchten Sie gerade bei uns tätig werden?

◢ Weshalb glauben Sie gerade für diese Tätigkeit geeignet zu sein?

◢ Welche Voraussetzungen sprechen aus Ihrer Sicht für eine Einstellung?

◢ Glauben Sie, dass Sie in unserem Haus/in unserer Branche Ihre Berufsvorstellungen verwirklichen können?

◢ Was wissen Sie über uns?

◢ Haben Sie bereits andere Vorstellungsgespräche bezüglich einer entsprechenden Position geführt?

**Ihre Fragen**

⊿ Wie verläuft die Einarbeitung in der Praxis? Wie viel Zeit wird für die Einarbeitung gewährt?

⊿ Welche Weiterbildungsmöglichkeiten bieten sich mir in Ihrem Haus? Welche Fortbildungsmaßnahmen bietet Ihr Unternehmen?

⊿ Gibt es ein System, nach dem Sie meine Leistungen beurteilen? Wenn ja, können Sie mir nähere Informationen dazu geben?

⊿ Wie alt sind die Kollegen, mit denen ich zusammenarbeiten werde? Wie lange sind sie schon hier?

⊿ Wie setzt sich das Gehalt zusammen?

**Welche Fragen müssen beantwortet werden?**
Nicht alle Fragen müssen immer beantwortet werden. Einige sind gar unerlaubt und in einigen Ausnahmefällen sind „Notlügen"

sogar per Gesetz gestattet. Der Arbeitgeber darf in einem solchen Fall nicht aufgrund der „Notlüge" kündigen. Als Faustregel gilt: Sie verkaufen Ihre Arbeitskraft, nicht Ihre Seele! Daher dürfen nur solche Fragen gestellt werden, die in direktem Zusammenhang mit der Eignung für diese Stelle stehen! Was das konkret heißt, zeigt die Tabelle 2.2.

Eine Patentlösung für den Fall, dass Ihnen solche unerlaubten Fragen im Vorstellungsgespräch begegnen, gibt es leider nicht. Gerade Fragen nach Familienplanung und Zukunftsplänen sind besonders bei weiblichen Bewerbern sehr beliebt. Eine spezielle Vorbereitung von Antworten auf diese heiklen Themen ist das einzig Vernünftige. Ansonsten gilt der Tipp: Verweigern Sie ruhig und freundlich die Antwort, wenn es zu intim wird! Es spricht übrigens nicht für die Praxis/Klinik bzw. das Unternehmen, wenn unseriöse Fragen gestellt werden.

**Tab. 2.2:** Zulässige bzw. unzulässige Fragen im Vorstellungsgespräch

| Themenbereich | Bewertung |
|---|---|
| Religions-, Gewerkschafts- bzw. Parteizugehörigkeit | Unzulässige Frage! Ausnahme: Die Stelle wird von einer Gewerkschaft, einer Partei oder einer der Kirchen (Tendenzbetrieb) selbst angeboten. |
| Krankheiten | Nur erlaubt, wenn der Gesundheitszustand in direktem Zusammenhang mit der Tätigkeit steht. |
| Schwerbehinderungen | Die Frage nach Schwerbehinderungen ist grundsätzlich erlaubt. |
| Schwangerschaft | Die Frage ist heikel. Grundsätzlich hat eine falsche Antwort keine Konsequenzen. Durch verschiedene Gerichtsurteile wurde bestätigt, dass ansonsten der im Grundgesetz verankerte Gleichheitsgrundsatz verletzt würde. Das gilt inzwischen auch dann, wenn die Tätigkeit in der Schwangerschaft de facto nicht ausgeübt werden darf, was bei angestellten Zahnärztinnen regelmäßig der Fall ist. Zu beachten ist, dass sich diese Entscheidungen auf unbefristete Arbeitsverträge beziehen, denn hier ist das Argument, dass auf absehbare Zeit eine Arbeitsaufnahme erfolgen kann. Ob bei befristeten Arbeitsstellen ebenso entschieden wird, ist noch offen. |
| Heirat | Es sind nur allgemeine Fragen nach der Lebensplanung erlaubt, Sie brauchen keine Antwort darauf zu geben. |
| Vorstrafen | Die Frage ist nur erlaubt, wenn sie für den Arbeitsplatz von Bedeutung ist (z.B. Verkehrsdelikte bei Kraftfahrern). |
| Vermögensverhältnisse | Unerlaubte Frage! Ausnahme: Positionen, bei denen die Gefahr der Bestechlichkeit besteht. |

# 3  Arbeitsvertrag – Muster und Wissenswertes

## 3.1  Arbeitsvertrag für die Beschäftigung einer Vorbereitungs-(Ausbildungs-)assistentin/eines Vorbereitungs-(Ausbildungs-)assistenten ⊘

Achtung! Wichtiger Hinweis für die Verwendung des nachfolgenden Mustervertrages: Bei diesem Vertragsentwurf handelt es sich um einen unverbindlichen Mustervertrag. Dieser ist allein aus Gründen der besseren Verständlichkeit sowie aus Vereinfachungsgründen in der männlichen Sprachfassung formuliert. Er muss individuell überprüft und den Praxisverhältnissen und Vorstellungen der Vertragspartner im Einzelfall angepasst werden. Ein Mustervertrag kann eine Beratung durch einen Rechtsanwalt keinesfalls ersetzen.

---

**Vertrag**
**über die Beschäftigung**
**eines „Vorbereitungsassistenten" gem. § 3 Abs. 2 b) Zahnärzte-ZV**

Zwischen dem Zahnarzt

_____

im Folgenden Praxisinhaber genannt

_____

Straße                              Praxisort

und dem Zahnarzt

_____

im Folgenden Vorbereitungsassistent genannt

_____

Straße                              Wohnort

wird folgender befristeter Arbeitsvertrag geschlossen:

**§ 1**
**Arbeitsverhältnis**

(1) Herr _____ wird als Vorbereitungsassistent gem. § 3 Abs. 2 b) Zahnärzte-ZV beschäftigt.

(2) Der Praxisinhaber beschäftigt den Vorbereitungsassistenten als angestellten Zahnarzt in seiner zahnärztlichen Praxis in _____. Soweit der Praxisinhaber Praxisfilialen unter-

hält oder in Zukunft unterhalten wird, kann der Vorbereitungsassistent auch dort nach Weisung und unter Aufsicht des Praxisinhabers beschäftigt werden.

## § 2
### Vertragsdauer, Probezeit

(1) Das Arbeitsverhältnis ist gem. § 14 Abs. 1 Teilzeit- und Befristungsgesetz befristet. Es beginnt am _____ und endet zum _____, ohne dass es einer Kündigung bedarf, soweit nicht zuvor die Fortsetzung des Arbeitsverhältnisses schriftlich vereinbart wird. Die Beschäftigung dient zur Vorbereitung für die Zulassung als Vertragszahnarzt. Während der Beschäftigungszeit sollen die notwendigen Erfahrungen zur Patientenbehandlung, Behandlungsplanung sowie Organisation und Führung einer zahnärztlichen Praxis vermittelt und erworben werden.

(2) Die ersten _____ Monate gelten als Probezeit. In dieser Zeit kann das Arbeitsverhältnis nach Maßgabe der in § 11 dieses Vertrages getroffenen Regelung ordentlich gekündigt werden.

(3) Dauert die Befristung insgesamt länger als 2 Jahre oder beträgt die Gesamtdauer einer höchsten 3-malig hintereinander liegenden Befristung insgesamt 2 Jahre, dann rechtfertigt sich die Befristung aus folgendem sachlichen Grund:
- Absolvierung der Vorbereitungszeit auf die vertragszahnärztliche Tätigkeit in einer zahnärztlichen Praxis.

(4) Um einen ungekürzten Anspruch auf Arbeitslosengeld aufrechtzuerhalten, ist der Vorbereitungsassistent verpflichtet, sich spätestens 3 Monate vor Beendigung des Arbeitsverhältnisses persönlich bei der Agentur für Arbeit arbeitssuchend zu melden. Ist das vorliegende Arbeitsverhältnis für eine kürzere Dauer als 3 Monate befristet, ist der Vorbereitungsassistent zu der in Satz 1 genannten Meldung innerhalb von 3 Tagen nach Kenntnis des Beendigungszeitpunktes verpflichtet. Der Vorbereitungsassistent ist zudem gehalten, sich aktiv um eine Beschäftigung zu bemühen.

## § 3
### Besondere Rechte und Pflichten des Vorbereitungsassistenten

(1) Der Vorbereitungsassistent ist zur gewissenhaften Erfüllung der ihm übertragenen zahnärztlichen Aufgaben verpflichtet. Insoweit ist er insbesondere verpflichtet, seine gesamte Arbeitszeit ausschließlich der zahnärztlichen Praxis des Praxisinhabers zur Verfügung zu stellen. Der Vorbereitungsassistent hat die für die Ausübung des zahnärztlichen Berufs geltenden gesetzlichen Bestimmungen zu beachten und den Weisungen des Praxisinhabers bzw. seines Vertreters Folge zu leisten.

(2) Der Vorbereitungsassistent hat sich mit den vertragszahnärztlichen Bestimmungen vertraut zu machen und deren Inhalt zu beachten. Im Interesse der Sicherstellung einer

ausreichenden und zweckmäßigen Patientenversorgung hat er insbesondere auf Wirtschaftlichkeit zu achten.

(3) Der Vorbereitungsassistent hat über alle Vorgänge, die den Praxisinhaber, die Praxis und die Patienten betreffen, Stillschweigen zu bewahren (§ 203 Abs. 1 Ziffer 1 Strafgesetzbuch). Dies gilt auch für die Zeit nach der Beendigung des Beschäftigungsverhältnisses. Es ist dem Vorbereitungsassistenten nicht gestattet, für Zwecke, die nicht der Praxis dienen, Aufzeichnungen über Patienten, Praxisvorgänge und Praxisangelegenheiten anzufertigen. Sämtliche Praxisvorgänge hat der Vorbereitungsassistent sorgfältig aufzubewahren und vor der Einsichtnahme unbefugter Dritter zu schützen. Endet die Tätigkeit des Vorbereitungsassistenten in der Praxis, ist dieser verpflichtet, sämtliche von ihm bearbeiteten Unterlagen ohne gesonderte Aufforderung an den Praxisinhaber herauszugeben. Die Verpflichtung des Vorbereitungsassistenten zur Vertraulichkeit endet dort, wo dieser in der Wahrnehmung berechtigter Interessen handelt, also dort, wo er von Gesetzes wegen zur Offenlegung verpflichtet ist, sowie immer dann, wenn der Praxisinhaber die Bekanntgabe der vertraulichen Informationen ausdrücklich gestattet hat.

(4) Der Vorbereitungsassistent ist verpflichtet, dem Praxisinhaber sämtliche für das Arbeitsverhältnis bedeutsamen Änderungen seiner persönlichen Verhältnisse spätestens innerhalb 1 Woche unaufgefordert mitzuteilen und ihm diese auf Verlangen nachzuweisen. Das Bestehen einer Schwangerschaft muss dem Praxisinhaber unverzüglich nach dem Bekanntwerden mitgeteilt werden.

§ 4
**Besondere Rechte und Pflichten des Praxisinhabers**

(1) Der Praxisinhaber hat den Vorbereitungsassistenten zur Erfüllung der vertragszahnärztlichen und berufsrechtlichen Pflichten anzuhalten. In organisatorischen und fachlichen Angelegenheiten ist der Praxisinhaber gegenüber dem Vorbereitungsassistenten unter Beachtung der berufsrechtlichen Vorgaben weisungs- und kontrollberechtigt.

(2) Der Praxisinhaber hat dem Vorbereitungsassistenten die erforderlichen Fertigkeiten und Kenntnisse zu vermitteln, ihn in seiner zahnärztlichen Tätigkeit anzuleiten und eine seinem Ausbildungsstand entsprechende Selbstständigkeit einzuräumen.

(3) Der Praxisinhaber hat dem Vorbereitungsassistenten die Behandlungsräume, die erforderlichen Arbeitsmittel, Instrumente, Geräte und Materialien sowie das entsprechende Hilfspersonal zur Verfügung zu stellen.

(4) Der Praxisinhaber stellt sicher, dass er selbst oder ein von ihm bestellter Vertreter jederzeit während der Tätigkeit des Vorbereitungsassistenten zu Konsultationszwecken erreichbar ist.

(5) Der Praxisinhaber meldet den Vorbereitungsassistenten zur gesetzlichen Unfallversicherung an.

## § 5
## Vergütung

(1) Der Vorbereitungsassistent erhält ein monatliches Bruttogehalt in Höhe von
_____ Euro (in Worten: _____).

(2) Das Gehalt ist jeweils zum _____ eines Monats auf ein von dem Vorbereitungsassistenten zu benennendes Konto zu überweisen.

(3) Der Praxisinhaber gewährt folgende freiwillige, jederzeit widerrufbare Zuwendungen:

| | | |
|---|---|---|
| 1. | jederzeit widerrufbare, monatliche Zulage | Euro _____ |
| 2. | Essensgeldzuschuss, monatlich | Euro _____ |
| 3. | Fahrtkostenzuschuss, monatlich | Euro _____ |
| 4. | 13. Monatsgehalt, auszahlbar mit dem Gehalt für _____ | Euro _____ |
| 5. | vermögenswirksame Leistungen, monatlich | Euro _____ |
| 6. | _____ | Euro _____ |

Auf diese freiwilligen Zuwendungen besteht auch nach wiederholter Zahlung kein
Rechtsanspruch.

(4) Bei Zahlung des/eines 13. Monatsgehaltes: Der Vorbereitungsassistent ist verpflichtet,
das 13. Monatsgehalt zurückzuzahlen, wenn er bis zum 31.03. des auf die Auszahlung folgenden Kalenderjahres ausscheidet. Die Rückzahlungspflicht gilt entsprechend, wenn
das Arbeitsverhältnis durch einen Aufhebungsvertrag beendet wird und Anlass hierfür
ein Verhalten des Vorbereitungsassistenten ist, das dem Praxisinhaber ein Recht zur Kündigung gegeben hätte.

(5) In allen Fällen des Ruhens des Arbeitsverhältnisses – unabhängig vom Rechtsgrund –
vermindert sich das 13. Monatsgehalt für jeden vollen Kalendermonat des Ruhens um
$1/_{12}$. Dies gilt beispielsweise für Elternzeit, unbezahlte Freistellung usw. Wird ein Vollzeit-
arbeitsverhältnis in ein Teilzeitarbeitsverhältnis umgewandelt, so bestimmt sich die
Höhe des 13. Monatsgehaltes nach der Höhe des Vergütungsanspruchs am Auszahlungs-
tag.

## § 6
## Arbeitsverhinderung

(1) Der Vorbereitungsassistent hat dem Praxisinhaber jede Arbeitsunfähigkeit und ihre
voraussichtliche Dauer unverzüglich, gegebenenfalls auch telefonisch, mitzuteilen. Dauert die Arbeitsunfähigkeit länger als 3 Tage, hat der Vorbereitungsassistent eine ärztliche
Bescheinigung über die Arbeitsunfähigkeit spätestens an dem darauf folgenden Tag vorzulegen. Der Praxisinhaber ist berechtigt, die Bescheinigung vorher zu verlangen. Soweit
die Arbeitsunfähigkeit des Vorbereitungsassistenten länger andauert, als in der Bescheini-

gung angegeben, muss dieser innerhalb von 3 Tagen eine neue ärztliche Bescheinigung einreichen.

(2) Bei unverschuldeter Krankheit behält der Vorbereitungsassistent seinen Vergütungsanspruch bis zur Dauer von 6 Wochen, nicht aber über die Beendigung des Arbeitsverhältnisses hinaus. Der Vorbereitungsassistent behält diesen Anspruch auch dann, wenn der Praxisinhaber das Arbeitsverhältnis aus Anlass des Krankheitsfalles kündigt.

(3) Dem Vorbereitungsassistenten ist ein Fernbleiben von seiner Tätigkeit nur mit vorheriger Zustimmung des Praxisinhabers gestattet. Ist eine vorherige Einholung der Zustimmung den Umständen nach nicht möglich, muss der Vorbereitungsassistent diese unverzüglich beantragen. Der Vorbereitungsassistent hat keinen Anspruch auf Vergütung für die Zeit eines nicht genehmigten Fernbleibens von seiner Tätigkeit.

§ 7
Urlaub

(1) Der Vorbereitungsassistent erhält einen jährlichen Urlaub von _____ Arbeitstagen. Arbeitstage sind alle Kalendertage mit Ausnahme von Samstagen, Sonntagen und gesetzlichen Feiertagen. Zusätzlich erhält der Vorbereitungsassistent weitere _____ freie Arbeitstage für den Besuch fachbezogener, zahnärztlicher Fortbildungsveranstaltungen.

(2) Die Urlaubszeit und der Besuch der in Absatz 1 genannten Fortbildungsveranstaltungen werden unter Berücksichtigung der Belange der Praxis in beiderseitigem Einvernehmen festgelegt.

(3) Besteht in einem Kalenderjahr das Arbeitsverhältnis mit dem Vorbereitungsassistenten nicht durchgängig, wird diesem ein anteiliger Urlaub je Beschäftigungsmonat in Höhe von $1/12$ des ihm zustehenden Urlaubsanspruchs gewährt.

(4) Im Übrigen gelten die Bestimmungen des Bundesurlaubsgesetzes.

§ 8
Nebentätigkeit

(1) Die Ausübung sowohl einer entgeltlichen als auch einer unentgeltlichen Nebentätigkeit ist dem Vorbereitungsassistenten nur mit vorheriger, schriftlich zu erteilender Zustimmung des Praxisinhabers gestattet.

(2) Wissenschaftliche Betätigungen sind dem Vorbereitungsassistenten gestattet, sofern die Pflichten, die sich aus diesem Vertrag ergeben, nicht beeinträchtigt werden. Wissenschaftliche Veröffentlichungen bedürfen der vorherigen, schriftlich zu erteilenden Zustimmung des Praxisinhabers, soweit sie sich auf Erfahrungen und Verhältnisse in dessen Praxis beziehen.

## § 9
## Berufshaftpflicht

(1) Der Vorbereitungsassistent hat für seine Haftung eine Berufshaftpflichtversicherung in üblichem Umfang zu unterhalten.
(Alternativ: Es ist zu gewährleisten, dass der Vorbereitungsassistent in die Berufshaftpflichtversicherung des Praxisinhabers einbezogen ist.)

(2) Der Vorbereitungsassistent versichert, dass für seine persönliche Haftung eine ausreichende Haftpflichtversicherung besteht.

(3) Auf Verlangen haben sich die Vertragspartner Einsicht in die entsprechenden Versicherungsunterlagen zu gewähren.

## § 10
## Arbeitszeiten, Mehrarbeit, Notfalldienst

(1) Die Arbeitszeiten richten sich nach den Erfordernissen der zahnärztlichen Praxis. Die regelmäßige wöchentliche Arbeitszeit beträgt (ohne Pausenzeiten) ＿＿ Stunden. Beginn und Ende der täglichen Arbeitszeit richten sich nach den Belangen des Praxisinhabers.

(2) Soweit dies im Einzelfall erforderlich ist, behält sich der Praxisinhaber vor, unter Beachtung der gesetzlichen Vorgaben Mehrarbeit über den Rahmen der täglichen Arbeitszeit hinaus anzuordnen. Gleiches gilt, soweit betriebliche Erfordernisse die Erbringung von Mehrarbeit erforderlich machen. Der Vorbereitungsassistent ist verpflichtet, soweit der Praxisinhaber eine entsprechende Anweisung erteilt und soweit ihm dies zumutbar ist, zusätzliche Stunden über die vereinbarte Arbeitszeit hinaus zu leisten.

(3) Mehrarbeit ist die Arbeitszeit, die über die regelmäßige Wochenarbeitszeit hinaus geleistet wird. Mehrarbeit soll nach Möglichkeit und unter Berücksichtigung der betrieblichen Erfordernisse innerhalb von 6 Wochen nach der Woche, in der Mehrarbeit geleistet wurde, durch Freizeit ausgeglichen werden. Falls dies aus betrieblichen oder sonstigen wichtigen Gründen (z.B. Krankheit) nicht möglich ist, findet (ausnahmsweise) eine finanzielle Abgeltung nach dem durchschnittlichen Bruttolohn/Stunde (ohne freiwillige Zulagen nach § 5 Abs. 3) statt.

(4) Der Vorbereitungsassistent ist zur Teilnahme am Notfalldienst verpflichtet. Die Ableistung des Notfalldienstes erfolgt jeweils nach Absprache zwischen dem Praxisinhaber und dem Vorbereitungsassistenten. § 3 Abs. 3 Satz 1, 2. Halbsatz Zahnärzte-ZV ist zu beachten. Führt die Teilnahme am Notfalldienst zu Mehrarbeit, gilt:
Die Teilnahme am gesetzlichen Notfalldienst, zu dem die Praxis durch öffentlichen Bescheid herangezogen worden ist, wird nicht ausgeglichen.
Darüber hinaus verrichteter Notfalldienst wird mit ＿＿＿＿＿ Euro/Tag vergütet. Ein Ausgleich nach Abs. 3 Satz 2 findet nicht statt.

## § 11
## Kündigung

(1) Das befristete Arbeitsverhältnis endet mit dem in § 2 Abs. 1 dieses Vertrages genannten Fristablauf, ohne dass es einer gesonderten Kündigung bedarf.

(2) Während der Probezeit kann das Arbeitsverhältnis beiderseits mit einer Kündigungsfrist von _____, nach Ablauf der Probezeit mit einer Kündigungsfrist von _____ ordentlich gekündigt werden.

(3) Die Kündigung hat schriftlich zu erfolgen.

(4) Die gesetzlichen Bestimmungen über eine außerordentliche Kündigung aus wichtigem Grund bleiben unberührt. Der Praxisinhaber ist berechtigt, aber nicht verpflichtet, den Vorbereitungsassistenten während der Kündigungsfrist von der Arbeit freizustellen, wobei dies unter Anrechnung etwaiger Resturlaubsansprüche und eventueller Zeitguthaben erfolgt.

## § 12
## Änderungen und Ergänzungen

Mündliche Abreden sind nicht getroffen. Änderungen und Ergänzungen sowie die ganze oder teilweise Aufhebung dieses Vertrages bedürfen zu ihrer Wirksamkeit der Schriftform; dies gilt auch für die Abänderung dieses Schriftformerfordernisses.

## § 13
## Salvatorische Klausel

Sollten einzelne Bestimmungen dieses Vertrages unwirksam sein oder werden oder der Vertrag Lücken aufweisen, so berührt dies die Wirksamkeit des Vertrages ansonsten nicht. Die nichtigen oder fehlenden Bestimmungen sind unter Berücksichtigung des Grundsatzes der Vertragstreue und der wirtschaftlichen Zielsetzung dieses Vertrages neu zu regeln. Dies gilt auch, soweit zwingende Gründe des Vertragszahnarztrechtes eine Anpassung erfordern.

_____ , den _____        _____ , den _____


_____        _____
(Unterschrift des Praxisinhabers)        (Unterschrift des Vorbereitungsassistenten)

## 3.2 Allgemeines zum Thema Arbeitsvertrag

Der Arbeitsvertrag für die Beschäftigung eines Vorbereitungs- (Ausbildungs-)assistenten wird durch zahlreiche Institutionen in Form von Musterverträgen angeboten. Die Unverbindlichkeit wird – zwangsläufig – bei Musterverträgen groß geschrieben. Deshalb müssen (nicht nur) Arbeitsverträge individuell geprüft und den Praxisverhältnissen und Vorstellungen der Vertragspartner im Einzelfall angepasst werden.

Ein Mustervertrag kann eine Beratung durch einen Rechtsanwalt und einen Steuer- und Wirtschaftsberater keinesfalls ersetzen. Dies gilt für den Berufsstart ebenso wie für die Praxiskooperation, die Übernahme oder die Praxisabgabe!

Wenn das Vorstellungsgespräch erfolgreich war, kommt zwangsläufig die Frage nach dem Arbeitsvertrag. Beide Vertragspartner gehen besondere Grundverpflichtungen ein. Der Pflicht zur Arbeitsleistung für den Assistenten steht die Pflicht zur Entgeltzahlung für den Arbeitgeber gegenüber. Zudem bestehen für den Assistenten z.B. folgende Verpflichtungen:

- Verschwiegenheitspflicht
- arbeitsrechtliche Treuepflicht
- Unterlassung ruf- und kreditschädigender Äußerungen
- Pflicht zur Anzeige drohender Schäden
- Einhaltung der vereinbarten Arbeitszeiten
- Entschuldigung bei Abwesenheit
- Eingliederung in die Arbeitsorganisation des niedergelassenen Zahnarztes
- ausschließliche oder zumindest überwiegende Beschäftigung im Betrieb des niedergelassenen Zahnarztes; bei Nebentätigkeiten Einholung der Einwilligung des Praxisinhabers
- Weisungsgebundenheit

Zu den weiteren Verpflichtungen des Arbeitgebers gehören z.B.:

- Fürsorgepflicht
- Zahlung des Arbeitgeberanteils zur Sozialversicherung
- Lohnfortzahlung bei Krankheit
- Gewährung des Mindesturlaubs

Unter Berücksichtigung dieser allgemeinen Vorschriften besteht eine weitgehende Vertragsfreiheit. Ist auch kaum von einem gleichgewichtigen Interessenausgleich auszugehen, so *muss* dennoch eine eindeutige Klärung der folgenden Vertragsbestandteile angestrebt werden:

- Vertragsdauer: befristeter oder unbefristeter Arbeitsvertrag
- Arbeitszeit: Überstundenregelung, Notfall-, Sonn- und Feiertagsdienst
- Gehalt: Festgehalt, Fixum und Umsatzbeteiligung, reine Umsatzbeteiligung (eine Umsatzbeteiligung erhalten nach der A.S.I.-Befragung von Ausbildungsassistenten lediglich knapp über 30% der Assistenten).
- Urlaub: Der gesetzliche Mindestanspruch beträgt 24 Werktage, dies wird in der Regel aber überschritten.
- Kündigung: Für die ordentliche Kündigung beträgt die Kündigungsfrist 4 Wochen zum 15. oder zum Ende eines Kalendermonats. Während einer festgelegten Probezeit kann mit einer 2-wöchigen Frist gekündigt werden.
- Sozialversicherungsabgaben, vermögenswirksame Leistungen: Näheres dazu in dem Kapitel 6 „Gehalt – mehr als brutto und netto"
- Berufshaftpflichtversicherung
- eventuell Aufnahme einer Wettbewerbsabrede/Konkurrenzschutzklausel: Hier muss ein örtlicher und zeitlicher Bezug sichergestellt sein. Möglich ist die zusätzliche Absicherung durch eine ergänzende Vertragsstrafeklausel; bei Aufnahme einer entsprechenden Klausel besteht eine

Verpflichtung des Praxisinhabers zur Zahlung einer nicht unbeträchtlichen Karenzentschädigung (mindestens für 1 Jahr des Verbotes in Höhe von 50% der von dem Vorbereitungsassistenten zuletzt bezogenen Bruttovergütung).

Zur Erreichung der angestrebten Ausbildungsziele sollte zusätzlich auf folgende Punkte geachtet werden (diese können gegebenenfalls auch im Arbeitsvertrag schriftlich fixiert werden):

- gemeinsame Diskussion und Planung von Behandlungsfällen
- Einführung und Tätigkeit in allen Bereichen des zahnmedizinischen Behandlungsspektrums
- ausreichende Fortbildung innerhalb und außerhalb der Praxis
- ergonomisches Arbeiten
- Einblick in Praxisverwaltung und -organisation
- Zusammenarbeit mit voll ausgebildeten Helferinnen
- Einarbeitungszeit ohne Leistungsdruck
- Aufbau eines eigenen Patientenstammes

# 4  Weiterbildung – was wirklich weiterbringt

## 4.1  Allgemeines zum Thema Weiterbildung

Die mögliche Weiterbildung der Zahnärzte im Anschluss an das Studium regeln die **Weiterbildungsordnungen** (WBO), die von den jeweiligen Zahnärztekammern festgelegt werden. Eine Musterweiterbildungsordnung dient als Grundlage der jeweiligen kammereigenen WBOs. Die Umsetzungen der einzelnen Länderweiterbildungsordnungen sind in der Struktur recht ähnlich, unterscheiden sich aber sehr deutlich in der Ausgestaltung der Gebietsbezeichnungen.

Im Gegensatz zu den Humanmedizinern kommt ein Zahnmediziner gut ohne Gebietsbezeichnungen aus. Es besteht aber die Möglichkeit, Weiterbildungen zum Zahnarzt für Kieferorthopädie und/oder zum Zahnarzt für Oralchirurgie zu absolvieren. Die Rahmenbedingungen hierfür legt die Musterweiterbildungsordnung der Bundeszahnärztekammer fest. Die genaue Ausgestaltung liegt in der Hand der Landeszahnärztekammern; sie kann sich sehr deutlich von der Musterweiterbildungsordnung unterscheiden. So führen viele Landeszahnärztekammern auch die Weiterbildungsmöglichkeit zum Zahnarzt für Öffentliches Gesundheitswesen mit an. Allerdings ist bei allen Landesweiterbildungsordnungen zumindest die Grundstruktur fast deckungsgleich.

Falls Sie sich für eine Weiterbildung interessieren, bleibt die gewissenhafte Planung der Weiterbildungszeit von außerordentlicher Bedeutung. Mangelhafte Vorbereitung und fehlendes Wissen über die Möglichkeiten zur Weiterbildung führen oft zu längeren Ausbildungszeiten.

Voraussetzung für eine Anerkennung auf die Weiterbildungszeit ist, dass eine zahnärztliche Tätigkeit bei einem zur Weiterbildung in dem jeweiligen Gebiet befugten Zahnarzt ausgeübt wird sowie eine 1-jährige Tätigkeit an einer Zahnklinik oder einer Klinik mit einer entsprechenden Abteilung abgeleistet wird. Listen über die zur Weiterbildung befugten Zahnärzte und Kliniken führen die Zahnärztekammern jeweils für ihren Bezirk.

Darüber hinaus ist eine zeitliche Komponente zu beachten, denn für die Weiterbildung anrechnungsfähig sind in der Regel nur zahnärztliche Tätigkeiten mit einer Dauer von mindestens 6 Monaten. Die einzelnen Länderkammern regeln Ausnahmen und die Anerkennungsmöglichkeiten für Teilzeitbeschäftigte.

### 4.1.1  Grundzüge der Weiterbildung

Im Folgenden wird die Struktur der zahnärztlichen Weiterbildung beschrieben. Abweichende Regelungen der Länder sind in den jeweiligen Weiterbildungsordnungen der Landeszahnärztekammern nachzulesen. Es ist zu beachten, dass einige Kammern neben den Gebieten „Zahnarzt für Kieferorthopädie", „Zahnarzt für Oralchirurgie" und „Zahnarzt für Öffentliches Gesundheitswesen" auch andere Gebiete ausweisen (z.B. „Zahnarzt für Parodontologie").

Eine Weiterbildung umfasst in der Regel 3 Jahre plus einem allgemein-praktischen Jahr, das vor oder nach der Weiterbildung absolviert werden kann. Die Weiterbildung findet unter der verantwortlichen Leitung der von der Zahnärztekammer befugten Zahnärzte in sogenannten Weiterbildungsstätten statt. Zugelassene Weiterbildungsstätten sind Einrichtungen der Hochschulen, zugelassene Krankenhausabteilungen, zugelassene Institute, andere zugelassene Einrichtungen und Praxen von weiterbildungsberechtigten Zahnärzten.

Eine Berechtigung zur Weiterbildung wird erteilt, wenn der Zahnarzt fachlich und persönlich geeignet ist und umfassende Kenntnisse und Erfahrungen besitzt. Diese müssen sich natürlich auf das entsprechende Gebiet beziehen. Die Weiterbildungsstätte muss bestimmte Voraussetzungen erfüllen, um als solche anerkannt zu werden. Insbesondere sind dies folgende Bedingungen:

- Es müssen ein für den weiterzubildenden Zahnarzt voll ausgestatteter Arbeitsplatz sowie die erforderlichen Hilfskräfte zur Verfügung stehen.
- Es müssen Patienten in so ausreichender Zahl und Art behandelt werden, dass der weiterzubildende Zahnarzt während der Weiterbildungszeit ausreichende Fähigkeiten in der Feststellung und Behandlung der jeweils typischen Zahn-, Mund- und Kieferkrankheiten erwerben kann.

Die Erfüllung der Voraussetzungen für die Weiterbildungsbefugnis wird regelmäßig von den zuständigen Zahnärztekammern überprüft. In der Regel ist dies alle 5 Jahre der Fall. Die Zahnärztekammern führen auch Verzeichnisse der zur Weiterbildung berechtigten Zahnärzte.

## 4.1.2 Ziel und Struktur der Weiterbildung

Das Ziel der Weiterbildung ist es, Zahnärztinnen oder Zahnärzten nach Abschluss der Berufsausbildung im Rahmen einer Berufstätigkeit die für den Erwerb der jeweiligen Weiterbildungsbezeichnung erforderliche Vertiefung der Kenntnisse und Fähigkeiten in der Verhütung, Erkennung und Behandlung von Zahn-, Mund- und Kieferkrankheiten einschließlich der Wechselbeziehungen zwischen Mensch und Umwelt sowie in den notwendigen Maßnahmen der Rehabilitation zu vermitteln. Danach kann der betreffende Zahnarzt oder die betreffende Zahnärztin nach der Maßgabe der Weiterbildungsordnung eine Gebietsbezeichnung führen, die auf diese besonderen Kenntnisse in dem jeweiligen Gebiet der Zahnheilkunde hinweisen. Es können mehrere Gebietsbezeichnungen nebeneinander geführt werden.

Eine Anerkennung für ein Gebiet erhält derjenige, der nach der zahnärztlichen Approbation die vorgeschriebene Weiterbildung erfolgreich abgeschlossen hat. Dafür ist es notwendig, die Weiterbildung in einem ganztägigen Arbeitsverhältnis und hauptberuflich abzuleisten. Es gibt aber durchaus Gründe, die eine Weiterbildung für einen bestimmten Zeitraum auch halbtags ermöglichen. Die Entscheidung darüber trifft die zuständige Berufsvertretung. Auch Unterbrechungen (z.B. bei Schwangerschaft, Krankheit oder Wehrdienst) sind möglich, wenn danach die fehlende Ausbildungszeit nachgeholt wird. Die Weiterbildung in der eigenen Praxis zu absolvieren, geht allerdings nicht.

### 4.1.3  Weiterbildung im Ausland

Arbeiten im Ausland ist beliebt und für Zahnmediziner auch oft realisierbar. Sie haben die Möglichkeit, schon im Studium z.B. Famulaturen im Ausland zu absolvieren. Der approbierte Zahnarzt kann ebenfalls im Ausland tätig werden. Strebt er eine Weiterbildung in einem bestimmten Gebiet an, so kann er je nach Ort, wo er tätig ist, mit einer Anerkennung seiner Tätigkeit im Ausland rechnen.

Zu unterscheiden ist zwischen dem europäischen und dem außereuropäischen Ausland: Weiterbildungszeiten im EU-Raum werden anerkannt. Wird eine Zeit im außereuropäischen Ausland gearbeitet, so kann dies laut Musterweiterbildungsordnung angerechnet werden, wenn die zuständige Berufsvertretung im Benehmen mit der Bundeszahnärztekammer feststellt, dass die Weiterbildung den Grundsätzen der hier gültigen Weiterbildungsordnung entspricht und eine Weiterbildung von mindestens 12 Monaten in der Bundesrepublik abgeleistet wurde. Die jeweiligen Weiterbildungsordnungen der Landeszahnärztekammern regeln diese Sachverhalte detailliert und können von dieser Vorgabe natürlich abweichen. Wichtig ist, dass sich die Zahnärztekammern die Entscheidung nach Prüfung des Einzelfalls vorbehalten und keine generellen Aussagen dazu machen.

### 4.1.4  Weiterbildung – zeitliche Gestaltung

Die Weiterbildungszeit umfasst in der Regel einen Zeitraum von 3 Jahren zuzüglich eines allgemein-praktischen Jahres und kann an einer Klinik oder entsprechenden Institution abgeleistet werden. Da die Stellen an den universitären oder anderen Zahnkliniken rar gesät sind, ist die Wahrscheinlichkeit, eine komplette Weiterbildungsstelle zu bekommen, gering. Zudem wird diese in der Regel schlecht bezahlt. So ist die zweite Möglichkeit wahrscheinlicher: 1 Jahr Klinikweiterbildung und 2 Jahre in Weiterbildung in einer dazu berechtigten Praxis.

Damit ergeben sich Konsequenzen für Ihre Stellensuche, denn Sie müssen bei der Planung Ihrer Weiterbildung auf die zeitliche Struktur Rücksicht nehmen. Sie müssen dabei auf mögliche Kündigungsfristen in Ihren Verträgen achten bzw. die gesetzlichen Fristen kennen. In dem Kapitel 3 „Arbeitsvertrag – Muster und Wissenswertes" finden Sie Informationen zum Thema „Kündigungsfristen".

## 4.2  Verschiedene Weiterbildungsmöglichkeiten

Die Musterweiterbildungsordnung der Bundeszahnärztekammer in der Fassung vom 30.05.1996 mit Änderungen vom 27.03. 1998 und 23.05.2003 beinhaltet im ersten Abschnitt (§§ 1–8) allgemeine Vorschriften, in den Abschnitten 2 und 3 (§§ 9–18) die detaillierten Bestimmungen für die verschiedenen Weiterbildungswege.

### 4.2.1  Weiterbildung zum Zahnarzt für Kieferorthopädie

In dem folgenden Abschnitt lesen Sie die Bestimmungen für die Weiterbildung in dem Gebiet Kieferorthopädie, wie sie in der Musterweiterbildungsordnung festgelegt wurden. ⊘

## 2. Abschnitt
## I. Kieferorthopädie
### § 9

(1) Die Gebietsbezeichnung auf dem Gebiet der Kieferorthopädie lautet „Kieferorthopädie", die der Berufsbezeichnung „Zahnarzt" angefügt wird. Wer sich grundsätzlich auf das Gebiet beschränken will, kann die Bezeichnung „Kieferorthopäde" führen.

(2) Das Gebiet der Kieferorthopädie umfasst die Erkennung, Verhütung und Behandlung von Fehlbildungen des Kauorgans, von Zahnstellungs- und Bissanomalien sowie Kieferfehlbildungen, Deformierungen der Kiefer und des Gesichtsschädels.

(3) Die Weiterbildung auf dem Gebiet der Kieferorthopädie umfasst die Ätiologie und Genese der Gebissfehlbildungen, die kieferorthopädische Diagnostik einschließlich kephalometrischer Untersuchungen mittels Fernröntgenaufnahmen sowie die Therapie nach anerkannten Behandlungsmethoden.

(4) Im Einzelnen sind die Lehrinhalte nach dem Curriculum gemäß Anhang 1 zu vermitteln. Im ersten fachspezifischen Weiterbildungsjahr soll eine Einführung, im zweiten Weiterbildungsjahr eine Vertiefung und im dritten Weiterbildungsjahr eine umfassende praktische Anwendung dieser Kenntnisse und Fertigkeiten erfolgen.

### § 10

(1) Die Berechtigung eines niedergelassenen Zahnarztes zur fachspezifischen Weiterbildung setzt voraus, dass er seine Tätigkeit grundsätzlich auf das Gebiet der Kieferorthopädie beschränkt. Grundsätzlich gilt die Berechtigung für eine zweijährige fachspezifische Weiterbildung. Die zuständige Zahnärztekammer kann im Benehmen mit der Bundeszahnärztekammer Ausnahmen hierzu zulassen, wenn die Gleichwertigkeit der Weiterbildung mit einer klinischen Einrichtung gewährleistet ist.

(2) Die Ermächtigung zur fachspezifischen Weiterbildung kann einem Zahnarzt, der die Anerkennung nach § 4 erhalten hat, erteilt werden, der
1. als Leiter einer kieferorthopädischen Abteilung an Hochschuleinrichtungen für Zahn-, Mund- und Kieferheilkunde ganztägig in der Weiterbildungsstätte anwesend ist.
2. als Leiter einer kieferorthopädischen Abteilung einer anderen zugelassenen Einrichtung (§ 4 Absatz 1) oder als niedergelassener Kieferorthopäde ganztägig in der Abteilung oder in seiner Praxis anwesend ist.

(3) Die Berechtigung setzt weiterhin voraus:
1. grundsätzlich eine fünfjährige eigenverantwortliche Tätigkeit nach der Anerkennung als Kieferorthopäde,
2. dass dem weiterzubildenden Zahnarzt eine genügende Zahl selbst zu behandelnder Patienten zur Verfügung steht. Es sollen in der Praxis des zu berechtigenden Kieferorthopäden in der Regel mindestens 500, aber nicht mehr als 800 Patienten in Behandlung sein.

(4) Es soll gewährleistet sein, dass höchstens die Hälfte der täglichen Arbeitszeit zur Erledigung der außerhalb der Tätigkeit am Patienten anfallenden Arbeiten und zur Herstellung der Behandlungsbehelfe angesetzt wird.

### § 11

(1) Die fachspezifische Weiterbildungszeit beträgt mindestens drei Jahre.

(2) Eine fachspezifische Weiterbildungszeit in kieferorthopädischen Abteilungen an Hochschuleinrichtungen für Zahn-, Mund- und Kieferheilkunde kann bis zu drei Jahren angerechnet werden.

(3) Eine fachspezifische Weiterbildungszeit kann bei einem niedergelassenen und berechtigten Kieferorthopäden entsprechend dem Berechtigungszeitraum grundsätzlich bis zu zwei Jahren, in Ausnahmefällen bis zu 3 Jahren angerechnet werden.

(4) Eine fachspezifische Weiterbildungszeit an einer kieferorthopädischen Abteilung einer anderen zugelassenen Einrichtung (§ 4 Absatz 1) kann bis zu 1 Jahr angerechnet werden.

(5) Von der dreijährigen fachspezifischen Weiterbildungszeit müssen zwei Jahre ohne Unterbrechung an einer der in den Absätzen (2) und (3) genannten Weiterbildungsstätten abgeleistet werden.

### § 12

Der Zahnarzt kann dem Antrag auf Anerkennung gemäß § 6 Absatz 1 die Erklärung beifügen, dass er sich grundsätzlich auf das Gebiet beschränken will.

### § 13

(1) Die zuständige Berufsvertretung bildet einen Prüfungsausschuss für Kieferorthopädie.

(2) Der Prüfungsausschuss besteht aus drei Mitgliedern, von denen zwei Mitglieder Leiter einer Weiterbildungsstätte und hiervon ein Mitglied Leiter der Weiterbildung an einer kieferorthopädischen Abteilung einer Hochschuleinrichtung für Zahn-, Mund- und Kieferheilkunde sein müssen.

(3) Zum Inhalt der Abschlussprüfung siehe Anhang 2. Die Dauer der schriftlichen Prüfung soll 1 Stunde nicht unterschreiten.

(4) Die während der Weiterbildung erworbenen Kenntnisse und Fertigkeiten werden in einem Prüfungsgespräch durch den jeweiligen Prüfungsausschuss geprüft. Der jeweilige Prüfungsausschuss entscheidet aufgrund der vorgelegten Zeugnisse und Nachweise sowie der im Prüfungsgespräch dargelegten Kenntnisse und Fertigkeiten des Antragstellers, ob dieser die vorgeschriebene Weiterbildung auf dem Gebiet erfolgreich abgeschlossen hat.

### 4.2.2 Weiterbildung zum Zahnarzt für Oralchirurgie

In dem folgenden Abschnitt lesen Sie die Bestimmungen für die Weiterbildung in dem Gebiet Oralchirurgie, wie sie in der Musterweiterbildungsordnung festgelegt wurden. ⊘

---

### II. Zahnärztliche Chirurgie
### § 14

(1) Die Gebietsbezeichnung auf dem Gebiet der zahnärztlichen Chirurgie lautet „Oralchirurgie", die der Berufsbezeichnung „Zahnarzt" angefügt wird.

(2) Das Gebiet umfasst die zahnärztliche Chirurgie einschließlich der Behandlung von Luxationen und Frakturen im Bereich der Zahn-, Mund- und Kieferheilkunde (Kieferbruchbehandlung) sowie die entsprechende Diagnostik.

(3) Die fachspezifische Weiterbildung umfasst die zahnärztliche Chirurgie gemäß Absatz (2). In den klinischen Weiterbildungsstätten soll die Möglichkeit gegeben sein, eine Weiterbildung mit Schwergewicht auf dem Gebiet der zahnärztlichen Chirurgie und der Traumatologie durchzuführen und dabei auch ausreichende Kenntnisse in der Notfallmedizin unter Berücksichtigung anästhesiologischer Gesichtspunkte und in der Röntgentechnik zu vermitteln. In allen Weiterbildungsstätten muss der Kontakt zur allgemein-zahnärztlichen Tätigkeit gewährleistet sein.

(4) Schwerpunktmäßig sind folgende Ausbildungsinhalte zu vermitteln:
- pathologisch-anatomische Grundlagen
- Röntgen
- Diagnostik
- einfache operative Grundlagen der Kieferbruchschienung
- geförderte Assistenz
- spezielle und schwierige operative Eingriffe unter Berücksichtigung traumatologischer Gesichtspunkte
- Versorgung von Kieferverletzungen

(5) Im Verlauf der Weiterbildung hat der Zahnarzt die Anforderungen gemäß der Auflistung „Weiterbildungsinhalte-OP-Katalog" (Anhang 3) zu erfüllen.

### § 15

(1) Die Berechtigung zur fachspezifischen Weiterbildung kann einem Arzt für Mund-, Kiefer- und Gesichtschirurgie oder einem Zahnarzt, der die Bezeichnung nach § 14 Absatz 1 führt, dann erteilt werden, wenn er
1. als Leiter einer chirurgischen Abteilung an Hochschuleinrichtungen für Zahn-, Mund- und Kieferheilkunde ganztägig in der Weiterbildungsstätte anwesend ist.

2. als Leiter einer kieferchirurgischen Abteilung eines Krankenhauses oder als niedergelassener Zahnarzt ganztägig in der Abteilung oder in seiner Praxis anwesend ist.

3. in eigener Praxis tätig ist und mindestens fünf Jahre nach seiner Anerkennung als
Arzt für Mund-, Kiefer- und Gesichtschirurgie oder als Zahnarzt, der die Bezeichnung
nach § 14 Absatz 1 führt, im Wesentlichen auf dem Gebiet der zahnärztlichen Chirurgie praktisch tätig gewesen ist.

(2) Der Berechtigungszeitraum eines Zahnarztes oder Arztes an Krankenhausabteilungen
bzw. eines niedergelassenen Zahnarztes oder Arztes mit entsprechenden Einrichtungen
richtet sich nach der in den letzten 12 Monaten vor der Antragstellung behandelten Zahl
von chirurgisch versorgten Patienten. Eine dreijährige Weiterbildungsberechtigung setzt
mindestens 1000 zahnärztlich-chirurgische Eingriffe an zu versorgenden Kranken voraus. Eine zweijährige Weiterbildungsberechtigung setzt mindestens 800 zahnärztlich-
chirurgische Eingriffe an zu versorgenden Kranken voraus. Bei 10% der Fälle muss eine
Kieferbruchbehandlung durchgeführt worden sein.

§ 16

(1) Die fachspezifische Weiterbildungszeit beträgt mindestens drei Jahre.

(2) Eine Weiterbildungszeit an chirurgischen Abteilungen an Hochschuleinrichtungen
für Zahn-, Mund- und Kieferheilkunde kann bis zu drei Jahren angerechnet werden.

(3) Eine Weiterbildungszeit an einer kieferchirurgischen Abteilung eines Krankenhauses
oder bei einem niedergelassenen Zahnarzt oder Arzt mit Belegarzttätigkeit kann gemäß
§ 15 Absatz 2 angerechnet werden.

(4) Eine Weiterbildungszeit, die in der Praxis eines berechtigten, niedergelassenen Zahnarztes oder Arztes abgeleistet wird, kann entsprechend dem Berechtigungszeitraum angerechnet werden.

(5) Die dreijährige fachspezifische Weiterbildungszeit soll an nicht mehr als zwei Weiterbildungsstätten abgeleistet werden.

§ 17

(1) Die zuständige Berufsvertretung bildet einen Prüfungsausschuss für zahnärztliche
Chirurgie.

(2) Der Prüfungsausschuss besteht aus drei Mitgliedern, von denen zwei Mitglieder Leiter
einer Weiterbildungsstätte und hiervon ein Mitglied Leiter der Weiterbildung an einer
chirurgischen Abteilung einer Hochschuleinrichtung für Zahn-, Mund- und Kieferheilkunde sein müssen.

### 4.2.3 Weiterbildung zum Zahnarzt für Öffentliches Gesundheitswesen

In dem folgenden Abschnitt lesen Sie die Bestimmungen für die Weiterbildung in dem Gebiet Öffentliches Gesundheitswesen, wie sie in der Musterweiterbildungsordnung festgelegt wurden. ⊘

---

**3. Abschnitt Öffentliches Gesundheitswesen**

(1) Die Gebietsbezeichnung auf dem Gebiet des Öffentlichen Gesundheitswesens lautet „Öffentliches Gesundheitswesen"; wer die Anerkennung erworben hat, führt die Bezeichnung „Zahnarzt für Öffentliches Gesundheitswesen".

(2) Die Anerkennung für das Gebiet „Öffentliches Gesundheitswesen" wird aufgrund des Zeugnisses über das Bestehen der Prüfung an einer Akademie für Öffentliches Gesundheitswesen von der zuständigen Berufsvertretung erteilt.

(3) Die Abschnitte 1, 2 und 4 der Weiterbildungsordnung gelten nicht für die Anerkennung des Gebietes „Öffentliches Gesundheitswesen". Das Verfahren regelt sich unmittelbar nach den Vorschriften des Gesetzes.

---

## 4.3 „Ich habe eine Denkpause eingelegt."

Interview mit Dr. med. dent. Katrin Bongert, Bonn

Frau Dr. Katrin Bongert (29) hat nach ihrem Zahnmedizinstudium an der WWU Münster eine 6-monatige Auszeit genommen. In dieser Zeit prüfte sie gründlich die Alternativen Praxisübernahme, -neugründung oder Kooperation. Entschieden hat sie sich für die Weiterbildung zur Oralchirurgin. Es hat sich gelohnt.

    Der Weg zur Medizin war schon früh durch ihre Mutter, die Anästhesistin ist, geprägt. Die Zahnmedizin als Fachbereich verbindet sozialen Kontakt zu Patienten und Training von manueller Geschicklichkeit mit dem nötigen Know-how im Hinterkopf. Da war nach intensivem Nachdenken klar: Das musste es sein! Im Jahr 2002 war nach 10 Semestern das Studium beendet.

*„Irgendwie hatte ich aber das Bedürfnis, alles in Ruhe zu überdenken und keine Ruck-Zuck-Entscheidung treffen zu müssen. Ich bin meinen Eltern sehr dankbar dafür, dass sie mir in dieser Zeit für ein paar Monate den Rücken frei gehalten haben, mich haben frei wählen lassen. Finanziell war ich ganz auf sie angewiesen."*

Die Denkpause hat sich voll ausgezahlt. Nach einer 10-monatigen Assistenz- und Weiterbildungszeit in einer parodontal und oralchirurgisch orientierten Privatpraxis in Münster musste sie sich wieder entscheiden: Fortführung der Fachzahnarztausbildung und Abschluss an einer Klinik oder Aufgabe der Weiterbildung, klassisches Beenden der Assistenzzeit und eigene Praxis? Viele ihrer Freundinnen und Freunde haben die zweite Alternative gewählt – mit mehr oder weniger guten Erfahrungen. Nur wenige haben sich weiter spezialisiert. Diesmal wollte und musste sie die Entscheidung selbst treffen.

*„Ich merkte, dass ich nicht den typischen Weg einschlagen wollte – die Oral- und Parodontalchirurgie war und ist der einzige Bereich, der mich wirklich fasziniert. Und damit war klar, dass es für mich nur den einen Weg gab und das war der Wechsel an eine Klinik mit dem Ziel „Fachzahnarzt für Oralchirurgie".*

Der damit verbundene Ortswechsel an die Universitätszahnklinik Bonn hat ihr auch privat gut getan – neue Leute, nette Kollegen, eine neue Wohnung und ein intensiverer Kontakt zu Cousine und Onkel, die in der Nähe wohnen.

*„Ich merkte, dass ich mich noch nicht an einen festen Standort, eine Praxis binden wollte."*

Die Weiterbildung ging ihr leicht von der Hand. Sie hat sich richtig entschieden, auch wenn noch einmal Pauken und sicher ein geringeres Einkommen angesagt waren. Am 30. Mai 2007 hat Frau Dr. Katrin Bongert die Fachzahnarztprüfung für Oralchirurgie bestanden. Jetzt muss sie sich wieder entscheiden …

# 5 Studien(end)finanzierung

## 5.1 Geld zum Studieren

Ein 10-semestriges Studium in Deutschland kostet heute circa 40 000 Euro – Geld, das viele Studierende und deren Eltern nicht unbedingt zu Studienbeginn parat haben. Die Studiengebühren, die seit dem Sommersemester 2007 in einigen Bundesländern neu zu entrichten sind, erschweren die Situation noch einmal und heizen die Diskussion um die Studienkosten ordentlich an – begleitet von Studentenstreiks, Demonstrationen und Rektoratsbesetzungen.

Dabei sind bei der Studienfinanzierung eigentlich nicht die 300–500 Euro Studiengebühren oder Beiträge – wie man sie jetzt lieber nennt – das eigentliche Problem. Vielmehr setzt die schleichende Veränderung im Hochschulwesen ganz grundsätzlich neue Vorzeichen vor das Universitätsstudium im Allgemeinen und die Finanzierung desselben im Besonderen. In den letzten Jahren hat sich die Hochschullandschaft in Deutschland deutlich verändert. Bologna 1999 war ein erster Schritt in eine Richtung, die vielfach mit dem Schlagwort „Amerikanisierung des Studienwesens" betitelt wird. Damals entschieden die Kultusminister der europäischen Union, die Vereinheitlichung der Studienabschlüsse zu Bachelor und Master in allen Mitgliedsländern der EU voranzutreiben. Explizites Ziel war die Herstellung einer Vergleichbarkeit der Abschlüsse innerhalb Europas. Deutschland rechnete sich außerdem eine Verkürzung der Studienzeiten aus. Da die deutschen Absolventen älter sind als ihre europäischen Kommilitonen, wird es besonders positiv gesehen, wenn Studierende in Zukunft früher einen qualifizierten Abschluss machen und eher ins Berufsleben eintreten können. Die Verkürzung der Schulzeit auf 12 Jahre (Stichwort „G8") sowie die „Strafgebühren" für Langzeitstudenten flankieren diese Strategie. Ergebnisse dieser Neuerungen sind eine Straffung und Verschulung des Studiums.

Darüber hinaus hat die Wissenschaft ihren Elfenbeinturm für die freie Wirtschaft geöffnet. Diese macht ihre Ansprüche an die Forschung und Ausbildung ihrer zukünftigen Elite geltend. Um mit der wachsenden Zahl von ausgezeichneten Privatuniversitäten konkurrieren zu können, lassen sich die Universitäten mehr und mehr durch Unternehmen sponsern. Der Aldi-Hörsaal an der FH Würzburg ist ein beredtes Beispiel hierfür. Die naturwissenschaftlichen Fächer kennen eine enge Verzahnung mit der Wirtschaft schon lange. Was hier ein Geldsegen sein kann, könnte bei vermeintlich unwirtschaftlichen Disziplinen aber auch zum Fluch werden. Schon jetzt wird deutlich, dass die Firmen sich für die Natur- und Wirtschaftswissenschaften interessieren, nicht aber für die Geisteswissenschaften.

Die Erhebung von Studiengebühren ist bei dieser Entwicklung ein weiterer Schritt in Richtung Amerikanisierung des Studiensystems in Deutschland. Die Schattenseite ist, dass Studierende, die darauf angewiesen sind, ihr Studium selbst zu verdienen, unter diesen Vorzeichen ein Studium deutlich schwerer realisieren können. Denn es wird immer unrealistischer, neben dem Studieren zu jobben. Der enge Stundenplan und der Druck, tatsächlich in 8–10 Semestern sowohl

ein hervorragendes Diplom als auch möglichst einen Auslandsaufenthalt und diverse
Praktika absolviert zu haben, lassen dafür
keine Zeit. Studenten der Zahnmedizin kennen dieses Phänomen schon lange, da ihr
Studium ohnehin kaum Freiräume für Stu-
dentenjobs lässt und nie gelassen hat.

Schneller zu studieren, weil man weniger
Zeit mit irgendwelchen Brotarbeiten verliert,
ist nicht generell zu kritisieren. Aber andere
Finanzierungswege haben sich nicht in dem
Maße entwickelt, wie sich der Studienalltag
verändert hat. Ein Stipendiensystem, wie es
in den angelsächsischen Ländern etabliert
wurde, gibt es in der Bundesrepublik Deutschland nicht. Nur ein kleiner Prozentsatz von
Studenten profitiert von dieser Art der Studi-
enfinanzierungen.

Sind die Eltern in der Lage, ihren Kindern
die Universitätsausbildung zu bezahlen, so
ist dies sicher der einfachste Weg für alle Beteiligten. Da im Grundgesetz gleiche Bil-
dungschancen für alle festgeschrieben sind,
ist durch das Bundesausbildungsförderungs-
gesetz (kurz BAFöG) die Möglichkeit geschaffen worden, Studierenden, deren Eltern über
ein niedrigeres Einkommen verfügen, in
Form eines zinslosen Kredites und/oder eines
Stipendiums Geld zur Verfügung zu stellen.
Doch auch hier gibt es nur eine kleine Gruppe, die davon profitiert. Circa 25% aller Studierenden erhalten eine Förderung im Sinne
des Gesetzes.

Folgende Möglichkeiten, sein Studium zu
finanzieren, kristallisieren sich bei genauer
Betrachtung heraus:

- Elternunterhalt
- BAFöG
- Stipendien
- Jobben
- Studienkredite

Bleibt die Frage nach den Studienkrediten.
Um den Paradigmenwandel im Universitäts-
wesen zumindest bei den Studiengebühren
sozial abzufedern, sind die Länder dazu auf-

gefordert worden, spezielle Studienkredite
anzubieten. Dies ist auch umgesetzt worden.

Die Formen der Studienkredite lassen
sich in 3 Gruppen einteilen: Zum einen gibt
es Darlehen, die ausschließlich zur Finanzierung der Studiengebühren eingeführt wurden. Diese werden von den staatlichen För-
derbanken der Bundesländer angeboten, die
Studiengebühren eingeführt haben. Das
Geld fließt in der Regel direkt an die Hochschulen und nicht auf das Konto der Studierenden.

Die zweite Gruppe beinhaltet Kredite, die
gleichzeitig zur Finanzierung sowohl des Lebensunterhalts als auch der Studiengebühren dienen. Seit April 2006 ist beispielsweise
das Angebot „Studienkredit" der KfW Ban-
kengruppe auf dem Markt; Studierende können 10–14 Semester lang 650 Euro erhalten.
Beantragt wird der Kredit bei den Vertriebs-
partnern, z.B. den Volks- und Raiffeisenban-
ken und Sparkassen oder den Studentenwer-
ken vor Ort. Interessenten können den Antrag online unter www.kfw-foerderbank.de
ausfüllen und zusammen mit anderen Unterlagen (Leistungsnachweise usw.) den Kredit beantragen. Viele andere Kreditinstitute
bieten ebenfalls Darlehen an, die sich häufig
an dem Beispiel der KfW orientieren.

Aus dieser zweiten Gruppe der Finanzierungsmöglichkeiten kann man noch einmal
diejenigen Kredite ausgliedern, die nur die
Endphase des Studiums im Blick haben.
Diese Studienendfinanzierungen sind schon
länger auf dem Markt und hier auch spezielle Programme für die medizinischen Berufe
inklusive der Zahnmedizin. Dabei steht die
Finanzierung der Examensphase im Vordergrund und die Zahlungen sind zeitlich auf
diese Phase begrenzt.

Schließlich sind noch Kredite von Bildungsfonds auf dem Markt, die ausgewählte
Studierende (in der Regel besonders zielstre-
bige) mit bestimmten Beträgen für die Lebenshaltungskosten und in machen Fällen
auch für die Studiengebühren fördern. Auf

Wunsch wird die gesamte akademische Ausbildung finanziert. Das Kapital stammt in der Regel von Unternehmen, Stiftungen oder Privatinvestoren. Aber es gibt auch Hochschulen, die Geld in diese Fonds investieren.

Es gibt also viele Finanzierungsmöglichkeiten. Die richtige Form für jeden Einzelnen gibt es aber leider nicht. Im Allgemeinen wird ein Mix verschiedener Formen das Beste sein. Und wie immer ist es angebracht, nicht vorschnell zu handeln, sondern sich ausführlich beraten zu lassen. Denn mit einem Schuldenberg ins Berufsleben zu starten, macht den Anfang nicht gerade leichter.

## 5.2 Studienkredite konkret

Die Angebote zur Finanzierung der Studienzeit – unabhängig davon, ob die gesamte Zeit oder auch nur Teile daraus finanziert werden müssen – haben erfreulicherweise eine sehr positive Entwicklung genommen. Zu diesem Schluss kommt zumindest der CHE-Studienkredit-Test 2007 (www.che-studienkredit-test.de). Allerdings unterscheiden sich die Kredite in ihrer Zielrichtung, den Verwendungszwecken (Studienbeiträge, Lebenshaltungskosten, Auslandsaufenthalte) und natürlich auch der Ausgestaltung. Den Studierenden obliegt nun die Aufgabe, aus dem vielfältigen Angebot die richtige Auswahl zu treffen. Dabei sind verschiedene Schritte zu beachten. Zuerst muss der Bedarf ermittelt werden: Wie hoch sind meine monatlichen Ausgaben tatsächlich? Welche Ausgaben kann ich durch mein Einkommen, die Unterstützung durch meine Eltern, Jobs, Stipendien oder Ähnliches decken und welche nicht? Natürlich möchte jeder mit so wenig Schulden wie möglich in den Beruf starten und sollte sich nicht leichtfertig auf vermeintlich einfache Lösungen für finanzielle Engpässe beim Studium einlassen. Ist der Bedarf ermittelt, ist die nächste Frage, für welchen Studienkredit man sich entscheidet. Hier spielen wiederum

verschiedene Kriterien eine Rolle. Bei dem oben genannten Studienkredit-Test haben die Tester 5 Kriterien erarbeitet, die für den einzelnen Studenten unterschiedlich wichtig sein können:

- **Zugang:** Bestehen Zugangsbeschränkungen für bestimmte Studierende?
- **Elternunabhängigkeit:** Kann der Studienkredit die eigenständige Finanzierung des Studiums ermöglichen?
- **Kosten:** Wie sehen die Effektivzinsen der Kredite aus?
- **Risikobegrenzung:** Sind Karenzzeiten in der Rückzahlungsphase vorgesehen?
- **Flexibilität:** Bindet das Angebot an ein Fach, an eine Hochschule? Sind Auslandsaufenthalte möglich?

Die Gewichtung dieser Kriterien hängt natürlich von den individuellen Bedürfnissen der Studierenden ab. In der Regel ist aber das Kriterium „Kosten" eines der bedeutendsten für die Auswahl eines Kredites. In der Tabelle 5.1 haben wir 4 wichtige Anbieter von eigenen Studienkrediten zusammengestellt. Die KfW vermittelt ihren Kredit übrigens nur über entsprechende Banken und die Studentenwerke.

### 5.2.1 Spezielles Kreditprogramm für Zahnmediziner

Für Zahnmediziner steht durch die apoBank ein spezieller Studienkredit zur Verfügung. Dieses Programm sieht eine Förderung für die letzten 3 Semester des Studiums sowie für den Zeitraum der Examensvorbereitung vor. Es ist damit eine klassische Studienendfinanzierung, die auch schon vor Einführung der Studiengebühren existierte. Die Bank stellt dem Interessenten einen Darlehensbetrag von bis zu 300 Euro pro Monat zur Verfügung. Dabei gilt, dass dieser Rahmen nicht ausgeschöpft werden muss. Es können auch kleinere Beträge finanziert werden. Zusätz-

**Tab. 5.1:** Übersicht über gängige Kreditangebote

| | Deutsche Bank | Dresdner Bank | Sparkassen | KfW |
|---|---|---|---|---|
| Minimale Auszahlung je Monat | keine | 200 € | ca. 350 € | 100 € |
| Maximale Auszahlung je Monat | 800 € (200 € in den ersten 2 Semestern) | 200–1500 € (wird je nach Bedarf eingeräumt) | | 650 € |
| Maximale Auszahlung gesamt | 30 000 € (inkl. Zinsen) | 35 000 € (inkl. Zinsen) | 25 000 € | 54 600 € |
| Maximale Auszahlungszeit | 10 Semester | 14 Semester | 12 Semester | 14 Semester |
| Höchstalter bei Kreditaufnahme | 30 Jahre | 26 Jahre | keines | 30 Jahre |
| Maximale Karenzzeit | 12 Monate | 12 Monate | 24 Monate | 6–23 Monate |
| Maximale Rückzahlungsdauer | 12 Jahre | 15 Jahre | 10 Jahre | 25 Jahre |
| Effektiver Zinssatz Auszahlungsphase | ab 5,9 % | ab 5,89 % | k.A. | ab 6,34 % |
| Effektiver Zinssatz Rückzahlungsphase | ab 7,9 % | 7,89 % | k.A. | ab 6,34 % |

lich zu dem monatlichen Kreditrahmen können – falls erforderlich – Mittel in Höhe von 2000 Euro für die Instrumenten-Erstausstattung finanziert werden. Diesen Betrag kann man auch schon bei Studienbeginn in Anspruch nehmen.

Für die Mitglieder des Freien Verbandes Deutscher Zahnärzte e.V. gelten besondere Bedingungen. So können diese die letzten 5 Semester inklusive Examensvorbereitung finanzieren und außerdem kann der einmalige Betrag in Höhe von 2000 Euro auf 4000 Euro z.B. für die Ausstattung eines Klinikkoffers aufgestockt werden.

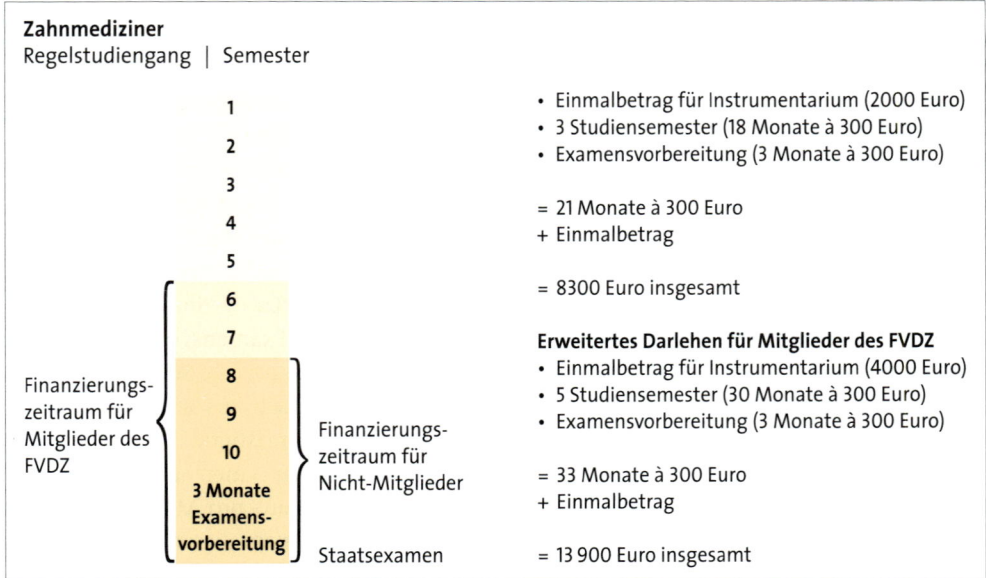

**Abb. 5.1:** Kreditprogramm der apoBank

# 6 Gehalt – mehr als brutto und netto

## 6.1 Einnahmen und Ausgaben

Mit der ersten beruflichen Anstellung verdienen Sie in der Regel auch – abgesehen von vorherigen Jobs – das erste „eigene Geld". Aus welchen Komponenten sich der Verdienst zusammensetzt und welche gesetzlichen Abgaben davon zu entrichten sind, wird in diesem Kapitel dargestellt.

Die meisten jungen Zahnärzte nehmen als Berufsanfänger eine Tätigkeit als Vorbereitungsassistent in einer Praxis auf. Die ersten Gehälter fallen dann oft nicht sehr üppig aus. Als Durchschnittswert kann man mit 2000 Euro Bruttogehalt rechnen. Eventuell liegt das Gehalt aber noch deutlich darunter. Vielfach bekommen Sie auch eine Umsatzbeteiligung angeboten. 25% Beteiligung sind hier wiederum ein üblicher Wert. Vorsichtig sollten Sie sein, wenn man Ihnen allein eine Umsatzbeteiligung ohne Fixgehalt anbietet, denn dann sind Sie im Fall von Krankheit oder Urlaub ohne Einkünfte. Sollten Sie mit einem sehr niedrigen Gehalt starten, bietet sich an, nach den ersten 6 Monaten der Vorbereitungszeit ein Gespräch über eine mögliche Umsatzbeteiligung im obigen Umfang zu führen. Sie haben dann bereits genügend Zeit gehabt zu zeigen, welche Qualitäten Sie zu bieten haben und wie sehr Sie Ihrem jeweiligen Chef oder Ihrer Chefin zur Umsatzstärkung geholfen haben. Eine solche Gehaltsverhandlung setzt natürlich voraus, dass Sie sich erstens gut eingearbeitet haben und zweitens tatsächlich gewinnbringend für die Praxis arbeiten.

## 6.1.1 Nettogehalt

Wie hoch Ihr Bruttogehalt auch sei, es steht Ihnen natürlich nicht allein zur freien Verfügung. Der Staat fordert seinen Anteil in Form von Steuern. Und auch Abgaben für gesetzlich vorgeschriebene Sozialversicherungen schmälern Ihr Bruttoeinkommen. Im Einzelnen sind die folgenden gesetzlichen Abgaben zu entrichten:

**Lohnsteuer**
Die Lohnsteuer wird direkt von Ihrem Arbeitgeber einbehalten und abgeführt. Sie berechnet sich nach amtlichen Monatslohnsteuertabellen. Die Höhe wird durch die Lohnsteuerklasse beeinflusst.

Die Einordnung in die zutreffende Steuererklasse hängt davon ab, ob Sie

- als Alleinstehender nur eine eigene Steuererklärung abgeben dürfen und nach dem Grundtarif besteuert werden oder
- als verheirateter Arbeitnehmer eine gemeinsame Steuererklärung abgeben und nach dem sogenannten Splittingtarif besteuert werden können.

Sind Sie alleinstehend, werden Sie in aller Regel in die Steuerklasse I eingestuft. Bei verheirateten – nicht dauernd getrennt lebenden – Partnern kommt es für die Einstufung darauf an, ob beide Ehegatten Arbeitnehmer sind. Trifft das nur auf einen von beiden zu, kommt für ihn Steuerklasse III zum Tragen. Sind beide als Arbeitnehmer berufstätig, besteht ein Wahlrecht zwischen den Steuerklassenkombinationen IV/IV und III/V. Dabei ist die Steuerklasse IV von der Höhe her identisch mit der Steuerklasse I für Alleinstehende. Die Wahl der Kombination IV/IV lohnt sich in der Regel, wenn Sie und Ihr Partner annähernd gleich hohe Einkommen erzielen, während andernfalls der Ehegatte mit dem höheren Einkommen besser die Klasse III wählt und derjenige mit dem geringeren Einkommen die Klasse V. Bei welchen Einkommenshöhen sich welche Steuerklassenkombination anbietet, kann speziellen Tabellen zur Steuerklassenwahl entnommen werden.

## Solidaritätszuschlag

Seit über 10 Jahren erhebt der Staat einen Solidaritätszuschlag als Ergänzungsabgabe zur Einkommensteuer, der damit die Gesamtbelastung des einzelnen Steuerzahlers erhöht. Er beträgt in der Regel 5,5% des Lohnsteuerbetrages. Haben Sie berücksichtigungsfähige Kinder, zahlen Sie weniger Solidaritätszuschlag. Bemessungsgrundlage ist dann nicht mehr die tatsächlich errechnete Lohnsteuer, sondern eine fiktive Lohnsteuer, bei der die Kinder- und Erziehungsfreibeträge angerechnet sind.

Bei geringem monatlichen Einkommen liegt der Solidaritätszuschlag ebenfalls niedriger, gegebenenfalls entfällt er gänzlich. Wer auf sein Einkommen eine monatliche Lohnsteuer von weniger als 111,50 Euro (223,33 Euro in Steuerklasse III) zu entrichten hat, zahlt einen niedrigeren Prozentsatz an Zusatzabgaben als 5,5%. Bei einer monatlichen Lohnsteuer von maximal 81,00 Euro (162,00 Euro in Steuerklasse III) fällt keine Zahlung der Ergänzungsabgabe mehr an.

## Kirchensteuer

Die Kirchensteuer wird nur erhoben, wenn Sie als Arbeitnehmer Mitglied einer der Konfessionsgemeinschaften sind. Sie berechnet sich direkt prozentual aus dem für Sie ermittelten Lohnsteuerbetrag. In Baden-Württemberg, Bayern, Bremen und Hamburg werden Ihnen 8% des Lohnsteuerbetrags vom Bruttolohn abgezogen, in den anderen Bundesländern sind es 9%. Ähnlich wie bei dem Solidaritätszuschlag fällt die Kirchensteuer für Eltern mit berücksichtigungsfähigen Kindern geringer aus als bei Steuerpflichtigen ohne Kinder. Grund ist auch hier die Berücksichtigung von Kinder- und Erziehungsfreibeträgen.

## Rentenversicherung/Zahnärzteversorgung

Als Zahnarzt sind Sie mit Berufsbeginn Pflichtmitglied sowohl in der gesetzlichen Rentenversicherung (Deutsche Rentenversicherung [DRV]) als auch in Ihrem regional zuständigen Versorgungswerk der Zahnärztekammer. Sie haben jedoch die Möglichkeit, sich von der gesetzlichen Rentenversicherungspflicht in der DRV befreien zu lassen. Zahnärzte wählen als Träger für ihre Rentenversicherung in aller Regel – wegen den gegenüber der DRV höheren Leistungen und zur Vermeidung einer Doppelmitgliedschaft – das zuständige berufsständische Versorgungswerk (Zahnärzteversorgung).

An das Versorgungswerk ist monatlich ein bestimmter Anteil des Bruttoeinkommens zu entrichten, im Jahr 2008 sind dies 19,9%. Davon tragen Ihr Arbeitgeber und Sie jeweils die Hälfte, also je 9,95%.

Die Bemessungsgrundlage – Ihr Bruttoeinkommen – wird allerdings zur Berechnung der Höhe nach begrenzt. Die sogenannte Beitragsbemessungsgrenze (BBG) liegt 2008 bei 5300 Euro in den alten und 4500 Euro in den neuen Bundesländern. Wer beispielsweise in den alten Bundesländern mehr als 5300 Euro monatlich verdient, entrichtet 19,9% lediglich auf 5300 Euro.

## Arbeitslosenversicherung

Der Beitrag zur Arbeitslosenversicherung kommt für Sie nur zum Tragen, wenn Sie als Angestellter tätig sind. Der Beitragssatz ist mit 3,3% deutlich niedriger als z.B. der zur Rentenversicherung. Auch bei der Arbeitslosenversicherung tragen Sie und Ihr Arbeitgeber die Hälfte der Kosten, also jeweils 1,65%. Die Beitragsbemessungsgrenze von 5300 Euro bzw. 4500 Euro findet ebenfalls Anwendung.

## Krankenversicherung

So eindeutig wie bei der Renten- und der Arbeitslosenversicherung lässt sich der Beitrag zur Krankenversicherung nicht bestimmen. Dies liegt zum einen daran, dass es 2 Versicherungssysteme gibt, nämlich die gesetzliche (GKV) und die private (PKV) Krankenversicherung, und zum anderen innerhalb dieser beiden Systeme konkurrierende Unternehmen ihre Leistungen zu unterschiedlichen Beitragssätzen bzw. Beiträgen anbieten.

Ob Sie die Wahlmöglichkeit zwischen der gesetzlichen und der privaten Krankenversicherung haben, hängt zum einen von dem Status Ihrer Tätigkeit ab. Sind Sie angestellt, kommt es zum anderen noch auf die Höhe Ihres Jahreseinkommens an und wie lange Sie dieses bereits erhalten. Wenn Sie freiberuflich tätig sind, unterliegen Sie nicht der Versicherungspflicht und können sich privat versichern. Näheres finden Sie dazu in dem Kapitel 7.1 „Krankenversicherung".

Die gesetzlichen Krankenkassen erheben einen 2-geteilten Beitrag. Der durchschnittliche Beitragssatz beträgt zurzeit 13,9% des Bruttogehalts. Diese Aufwendungen teilen Sie sich mit Ihrem Arbeitgeber. Hinzu kommt ein weiterer Anteil von 0,9% Ihres Bruttogehalts, den Sie allerdings in voller Höhe allein zu tragen haben.

Wie auch bei der Renten- und der Arbeitslosenversicherung werden Beiträge bis höchstens zu einer Beitragsbemessungsgrenze erhoben. Für die Krankenversicherung liegt diese Grenze im Jahr 2008 einheitlich in den alten und neuen Bundesländern bei 48150 Euro Jahreseinkommen, dies entspricht monatlich 4012,50 Euro.

Bei den privaten Anbietern hängt die Beitragshöhe von dem Eintrittsalter, dem Geschlecht, der Anbieterwahl und der Tarifwahl ab. Für angestellte Zahnärzte gibt es Anbieter mit speziellen Zahnarzttarifen. Arbeitgeber und Arbeitnehmer zahlen hier jeweils die Hälfte des Beitrags (der Arbeitgeber jedoch nicht mehr als den gesetzlich vorgegebenen maximalen Arbeitgeberzuschuss).

## Pflegepflichtversicherung

Wie bei der Krankenversicherung hängt die Höhe des Beitrags zur Pflegepflichtversicherung davon ab, ob eine gesetzliche oder private Absicherung besteht.

Bei der Mitgliedschaft in einer gesetzlichen Krankenkasse entrichten Sie grundsätzlich 1,95% (ab 01.07.2008) des Bruttogehalts (maximal bis zur Beitragsbemessungsgrenze wie bei der Krankenversicherung). Den Beitrag teilen Sie sich mit dem Arbeitgeber. Sind Sie kinderlos, wird ein zusätzlicher Beitrag von 0,25% des Bruttogehalts (ebenfalls bis maximal zur Beitragsbemessungsgrenze) fällig, den Sie allein tragen müssen. Dieser zusätzliche Beitrag ist von Kinderlosen ab dem vollendeten 23. Lebensjahr (jedoch nicht für vor dem 01.01.1940 Geborene) zu entrichten; es gibt Ausnahmen für Sonderfälle.

Bei den privaten Anbietern richtet sich der Beitrag nach dem Eintrittsalter und dem Anbieter. Arbeitnehmer und Arbeitgeber zahlen jeweils den halben Beitrag.

## Zusatzversorgung

Sollten Sie im öffentlichen Dienst beschäftig sein, sind Sie tarifvertraglich möglicherweise über ihren Arbeitgeber in einer Zusatzversorgungseinrichtung pflichtversichert. Es gibt eine Vielzahl solcher Zusatzversorgungskassen (die bekannteste ist die Versorgungsanstalt des Bundes und der Länder [VBL]). Ob Sie sich als Arbeitnehmer an dem Beitrag dazu beteiligen müssen oder nicht, hängt von der Höhe des Beitrags- bzw. Umlagesatzes der Zusatzversorgungskasse ab, bei der Sie versichert sind. Bei Versicherung in der VBL müssen Sie z.B. eine Eigenbeteiligung von 1,41% West (0,5–2,0% Ost) vom zusatzversorgungspflichtigen Arbeitslohn einkalkulieren.

**Zusammenfassung**

Sie sollten sich nicht wundern, wenn Sie die in Ihrer Gehaltsabrechnung ausgewiesenen Beiträge zur Sozialversicherung nicht anhand der oben zu den einzelnen Abzugspositionen angegebenen Beitragssätze auf den Cent genau nachvollziehen können. Das hängt damit zusammen, dass bestimmte Teile der Beiträge bzw. Umlage zur Zusatzversorgungseinrichtung zusätzlich mit Steuern und Sozialversicherungsbeiträgen belegt werden.

Das Nettomonatsgehalt liegt somit nach Abzug aller dargestellten Beiträge bei etwa 60% des Bruttogehaltes. Die Tabelle 6.1 gibt eine Zusammenfassung aller Abzüge.

## 6.1.2 Gehalt im öffentlichen Dienst

Einige Zahnärzte sind im Bereich des öffentlichen Dienstes angestellt. Hier kommen tarifvertragliche Regelungen bei der Bemessung der Gehälter zum Tragen (Tarifvertrag öffentlicher Dienst [TVöD]). Leider gibt es hier keine einheitlichen Regelungen, denn die Arbeitgeber des öffentlichen Dienstes unterteilen sich nach verschiedenen Trägerschaften:

◢ Bund (Auf den Bund als Arbeitgeber wird hier nicht näher eingegangen, da er rein quantitativ für die Beschäftigung von Zahnärzten eine sehr untergeordnete Rolle spielt, z.B. Zahnärzte bei der Bundeswehr.)
◢ Länder
◢ Kommunen

Zudem existieren weitere Tarifverträge mit verschiedenen Arbeitnehmervertretungen. Die nachfolgenden Ausführungen beschränken sich auf die Darstellung der Tarifverträge im öffentlichen Dienst, die der Marburger Bund als mitgliedsstärkste Arbeitnehmerver-

**Tab. 6.1:** Brutto-/Nettogehalt

| Brutto-Monatsgehalt | Je nach Vereinbarung |
| --- | --- |
| + vermögenswirksame Leistungen | zwischen 0 und 40 € |
| **Steuern** | |
| Lohnsteuer | Ledige haben die Steuerklasse I. |
| Kirchensteuer | Zahlen Sie, wenn Sie einer Kirche angehören; je nach Bundesland 8% oder 9%. |
| Solidaritätszuschlag | 5,5% der Lohnsteuer |
| **Sozialabgaben** | |
| Teilen sich Arbeitgeber und Arbeitnehmer je zur Hälfte. Ausnahme: Kranken- und Pflegeversicherung, hier ist ein Teil der Kosten allein auf die Seite der Arbeitnehmer verlegt worden. | |
| Krankenversicherung | Gesetzliche Kassen haben einen Beitragssatz von durchschnittlich 13,3%, zuzüglich 0,9%, die allein der Arbeitnehmer trägt, also 7,55% für den Arbeitnehmer. |
| Pflegeversicherung | Der Gesamtbetrag ist 1,7%, hinzu kommen 0,25% für kinderlose Arbeitnehmer (ab 01.07.08 1,95%). |
| Rentenversicherung | Zurzeit 19,9% |
| Arbeitslosenversicherung | Pflichtbeitrag für die Unterstützung bei der Stellensuche und Arbeitslosigkeit, derzeit 3,3% |
| Anlage vermögenswirksame Leistungen | Der Arbeitgeber überweist auf ein Anlagekonto Ihrer Wahl zwischen 1 und 40 €. |

tretung ausgehandelt hat. Hierbei ist folgendermaßen zu unterscheiden:

- Bei einer Beschäftigung bei einem Arbeitgeber in Trägerschaft eines Landes, das Mitglied der Tarifgemeinschaft deutscher Länder (TdL) ist, gilt für Sie der Tarifvertrag der Länder TV-L in seiner ärztespezifischen Form.
- Sind Sie bei einem Arbeitgeber im kommunalen Bereich angestellt, greift für Sie der sogenannte TV-Ärzte/VKA.

### Arbeitgeber in Landesträgerschaft: TV-L

Für Zahnärzte an Universitätskliniken gibt es einen speziellen, zahnärztespezifischen Tarifvertrag, der insbesondere auch eine besondere Entgelttabelle beinhaltet. Der Vertrag gilt für Ärzte, Zahnärzte und Psychiater, die als Angestellte eines Landes oder eines Arbeitgebers, der Mitglied der Tarifgemeinschaft der Länder (TdL) ist, an einer Universitätsklinik überwiegend Aufgaben in der Patientenversorgung wahrnehmen.

### Spezielle Entgelttabelle für Ärzte und Zahnärzte.

Im öffentlichen Dienst gibt es nach wie vor Unterschiede zwischen den Beschäftigten in den sogenannten Tarifgebieten West und Ost. Ihr Einstiegsentgelt als Assistenz-(zahn-)arzt an Universitätskliniken im ersten Berufsjahr beträgt im Tarifgebiet West 3705 Euro, im Tarifgebiet Ost 3295 Euro (Stand Januar 2008). Dabei gilt grundsätzlich eine durchschnittliche regelmäßige wöchentliche Arbeitszeit von 42 Stunden für Ärzte und Zahnärzte. Eine Umgruppierung in die zweite Gehaltsstufe erfolgt 2 Jahre nach dem Berufsstart.

Die Zahnärzte erhalten auch eine Zuwendung (umgangssprachlich besser bekannt als Weihnachts- und Urlaubsgeld). Allerdings wird diese nicht – wie vielfach üblich – als zusätzliche Sonderzahlung zum Jahresende gewährt, sondern sie ist vielmehr bereits in das monatliche Entgelt laut Entgelttabellen eingerechnet und wird somit über das Jahr verteilt bereits monatlich ausgezahlt.

**Bereitschaftsdienste.** In Krankenhäusern und damit auch in Zahnkliniken endet der Dienstbetrieb nicht am Abend, wie z.B. üblicherweise in den meisten Verwaltungen. Die Versorgung der Patienten ist auch während der Nacht und an den Wochenenden sicherzustellen. Das kann durch einen Schichtbetrieb erfolgen, geschieht aber häufig über ein Bereitschaftsdienstsystem.

Bereitschaftsdienst bedeutet für Sie, dass Sie sich außerhalb der regelmäßigen Arbeitszeit an einer von Ihrem Arbeitgeber bestimmten Stelle aufzuhalten haben, um im Bedarfsfall die Arbeit aufnehmen zu können. Diese „vom Arbeitgeber bestimmte Stelle" wird in der Regel das Klinikum sein. Bereitschaftsdienst darf Ihr Arbeitgeber anordnen, wenn zu erwarten ist, dass zwar Arbeit anfällt, erfahrungsgemäß aber die Zeit ohne Arbeitsleistung überwiegt.

Da Sie während des Bereitschaftsdienstes im Gegensatz zu der regelmäßigen Arbeitszeit nicht ununterbrochen mit Arbeit ausgelastet sind, erfolgt die Bewertung des Bereitschaftsdienstes einschließlich der geleisteten Arbeit zur Festlegung der Vergütung nach besonderen Kriterien. Denkbar wäre grundsätzlich, die Zeiten mit tatsächlicher Arbeitsauslastung individuell zu dokumentieren und abzurechnen. Dies wäre allerdings sehr aufwändig. Daher wird die Bereitschaftsdienstzeit pauschal in Abhängigkeit von der erfahrungsgemäß durchschnittlich anfallenden Arbeitsleistung gewertet.

**Rufbereitschaft.** Rufbereitschaft bedeutet, dass Sie sich auf Anordnung Ihres Arbeitgebers außerhalb der regelmäßigen Arbeitszeit an einer Stelle aufhalten, die Sie dem Arbeitgeber anzeigen müssen, um auf Abruf die Arbeit aufzunehmen. Der Arbeitgeber darf diese anordnen, wenn lediglich in Ausnahmefällen Arbeit anfällt. Die Rufbereitschaft wird nicht dadurch ausgeschlossen, dass Beschäftigte von ihrem Arbeitgeber mit einem Mobiltelefon oder einem vergleichbaren technischen Hilfsmittel ausgestattet werden (Fernrufbereitschaft). Die tägliche Höchstarbeitszeit von 10 Stunden nach dem Arbeitszeitgesetz kann durch tatsächliche Arbeitsleistung innerhalb der Rufbereitschaft überschritten werden.

Die Höhe der Vergütung hängt zum einen davon ab, ob die einzelne Rufbereitschaft mehr oder weniger als 12 Stunden beträgt und zum anderen, ob während der Rufbereitschaft tatsächlich Arbeit anfällt. Bei weniger als 12 Stunden erhalten Sie für jede angefangene Stunde der reinen Bereitschaft 12,5% Ihres individuellen Stundenentgelts. Dauert die Rufbereitschaft länger als 12 Stunden, erhalten Sie montags bis freitags das 2-Fache, samstags, sonntags und an Feiertagen das 4-Fache Ihres individuellen Stundenentgelts.

**Zulage zu den vermögenswirksamen Leistungen.** Sie haben tarifvertraglich Anspruch auf einen Zuschuss Ihres Arbeitgebers zu vermögenswirksamen Leistungen. Die Arbeitgeber des öffentlichen Dienstes zahlen Ihnen bei Vereinbarung einer entsprechenden Anlage dazu monatlich einen Zuschuss von 6,65 Euro.

**Arbeitgeber in kommunaler Trägerschaft: TV-Ärzte/VKA**
Dieser Tarifvertrag für den öffentlichen Dienst findet seit August 2006 für Ärzte und Zahnärzte bei kommunalen Arbeitgebern Anwendung.

**Entgelttabelle.** Die Entgelttabelle sieht 3 Entgeltgruppen vor. Als beginnender Zahnarzt finden Sie sich in der Entgeltgruppe I wieder. Ihr Grundentgelt beträgt dabei vom 01.01.2008 bis zum 31.12.2008 3528,57 Euro. Ab dem 01.01.2009 steigt das Entgelt auf 3662,66 Euro. Die Unterscheidung von von Ost- und West-Tarifgebieten wurde 2008 aufgehoben. Die wöchentliche Arbeitszeit beträgt 40 Stunden.

**Bereitschaftsdienste.** Die grundsätzlichen Bestimmungen zu den Bereitschaftsdiensten entsprechen denen bei den Länder-Arbeitgebern (s.o.).

**Rufbereitschaft.** Hier gelten im Wesentlichen die Ausführungen wie beim TV-L für Ärzte.

**Zulage zu den vermögenswirksamen Leistungen.** Auch bezüglich der vermögenswirksamen Leistungen gilt das Gleiche wie bei den Länder-Arbeitgebern.

## 6.2 Liquidität

Im vorherigen Kapitel wurden als Abzugspositionen vom Bruttogehalt nur die Steuern und die gesetzlichen Abgaben – also die Pflichtabgaben – berücksichtigt. Das so ermittelte Nettogehalt stellt aber noch nicht die freie Liquidität dar, aus der die Lebenshaltungskosten, Miete, Hobbys, Urlaub usw. bestritten werden können.

### 6.2.1 Wie lässt sich die freie Liquidität ermitteln?

Neben den gesetzlich vorgeschriebenen Sozialversicherungen müssen Sie noch eine Reihe weiterer Absicherungen berücksichtigen. Auch die vermögenswirksamen Leistungen, zu denen die Arbeitgeber im öffentlichen Dienst einen Zuschuss zahlen, müssen angelegt werden. Zudem gilt es, Rücklagen z.B. für Anschaffungen zu bilden.

Die in den Tabellen 6.2 und 6.3 dargestellten Aufstellungen zeigen – ausgehend von den obigen beispielhaften Gehaltsberechnungen –, an welche weiteren Positionen gedacht werden sollte.

**Tab. 6.2:** Vom Nettogehalt zur frei verfügbaren Liquidität – TV-L West

| Monatliches Nettogehalt | 2055,70 € | |
|---|---|---|
| | **Beispielswerte** | |
| | von (€ mtl.) | bis (€ mtl.) |
| Haftpflichtversicherung (beruflich/privat) | – 4 € | – 6 € |
| Private Vorsorge<br>• Alter<br>• Berufsunfähigkeit<br>• Tod (Familie) | – 200 € | – 300 € |
| Anlage vermögenswirksame Leistungen z.B. | – 27 € | – 27 € |
| Kfz-Kosten (Versicherung, Steuern) | – 70 € | – 100 € |
| Rechtsschutzversicherung | – 10 € | – 20 € |
| Hausratversicherung | – 10 € | – 20 € |
| Unfallversicherung | – 7 € | – 10 € |
| Anschaffungsrücklage, Sparen | – 100 € | – 200 € |
| Freie Liquidität (Lebenshaltung, Miete, Hobbys, Urlaub) | **1627,70 €** | **1372,70 €** |

**Tab. 6.3:** Vom Nettogehalt zur frei verfügbaren Liquidität – TV-L Ost

| Monatliches Nettogehalt | 1881,99 € | |
|---|---|---|
| | **Beispielswerte** | |
| | von (€ mtl.) | bis (€ mtl.) |
| Haftpflichtversicherung (beruflich/privat) | – 4 € | – 6 € |
| Private Vorsorge<br>• Alter<br>• Berufsunfähigkeit<br>• Tod (Familie) | – 200 € | – 300 € |
| Anlage vermögenswirksame Leistungen z.B. | – 27 € | – 27 € |
| Kfz-Kosten (Versicherung, Steuern) | – 70 € | – 100 € |
| Rechtsschutzversicherung | – 10 € | – 20 € |
| Hausratversicherung | – 10 € | – 20 € |
| Unfallversicherung | – 7 € | – 10 € |
| Anschaffungsrücklage, Sparen | – 100 € | – 200 € |
| Freie Liquidität (Lebenshaltung, Miete, Hobbys, Urlaub) | **1453,99 €** | **1198,99 €** |

## 6.3 Steuern

Mit 18–21% bzw. 23–25% des Brutto-gehalts (s. Gehaltsbeispiele) stellt die Lohnsteuer den größten der Ihr Gehalt schmälernden Abzugsposten dar. Im Ge-gensatz zur Renten- und Arbeitslosen-versicherung ist die Steuer aber eine durchaus zu beeinflussende Größe.

Bei der monatlichen Steuerzahlung handelt es sich lediglich um eine Abschlagszahlung auf die voraussichtlich zu zahlende Jahressteuer. Die im Endeffekt anfallende Steuer wird vom Finanzamt erst rückwirkend zum Jahresende ermittelt. Durch die Steuererklärung weisen Sie als Steuerpflichtige nach, wie viel Steuern Sie tatsächlich zu entrichten haben.

Die Steuergesetze lassen eine Reihe von Möglichkeiten zu, die Steuerbelastung erheblich zu senken. Als Arbeitnehmer kann man Steuern in folgenden wesentlichen Bereichen sparen:

- außergewöhnliche Belastungen
- Sonderausgaben
- Werbungskosten

### 6.3.1 Außergewöhnliche Belastungen

Außergewöhnliche Belastungen – das verdeutlicht schon der Begriff – fallen bei den meisten Steuerpflichtigen nicht an. Im Einzelfall sollen aus sozialen Gründen Härten, die sich durch verschiedenartige Belastungen ergeben können, vermieden oder gemildert werden. Hierzu gehören z.B.:

- Unterstützung bedürftiger Personen
- Ehescheidung

### 6.3.2 Sonderausgaben

Sonderausgaben gehören der Art nach zu den Kosten der privaten Lebensführung. Der Gesetzgeber hat sie jedoch aus bestimmten sozialen, wirtschaftlichen und steuerpolitischen Gründen zum Abzug zugelassen. Sonderausgaben stellen z.B. dar:

- Vorsorgeaufwendungen
  – Altersvorsorgeaufwendungen (Beiträge an das Versorgungswerk, „Rürup"-Rente)
  – sonstige Vorsorgeaufwendungen (bestimmte gesetzliche und freiwillige Versicherungen)
  Für alle Vorsorgeaufwendungen gelten Höchstbetragsregelungen.

- Kirchensteuer
- Promotionskosten
- Zahnarztausstattung

### 6.3.3 Werbungskosten

Die größten Möglichkeiten der Steuerersparnis bestehen im Bereich der Werbungskosten. Hierzu gehören alle Aufwendungen, die im Zusammenhang mit der ausgeübten beruflichen Tätigkeit stehen. Da solche Werbungskosten erfahrungsgemäß in gewissem Umfang bei der Mehrzahl der Arbeitnehmer anfallen, ist in die Monatslohnsteuertabellen bereits der sogenannte Arbeitnehmerpauschbetrag eingearbeitet. Diese Pauschale ist also in jedem Fall sicher, auch wenn Sie dafür keine Nachweise erbringen. Liegen Ihre tatsächlichen Werbungskosten jedoch über dem Betrag dieser Pauschale, müssen Sie die gesamten Aufwendungen nachweisen. Klassische Werbungskosten sind z.B.:

- Fahrten zwischen Wohnung und Arbeitsstätte
- Arbeitsmittel und Fachliteratur
- Berufsbekleidung und deren Reinigung
- Aufwendungen für einen beruflich bedingten Umzug bei Arbeitsaufnahme oder Stellenwechsel
- doppelte Haushaltsführung

Sie können dem Finanzamt die voraussichtlichen, steuerlich berücksichtigungsfähigen Aufwendungen auch schon vor deren tatsächlichem Entstehen anzeigen. Dadurch können diese Aufwendungen vorab auf der Lohnsteuerkarte als Freibetrag eingetragen werden. Dieser Freibetrag bewirkt, dass Sie von vornherein Monat für Monat weniger Steuern zahlen und eine Steuererstattung nicht erst zum Jahresende beantragen müssen. So gewähren Sie dem Fiskus kein Darlehen in Höhe der zu viel gezahlten Steuern.

# 7  Absicherung – Sicherheit für Zahnarzt und Familie

## 7.1  Krankenversicherung

Mit Aufnahme der beruflichen Tätigkeit müssen Sie sich um Ihre Krankenversicherung kümmern. Als angestellter Vorbereitungsassistent können Sie noch nicht zwischen der gesetzlichen und der privaten Krankenversicherung wählen, da Sie noch keine 3 Kalenderjahre mit Ihrem Verdienst über der Versicherungspflichtgrenze verdient haben.

Für die Studienzeit galt: Bei Einschreibung oder Rückmeldung mussten Sie den Nachweis einer Absicherung für den Krankheitsfall erbringen. In dieser Zeit war die Entscheidung für eine Krankenversicherung entweder fremdbestimmt (z.B. durch die Eltern) oder noch nicht von großer Bedeutung.

Mit dem Antritt eines Angestelltenverhältnisses sind Sie an die gesetzliche Krankenversicherung gebunden. Sie können aber schon zu diesem Zeitpunkt durch den Abschluss eines sogenannten Optionstarifes (s.u.) den Eintritt in die private Krankenversicherung vorbereiten. Sobald Sie sich niederlassen, sollten Sie sich in jedem Fall mit der privaten Krankenversicherung auseinandersetzen.

### 7.1.1  Krankenversicherungssysteme in Deutschland

In der Bundesrepublik Deutschland gibt es zwei unterschiedliche Krankenversicherungssysteme: die gesetzliche (GKV) und die private (PKV) Krankenversicherung.

**Gesetzliche Krankenversicherung**

Wenn Ihr Jahresgehalt unter oder an der sogenannten **Versicherungspflichtgrenze** liegt, müssen Sie sich gesetzlich krankenversichern. Diese allgemeine Versicherungspflichtgrenze liegt im Jahr 2008 für die Krankenversicherung bei einem Jahresarbeitsentgelt von 48 150 Euro bzw. 4012,50 Euro monatlich. Dazu zählt das feste monatliche Bruttoeinkommen, aber auch regelmäßige Zusatzvergütungen, mögliche Jahressonderzahlungen und der Zuschuss des Arbeitgebers zu den vermögenswirksamen Leistungen.

Als Angestellter können Sie sich nur dann privat krankenversichern, wenn Sie 3 Kalenderjahre in Folge die für das jeweilige Jahr geltende Versicherungspflichtgrenze überschritten haben. Sie haben aber ein Wahlrecht zwischen diversen gesetzlichen Krankenkassen als Leistungsanbieter. Da die Beitragssätze der verschiedenen Kassen nicht unerheblich differieren, sollten Sie die Entscheidung gut überlegen.

Die Beiträge werden einkommensbezogen erhoben und in Prozent des Bruttogehalts berechnet. Dabei wird eine Zweiteilung vorgenommen: Der durchschnittliche Beitragssatz der gesetzlichen Krankenkassen liegt 2008 bei 13,9%. An diesem Beitrag beteiligt sich Ihr Arbeitgeber zur Hälfte bis zu einer Höchstgrenze. Hinzu kommt ein Beitrag in Höhe von 0,9% Ihres Bruttogehalts, den Sie in voller Höhe selbst tragen. Der Beitrag wird jedoch nicht von einem beliebig hohen Bruttogehalt berechnet; vielmehr ist die sogenannte **Beitragsbemessungsgrenze** zu beachten. Sie stimmt nicht mit der oben genannten Versicherungspflichtgrenze überein, sondern liegt 2008 bei 43 200 Euro bzw. monatlich 3600 Euro. Der maximale Beitrag für die Krankenkasse wird durch diese monatliche Beitragsbemessungsgrenze begrenzt.

Bei der gesetzlichen Krankenversicherung ist in diesem Beitrag die Absicherung des nicht berufstätigen Ehegatten und der berücksichtigungsfähigen Kinder enthalten; man spricht daher von einer **Familienversicherung**. Das System der gesetzlichen Krankenversicherung bedeutet für Singles und Besserverdienende, dass sie durch ihre Beiträge ältere Menschen und kinderreiche Familien mitfinanzieren.

**Private Krankenversicherung**

Mit Überschreiten der Versicherungspflichtgrenze kamen Sie bisher in den Genuss des Wahlrechtes zwischen der freiwilligen Versicherung in der gesetzlichen oder dem Eintritt in eine private Krankenversicherung. Seit dem Jahr 2007 haben Sie dieses Wahlrecht erst, wenn Sie bereits 3 Kalenderjahre oberhalb der Versicherungspflichtgrenze verdient haben. Dies bedeutet für Sie als Vorbereitungsassistent in den allermeisten Fällen, dass Sie noch keine Möglichkeit haben, die private Krankenversicherung zu wählen.

Wenn Sie das Wahlrecht haben – sei es, weil Sie bereits 3 Jahre über der Versicherungspflichtgrenze verdient haben oder weil Sie sich als Zahnarzt niedergelassen haben und damit nicht mehr unter die Pflichtversicherten fallen –, ist bei der Entscheidung für die private Krankenversicherung – genau wie bei den gesetzlichen Krankenkassen – ein Preis-Leistungs-Vergleich anzuraten, denn auch bei den Prämien der privaten Anbieter gibt es große Unterschiede. Die Beitragserhebung bei den privaten Krankenversicherungen unterliegt einer anderen Betrachtungsweise als bei den gesetzlichen Versicherungen: Hier steht die einzelne Person im Vordergrund. Entscheidend für die Beitragshöhe sind unter anderem das Alter und das Geschlecht sowie der Gesundheitszustand

bei Vertragsabschluss. Je jünger Sie bei Vertragsabschluss sind, desto geringer ist – auf Dauer – Ihr Beitrag. Für Frauen liegen die Beiträge aufgrund der höheren Lebenserwartung und des größeren Vorsorgebewusstseins höher als für Männer. Bei gutem Gesundheitszustand setzt der Versicherer die Prämie nach der normalen Beitragstabelle an. Liegen sogenannte Vorerkrankungen vor, kann er Leistungsausschlüsse oder Beitragszuschläge (sogenannte Risikozuschläge) vereinbaren oder die Übernahme des Versicherungsschutzes ganz ablehnen.

Für Sie ist interessant, dass eine Reihe privater Krankenversicherer spezielle Tarife für Zahnmediziner anbieten, was zu Beitragsvorteilen gegenüber den Normaltarifen führt. Dies erklärt sich durch geringere anfallende Kosten im Zahnbereich, weil der Faktor Zahnbehandlung für Sie entfällt und die Leistung auf die Material- und Laborkosten begrenzt ist. Auf diese Weise wird für jeden Versicherten ein individueller Beitrag berechnet, der seiner Risikosituation gerecht wird.

In der Tabelle 7.1 sind die wichtigsten Unterschiede bezüglich des Leistungsumfanges der gesetzlichen und der privaten Krankenversicherung zusammengefasst.

### 7.1.2 Krankenversicherung – nicht nur das momentane Preis-Leistungsverhältnis zählt

Um eine Entscheidung treffen zu können, sollten Sie sich zunächst die grundlegenden Unterschiede der beiden Systeme vergegenwärtigen.

Die private Krankenversicherung bietet sicher die Möglichkeit eines besseren Leistungsumfangs als die gesetzliche Krankenversicherung mit ihren Regelleistungen. Von den Behandlern im ambulanten, stationären und zahnärztlichen Bereich kann der Patient eine aufwändigere Betreuung erwarten, steht

**Tab. 7.1:** Leistungsvergleich gesetzliche und private Krankenversicherung

| Wichtige Leistungen | Gesetzliche Krankenversicherung | Private Krankenversicherung |
|---|---|---|
| Ambulant | • 100% Kassenpatient<br>• Hausarztmodell<br>• 10 € Praxisgebühr pro Quartal<br>• Facharztbehandlung nach Überweisung durch den Hausarzt (sonst weitere 10 €)<br>• Medikamente: 10% Eigenbeteiligung, mindestens 5 €, maximal 10 €, keine Übernahme nicht verschreibungspflichtiger Arzneien<br>• keine Brillenerstattung ab dem 18. Lebensjahr | • 100% Privatpatient (Erstattung auf den Rechnungsbetrag)<br>• freie Arztwahl unter den niedergelassenen Ärzten, auch Spezialisten<br>• keine Grenze bei Medikamenten, keine Zuzahlung<br>• z.B. Brillengestell 100 €, Gläser auch in hochwertiger Qualität (z.B. Superentspiegelung, Grundtönung) |
| Stationär | • Mehrbettzimmer<br>• nächstes günstiges Krankenhaus<br>• in der Regel diensthabender Arzt<br>• Zuzahlung für maximal 28 Tage je 10 € = 280 € | • 1- oder 2-Bettzimmer (Erstattung auf den Rechnungsbetrag)<br>• freie Krankenhauswahl<br>• Spezialist/Chefarztwahl<br>• keine Zuzahlungen |
| Zahnbehandlung | • 100% Kassenpatient<br>• keine Prophylaxe (z.B. PZR) | • 100% Privatpatient (Erstattung auf den Rechnungsbetrag) |
| Zahnersatz/Kfo | • Kassenpatient<br>• 50% (maximal 65% mit Bonus nach 10 Jahren)<br>• „befundorientierte Festzuschüsse"<br>• Kfo für Erwachsene extrem eingeschränkt (Kombination mit Kieferchirurgie) | • Privatpatient (Erstattung auf den Rechnungsbetrag)<br>• 75–80% je nach Gesellschaft (inklusive sinnvoller hochwertiger Materialien, z.B. Gold, Keramik)<br>• eventuell Beitragsstaffeln 1.–x. Jahr<br>• keine Einschränkungen bei Kfo |
| Lohnfortzahlung ab dem 43. Tag der AU | • maximale Leistungsdauer 1½ Jahre<br>• maximal 70% vom Brutto/90% vom Netto, gekürzt um AG-Anteile Renten-, Pflege-, Arbeitslosenversicherung<br>• seit 2006 ggf. Eigenbeitrag 0,5% vom Brutto als Pflichtversicherung | • ohne Zeitbegrenzung bis Eintritt von Berufsunfähigkeit<br>• tatsächliches Nettoeinkommen (kann um AG-Anteil PKV und Rente erhöht werden; Beiträge Arbeitslosenversicherung trägt der PKV-Verband) |
| Einkommenssicherung bei Niederlassung | • Anspruchsbeginn frühestens ab dem 22. Tag (dann höherer Beitragssatz)<br>• Begrenzung der Höhe (maximal 70% von BBG) | • Anspruchsbeginn individuell (z.B. ab 4., 8. Tag usw.)<br>• individuell gemäß Nettoeinkommen (monatl. 6000–15 000 €) |
| Pflegepflichtversicherung | • Kinderlose zahlen 0,25% Zusatzbeitrag ohne AG-Beteiligung seit 2005<br>• häusliche Leistungen<br>• stationäre Leistungen (GKV/PKV identisch) | • häusliche Leistungen<br>• stationäre Leistungen (GKV/PKV identisch) |
| Krankenhaustagegeld | • nicht über GKV absicherbar (wichtig wegen Zuzahlungen Krankenhaus) | • 50–100 € tägl. möglich (z.B. für Rooming-in) |

ihnen doch auch eine höhere Liquidationsmöglichkeit zu.

Als pflichtversichertes Mitglied einer gesetzlichen Krankenkasse brauchen Sie sich jedoch mit den zahlreichen gesetzlichen Leistungseinschränkungen nicht abzufinden. Sie haben die Möglichkeit, durch private Zusatzversicherungen in wichtigen Leistungsbereichen – z.B. stationäre Behandlung, Hilfsmittel, Ausland – Ihren Schutz bei Krankheit zu ergänzen und auf diesem Wege den Status eines Privatpatienten zu erreichen.

Private Krankenversicherer bieten mit sogenannten **Optionstarifen** zu geringen Beiträgen für Zahnärzte, die aufgrund der Höhe des Verdienstes noch krankenversicherungspflichtig sind,

- die Zugangsberechtigung zur privaten Krankenversicherung,
- die Möglichkeit des „Einfrierens" des Gesundheitszustands (beim späteren Entfall der Krankenversicherungspflicht und Übergang auf einen sogenannten Vollschutztarif erfolgt keine erneute Überprüfung des – dann eventuell verschlechterten – Gesundheitszustands),
- die Möglichkeit von Zusatzleistungen (z.B. die Inanspruchnahme von Wahlleistungen bei einem Krankenhausaufenthalt).

Bei der Entscheidung für eine Krankenversicherung sollten Sie sich nicht allein durch ein vielleicht momentan günstiges Beitrags-Leistungs-Verhältnis leiten lassen, sondern alle persönlichen Aspekte berücksichtigen:

- **berufliche Aspekte:** Werden Sie auf Dauer angestellt bleiben? Ist eine Niederlassung angedacht? Werden Sie irgendwann im Beamtenverhältnis stehen?
- **finanzielle Aspekte:** Wie wichtig schätzen Sie einzelne Leistungen der Versicherer ein, z.B. Brillengestelle, stationäre Unterbringung im Einbettzimmer? Dies beeinflusst wesentlich die Systemwahl,

innerhalb des Systems die Gesellschaftswahl, bei der Gesellschaft die Tarifwahl. Wie steht es mit der Beitragsentwicklung?

- **familiäre Aspekte:** Sind Sie verheiratet oder steht eine Heirat bevor? Ist Ihr Ehegatte selbst berufstätig? Ist Nachwuchs geplant? Welche Leistungen sollen im Krankheitsfall Ihrem Ehepartner und den Kindern zur Verfügung stehen?

Diese Fragen sollten Sie klären, so gut Sie es zum jeweiligen Zeitpunkt können. Erst dann kann eine getroffene Entscheidung auch langfristig richtig sein.

Immer wieder wird die Beitragsentwicklung in den beiden unterschiedlichen Krankenversicherungssystemen diskutiert. Insbesondere die private Krankenversicherung gerät dabei als Alternative, die letztlich nur für Singles wirklich sinnvoll sei, ins Kreuzfeuer der Kritik. Ein oft gehörter Einwand lautet, dass ein nicht berufstätiger Ehepartner und mehr als ein Kind die vermeintlichen Beitragsvorteile nur allzu schnell schwinden lassen. Außerdem sei die private Krankenversicherung im Rentenalter aufgrund der hohen Beitragslast die schlechtere Alternative.

Wie sind diese Argumente zu bewerten? Richtig ist, dass es in der privaten Krankenversicherung – im Gegensatz zu den gesetzlichen Krankenkassen – keine Familienversicherung gibt. Der nicht berufstätige Ehepartner und die Kinder müssen also, dem Prinzip der individuellen Risikoabschätzung folgend, einzeln versichert werden.

Dennoch ist die gesetzliche Krankenkasse für den Zahnarzt im Allgemeinen nicht die bessere, weil preisgünstigere Alternative. Denn Zahnmediziner erhalten in der privaten Krankenversicherung bei einer Reihe von Anbietern Spezialtarife. Auch deren Ehepartner und Kinder können hiervon profitieren, da die Versicherer auch sie in diese speziellen Tarife aufnehmen. Dies hat zur Folge, dass die private Krankenversicherung trotz individueller Beiträge für den Lebenspartner und die Kinder im Hinblick auf die Systementscheidung für Zahnmediziner auch vom Preis eine günstige Alternative ist. Hinsichtlich der Leistungsseite – individuell zusammenstellbare Wahlleistungen statt konfektionierter Standardpakete – standen die Vorteile der privaten Versicherungen nie zur Diskussion.

Gerade für Zahnmediziner ist die private Krankenversicherung heute und in der Zukunft die vom Preis-Leistungs-Verhältnis her bessere Alternative. Dies bedeutet jedoch nicht, dass Sie mit jedem privaten Krankenversicherer gleich gut beraten sind. Ganz im Gegenteil! Der Wahl des Versicherers sollte besonderes Augenmerk gewidmet werden, da diese Entscheidung später nur schwer oder unter finanziellen Nachteilen korrigiert werden kann. Beiträge, Leistungen und Geschäftspolitik des Versicherers sollten bei der Entscheidung ebenso berücksichtigt werden wie die eigenen beruflichen und familiären Zukunftspläne, damit der Krankenversicherungsschutz künftigen Entwicklungen flexibel angepasst werden kann.

### 7.1.3 Private Krankenversicherer – auch im Rentenalter niedrige Beiträge

Die privaten Krankenversicherer sind dem Vorwurf steigender Beitragslasten im Rentenalter offensiv entgegengetreten. Maßnahmen zur Reduzierung der Beitragslast für ältere Versicherte sind seit vielen Jahren etabliert worden, flankiert von gesetzlichen Regelungen, die eine moderate Preisentwicklung auch für ältere Versicherte sichern. Die Beitragsrückerstattungen bei Leistungsfreiheit, mit denen die „Privaten" durchaus werbewirksam neue Kunden zu gewinnen wussten, kommen fast gänzlich den älteren Versicherten zugute. Das bedeutet, dass Überschüsse, die mit den Beiträgen der Versi-

cherten erwirtschaftet worden sind, nicht mehr ausschließlich dem einzelnen Vertrag gutgeschrieben und an den Kunden ausgeschüttet, sondern zur Absenkung der Altersbeiträge bzw. zur Vermeidung oder Minimierung anstehender Beitragserhöhungen verwendet werden. Durch dieses gerechtere Umlageverfahren wollen die Versicherer zum einen eine größere Beitragsstabilität für alle Kunden erzielen, zum anderen aber auch aus nicht benötigten Geldern Rückstellungen bilden, die an ältere Versicherte in Form von Beitragsvorteilen wieder ausgeschüttet werden. Darüber hinaus bilden die Gesellschaften ohnehin für alle Versicherten erhöhte Altersrückstellungen durch einen Teil der Beiträge.

Auch durch ein besonderes Umlageverfahren für die Verwaltungskosten werden ältere Versicherte begünstigt. Wurden die anfallenden Verwaltungskosten lange so auf die einzelnen Verträge verteilt, dass ein bestimmter Anteil des tatsächlich gezahlten Beitrags hierfür maßgebend war, so werden nun die jüngeren Versicherten mit geringfügig höheren Verwaltungskosten belastet. Dadurch können je nach Gesellschaft die Beiträge für junge Kunden leicht ansteigen. Die damit für ältere Versicherte verbundenen Beitragsentlastungen fallen mit bis zu 10% dagegen sehr deutlich ins Gewicht.

Unter bestimmten Umständen kann man ab 2009 in den sogenannten Basistarif der privaten Krankenversicherung wechseln, dessen Beitragshöhe den durchschnittlichen Höchstbetrag der gesetzlichen Krankenversicherung nicht überschreiten darf.

Durch die Maßnahmen zur Beitragsentlastung älterer Versicherter gewinnt die private Krankenversicherung insbesondere für den Mediziner klar gegenüber den gesetzlichen Krankenkassen. Die ohnehin nie infrage stehende Leistungsstärke der privaten Versicherung und die speziellen, preisgünstigen Tarife für Mediziner, zu denen auch die Ehepartner und Kinder Zutritt haben, werden durch eine optimale Anpassung der Beitragslast an die Einkommensentwicklung im Alter ergänzt. Der Zahnarzt sollte sich rechtzeitig über die Unterschiede zwischen den einzelnen Versicherungsunternehmen informieren, denn nicht alle privaten Krankenversicherer verfügen über solche Medizinertarife.

## 7.2 Berufsunfähigkeitsversicherung

> Der Verlust der Arbeitskraft stellt ein nicht zu unterschätzendes existenzielles Risiko dar. Dies gilt insbesondere für gut ausgebildete und spezialisierte Berufsgruppen. Im berufsständischen Versorgungswerk sind entsprechende Rentenleistungen an das Vorliegen einer vollständigen Berufsunfähigkeit geknüpft.

Hauptsächlich wird der Verlust der Arbeitsfähigkeit auch heute noch durch Krankheit verursacht – trotz eines gestiegenen Gesundheitsbewusstseins in der Bevölkerung und einer vielfach bewussteren Lebensführung. Die „Hitliste" der Erkrankungen, die als Ursache von Berufsunfähigkeit angegeben werden, führen die Erkrankungen des Skelett- und Bewegungsapparates sowie Herz-, Kreislauf- und Gefäßerkrankungen an. Diese Krankheiten sind in mehr als der Hälfte aller Fälle für den Verlust der Arbeitsfähigkeit verantwortlich. Hinzu kommen Nervenleiden und eine Vielzahl von allergischen Erkrankungen, die gerade in den letzten Jahren immer häufiger zu Berufsunfähigkeit führten. Unfallbedingte Berufsunfähigkeit spielt – anders als man zunächst meinen könnte – eine eher untergeordnete Rolle.

Mit dem Verlust oder der Minderung der Arbeitskraft gehen immer Einkommenseinbußen einher, denn der Berufsunfähige kann seinen Beruf nur noch eingeschränkt oder gar nicht mehr ausüben. Auch das „Umsatteln" auf einen anderen Beruf, der der Le-

bensqualität gerecht wird, ist normalerweise nicht möglich.

Um bei Berufsunfähigkeit Anspruch auf Rentenzahlungen aus dem berufsständischen Versorgungswerk zu haben, müssen Sie in der Regel

◢ vollständig berufsunfähig sein und
◢ die Ausübung des zahnärztlichen Berufs gänzlich einstellen.

Dabei stehen den Versorgungswerken der Zahnärztekammern Verweismöglichkeiten innerhalb der zahnärztlichen Tätigkeit offen (z.B. gutachterliche Tätigkeit). Näheres finden Sie dazu in dem Kapitel 22 „Zahnärztliches Versorgungswerk, Rente, Altersvorsorge – Zeit für neue Erfahrungen".

Bei einer nur teilweise eingeschränkten Berufsfähigkeit haben Sie keinen Anspruch auf Berufsunfähigkeitsrente. Deshalb ist eine private Vorsorge für das Berufsunfähigkeitsrisiko notwendig, handelt es sich doch um ein existenzielles Risiko.

Private Berufsunfähigkeitsversicherungen treten bereits ab 50% Berufsunfähigkeit ein, sofern Sie voraussichtlich 6 Monate ununterbrochen außerstande sind, Ihrem zuletzt ausgeübten Beruf nachzugehen (TOP-Bedingungen). Eine private Berufsunfähigkeitsversicherung sollten Sie auch mit Blick auf einen heute guten Gesundheitszustand nach dem Grundsatz „so früh und so hoch wie möglich" vereinbaren. Spätere Anpassungen an einen steigenden Bedarf im Lebenszyklus sollten möglich sein (z.B. Familienzuwachs, größere Gehaltssteigerungen, Niederlassung, Baufinanzierung).

### 7.2.1 Verschiedene Formen der Berufsunfähigkeitsversicherung

Die Versicherung kann als Zusatzbaustein zu einer Lebensversicherung bzw. privaten Rentenversicherung oder als selbstständiger Vertrag abgeschlossen werden.

Für den Abschluss einer Berufsunfähigkeitsrente bietet sich ein selbstständiger Vertrag bei einem Versicherer mit TOP-Bedingungen an, der auch Erhöhungen der Versicherungsleistung ohne neue Gesundheitsprüfung zulässt. Zur Berufsunfähigkeitsabsicherung gehört auch die Anschlussversorgung ab dem Rentenalter. Diese sollte durch Kapitalbildung gesichert sein, da gerade ein frühzeitiger Eintritt der Berufsunfähigkeit auch große Einschränkungen für die Altersrente zur Folge hat. Auch bei Berufsunfähigkeit wird dann das Sparziel der Kapitalversicherung in dem geplanten Umfang erreicht, weil der Versicherer die Sparbeiträge als versicherte Leistung aufbringt. Die TOP-Gesellschaften des Marktes bieten zusätzlich zur Beitragsbefreiung noch eine Leistungsdynamik an. Im Falle der Berufsunfähigkeit wird so der Sparbeitrag vom Versicherer übernommen und während der Dauer der Berufsunfähigkeit jährlich laufend mit bis zu 10% dynamisiert. Nur in dieser Kombination steht im Alter wirklich eine ausreichende Anschlussversorgung zur Verfügung.

Ob die Beitragsbefreiung greift und die Rente in voller Höhe gezahlt wird, richtet sich zum einen nach dem Grad der Berufsunfähigkeit des Versicherten und zum anderen nach der vereinbarten Leistungsstaffel. Gilt die Pauschalregelung, zahlt der Versicherer die volle Monatsrente ab einer Berufsunfähigkeit von 50%. Findet im Vertrag die Staffelregelung Anwendung, wird die Leistung abgestuft: Bei einer Berufsunfähigkeit von 26% werden dann auch nur 26% der vereinbarten Rente gezahlt, ab 75% schließlich der volle Betrag.

Die vereinbarten Leistungen aus der Berufsunfähigkeitsversicherung werden auch gezahlt, wenn der Versicherte während der Dauer der Zusatzversicherung pflegebedürftig wird.

Berufsunfähigkeitsrenten haben eine maximale Laufzeit bis zum 65. Geburtstag. Verträge, die vor diesem Datum enden, können durch eine „verlängerte Leistungsdauer" gestreckt werden. Viele Versicherer bieten auch variable Versicherungs- und Leistungslaufzeiten an.

## 7.3 Berufs- und Privathaftpflichtversicherung

> Eine der elementaren Absicherungen für Zahnärzte stellt die Berufshaftpflichtversicherung dar. Nicht umsonst verpflichtet auch die Berufsordnung den einzelnen Zahnarzt, sich hinreichend gegen Haftpflichtansprüche im Rahmen seiner beruflichen Tätigkeit zu versichern.

Verfolgt man die Diskussionen in der Tagespresse, zeigt sich eines ganz deutlich: Immer mehr Patienten werfen ihrem Arzt oder Zahnarzt heute vermeintliche oder tatsächliche Behandlungsfehler vor. Und immer öfter finden sich Ärzte vor den Gerichten wieder, wo Patienten ihre Schadensersatzforderungen zivilrechtlich durchzusetzen versuchen, gegebenenfalls nach einem vorgelagerten Strafprozess. Dabei muss nicht immer ein Behandlungsfehler vorliegen, für den der Patient Schadensersatz verlangt; vielfach ist eine mangelnde Aufklärung über mögliche Risiken von Diagnose und Therapie Grund für eine Schadensersatzklage.

Der Berufshaftpflichtversicherung kommt daher innerhalb Ihrer Versorgungskonzeption elementare Bedeutung zu. Um sich dem aktuellen Bedarf anzupassen, haben die Haftpflichtversicherer in der Bundesrepublik schon vor einigen Jahren die Deckungssummen in den Berufshaftpflichtpolicen für Zahnärzte neu festgelegt. Verträge sichern üblicherweise eine Deckungssumme von 5 Millionen Euro für Personen- und Sachschäden sowie 100 000 Euro für Vermögensschäden ab.

Grundsätzlich ist dem Haftpflichtversicherer der Wechsel vom Angestellten- in den

Selbstständigenstatus anzuzeigen. Einen ordentlichen Kündigungsgrund für einen bestehenden Vertrag stellt der Statuswechsel allerdings nicht dar. Denn die Anbieter für Berufshaftpflichtversicherungen haben sich dazu verpflichtet, Versicherungsschutz auch dann zu gewähren, wenn der Zahnarzt es versäumt, die aufgrund des größeren ärztlichen Handlungsspielraums veränderte Risikokonstellation sofort an den Versicherer zu melden (die Anzeigepflicht besteht erst nach einer besonderen Aufforderung durch den Versicherer). Eine Berufshaftpflichtpolice kann somit vom Zahnarzt immer nur zum Vertragsende oder nach einem Schadensfall gekündigt werden.

Wie sollte Ihr Berufshaftpflichtversicherungsschutz ausgestaltet sein? Im Allgemeinen umfassen die angebotenen Policen die Absicherung aller dienstlichen Haftungsrisiken. Es sind auch Schadensersatzforderungen, die aufgrund von zahnärztlichen Tätigkeiten in der Freizeit oder bei Notfällen eintreten, mitversichert.

Eine Berufshaftpflichtversicherung umfasst grundsätzlich folgende Leistungen:

- Abwehr unberechtigter Schadensersatzforderungen,
- Schadensersatz bei berechtigten Forderungen, die z.B. aus Behandlungsfehlern, Materialbeschädigungen oder als Folgeschäden aus mangelnder zahnärztlicher Aufklärung resultieren.

Je nach Risikoeinschätzung durch den Versicherer – diese erfolgt hauptsächlich aufgrund der Zugehörigkeit zu einer bestimmten Fachgruppe, des zahnärztlichen Status und der Art der Tätigkeit – können die Beiträge zur Berufshaftpflichtversicherung erheblich voneinander abweichen.

Sinnvolle Ergänzungen der Berufshaftpflichtversicherung sind fakultativ:

- **erweiterter Strafrechtsschutz:** Dieser dient der Verteidigung gegen den Vorwurf, eine Ordnungswidrigkeit oder fahrlässig eine Straftat begangen zu haben (s. Abb. 7.1).

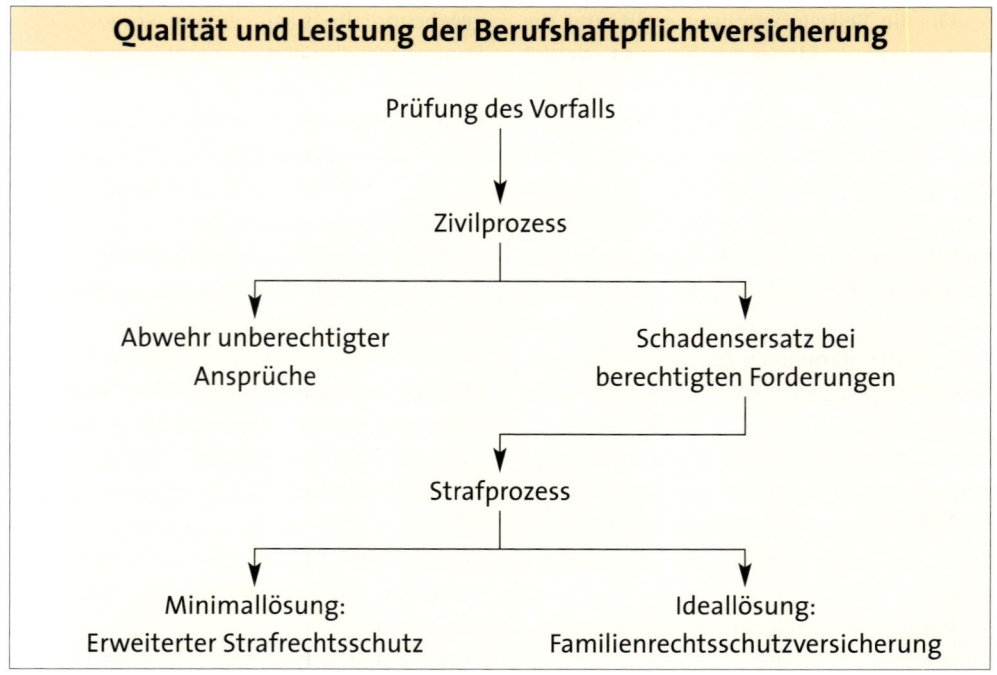

**Abb. 7.1:** Berufshaftpflichtversicherung und Strafrechtsschutz

◢ **Rechtsschutzversicherung:** Sie übernimmt im Leistungsfall – je nach Art und Umfang des Vertrags – die Kosten für Anwälte, Gutachter und Gerichte für den Mandanten. Die Rechtsschutzversicherung wird in unterschiedlichen Leistungskombinationen angeboten; die gängigsten sind die Familien- und Verkehrsrechtsschutzversicherung (s. auch Kap. 7.7.3 „Rechtsschutzversicherung").

Die Rechtsschutzversicherung stellt dabei die ideale Ergänzung zur Berufs- und Privathaftpflichtversicherung dar. Im Gegensatz zum erweiterten Strafrechtsschutz hat sie ein wesentlich besseres Beitrags-Leistungs-Verhältnis. Darüber hinaus besteht hier die freie Wahl des Anwalts; man ist nicht auf die Zuordnung eines Rechtsbeistands durch den Versicherer angewiesen.

## 7.4 Pflegeversicherung

> Die soziale Pflegeversicherung ist neben der Renten-, Kranken-, Unfall- und Arbeitslosenversicherung seit einigen Jahren die 5. Säule der Sozialversicherung.

Rund 80 Millionen Bürgerinnen und Bürger haben durch die Pflegeversicherung einen Versicherungsschutz bei häuslicher und stationärer Pflege; circa 2 Millionen Menschen beziehen zwischenzeitlich daraus Leistungen.

### 7.4.1 Wer ist pflegebedürftig?

Als pflegebedürftig gilt, wer „wegen einer körperlichen, geistigen oder seelischen Krankheit oder Behinderung für die gewöhnlichen und regelmäßig wiederkehrenden Verrichtungen des täglichen Lebens auf Hilfe angewiesen ist".

Damit ist Pflegebedürftigkeit nicht an ein bestimmtes Alter gekoppelt. Sie tritt bei Säuglingen (z.B. durch Geburtsfehler) ebenso auf wie in jungen und mittleren Jahren (z.B. nach Unfällen) und besonders häufig – bei zunehmendem Anstieg der Lebenserwartung – im Alter (z.B. nach Schlaganfällen, bei Demenz usw.).

### 7.4.2 Wer ist pflegeversichert?

Die Pflegeversicherung ist eine Pflichtversicherung, in die alle Personen einbezogen sind, die gesetzlich oder privat krankenversichert sind. Es gilt der Grundsatz: Die Pflegeversicherung folgt der Krankenversicherung, sodass im Allgemeinen der Versicherungsnehmer bei ein und demselben Unternehmen kranken- und pflegeversichert ist. Freiwillig in der gesetzlichen Krankenkasse Versicherte können wählen, ob sie der gesetzlichen oder der privaten Pflegeversicherung beitreten. Die Leistungen im Pflegefall sind bei beiden Versicherungsformen gleich.

### 7.4.3 Wer bestimmt den Grad der Pflegebedürftigkeit?

In der Pflegeversicherung sind 3 Stufen der Pflegebedürftigkeit vorgesehen:
◢ Pflegestufe I = erhebliche Pflegebedürftigkeit
◢ Pflegestufe II = Schwerpflegebedürftigkeit
◢ Pflegestufe III = Schwerstpflegebedürftigkeit

Darüber hinaus gibt es noch eine Härtefallregelung, wenn die Voraussetzungen der Pflegestufe III erfüllt sind, die geleistete Pflege diese Bedingungen aber noch deutlich übersteigt.

Die Eingruppierung in eine Pflegestufe wird von dem Medizinischen Dienst der Krankenkassen vorgenommen. Er stellt bei einem Hausbesuch (oder Besuch im Heim) fest, ob Pflegebedürftigkeit besteht und bestimmt gegebenenfalls die Pflegestufe. Der Pflegebedürftige kann dann entscheiden, ob er zu Hause von einem Angehörigen oder einem ambulanten Pflegedienst versorgt werden möchte oder ob er vollstationäre Pflege in einer Pflegeeinrichtung in Anspruch nimmt. Dementsprechend gestalten sich auch die Leistungen.

### 7.4.4 Was leistet die Pflegeversicherung?

Die häusliche Pflege hat Vorrang vor einer stationären Unterbringung. Deshalb bilden die Leistungen zur Verbesserung der häuslichen Bedingungen den Schwerpunkt der Pflegeversicherung. Je nach Grad der Pflegebedürftigkeit werden als **Sachleistungen** Pflegeeinsätze durch einen ambulanten Pflegedienst erbracht. Alternativ kann anstelle der Sachleistung ein **Pflegegeld** z.B. für

einen Angehörigen beansprucht werden, das nach dem Grad der Pflegebedürftigkeit gestaffelt ist. Eine Kombination aus Sach- und Geldleistungen ist ebenfalls möglich.

Die Pflegeversicherung zahlt auch eine Vertretung des pflegenden Angehörigen z.B. in Urlaubszeiten. Professionelle Tages- und Nachtpflege oder Kurzzeitpflege sind möglich; diese müssen bei der Pflegekasse beantragt werden.

Die stationäre Pflege staffelt sich ebenfalls in 3 Pflegestufen. Hier erhält der Pflegebedürftige ausschließlich Sachleistungen aus der Pflegeversicherung. Die gestaffelten Pauschalbeträge werden für die Grundpflege, die soziale Betreuung und die medizinische Behandlungspflege verwendet. Die Unterbringung und Verpflegung müssen nach wie vor – zumindest zum Teil – selbst bezahlt werden. In Tabelle 7.2 sehen Sie die gesetzlichen Leistungen aus der Pflegeversicherung wie sie ab dem 01.07.2008 gelten. Zur Finanzie-

**Tab. 7.2:** Leistungen der gesetzlichen Pflegeversicherung

| Häusliche Pflege | | | | |
|---|---|---|---|---|
| **Pflegestufe** | **bisher** | **2008** | **2010** | **2012** |
| Stufe I | 384 € | 420 € | 440 € | 450 € |
| Stufe II | 921 € | 980 € | 1040 € | 1100 € |
| Stufe III | 1432 € | 1470 € | 1510 € | 1550 € |
| **Pflegegeld** | | | | |
| **Pflegestufe** | **bisher** | **2008** | **2010** | **2012** |
| Stufe I | 205 € | 215 € | 225 € | 235 € |
| Stufe II | 410 € | 420 € | 430 € | 440 € |
| Stufe III | 665 € | 675 € | 685 € | 700 € |
| **Stationäre Pflege** | | | | |
| **Pflegestufe** | **bisher** | **2008** | **2010** | **2012** |
| Stufe I | 1023 € | | | |
| Stufe II | 1279 € | | | |
| Stufe III | 1432 € | 1470 € | 1510 € | 1550 € |
| Stufe III Härtefall | 1688 € | 1750 € | 1825 € | 1918 € |

Die Leistungen der Pflegeversicherung sollen ab dem Jahr 2015 in einem dreijährigen Rhythmus dynamisiert werden.

rung wird der Beitrag zur Pflegeversicherung ebenfalls ab diesem Zeitpunkt von 1,7 auf 1,95% (bei Kinderlosen + 0,25%) erhöht.

### 7.4.5 Pflegezusatzversicherung – Ist die soziale Pflegeversicherung ausreichend?

Alten- und Pflegeheimplätze sind teuer! Monatliche Preise von 3000 Euro und mehr sind keine Seltenheit. Wer nur eine kleine Rente bezieht und nicht von einem größeren Vermögen zehren kann, ist trotz Pflegeversicherung schnell auf die finanzielle Hilfe der Angehörigen oder sogar der Gemeinschaft angewiesen. Wollen Sie im Alter nicht auf Sozialleistungen des Staates angewiesen sein, sollten Sie eine private Pflegezusatzversicherung haben, die diese Deckungslücke ausgleicht.

## 7.5 Unfallversicherung

> Unfälle können im beruflichen und privaten Umfeld passieren und treten unerwartet auf. Versicherungsschutz gegen die Folgen von Unfällen gibt es in 2 Ausführungen: der gesetzlichen und der privaten Unfallversicherung. Bei der gesetzlichen Unfallversicherung handelt es sich – wie der Begriff vermuten lässt – um eine Pflichtversicherung, die private Unfallversicherung bedarf der eigenen Initiative.

### 7.5.1 Gesetzliche Unfallversicherung

Die gesetzliche Unfallversicherung ist eine Pflichtversicherung, die – neben weiteren Personengruppen – in der Hauptsache alle Arbeitnehmer gegen beruflich bedingte Unfälle absichert, also auch Sie als angestellten Zahnarzt. Der Versicherte selbst weiß vielfach nicht, dass eine solche Pflichtversicherung besteht, da er keine eigenen Beiträge dafür zahlt; dies ist ausschließlich Sache des Arbeitgebers.

Träger der gesetzlichen Unfallversicherung sind verschiedene – berufsgruppenspezifische – Berufsgenossenschaften. Für Ärzte und Zahnärzte ist die Berufsgenossenschaft für Gesundheitsdienst und Wohlfahrtspflege (BGW) mit Sitz in Hamburg zuständig. Versichert sind:

- **Arbeitsunfälle:** Das sind zum einen – der Begrifflichkeit folgend – Unfälle, die Sie in Ausübung der beruflichen Tätigkeit erleiden. Zum anderen fallen darunter aber auch Wegeunfälle, das heißt Unfälle auf dem Weg zur Arbeit bzw. von der Arbeit nach Hause. Was als solcher Wegeunfall zählt (Stichwort „Umwege"), hat schon vielfach die Sozialgerichte beschäftigt.
- **Berufskrankheiten:** Was als Berufskrankheit anerkannt ist, ist in einer Berufskrankheitenliste erfasst.

Die Berufsgenossenschaft leistet im Versicherungsfall:

- Heilbehandlung
- Berufshilfe (Rehabilitationsmaßnahmen)
- Verletztengeld (für die Dauer der ärztlich festgestellten Arbeitsunfähigkeit)
- Verletztenrente

Der bedeutendste Leistungsfaktor ist die Verletztenrente, die gegebenenfalls auf Lebenszeit gezahlt wird. Voraussetzung für die Zahlung der Verletztenrente ist eine Minderung der Erwerbsfähigkeit um mindestens 20%.

Folgende Einschränkung ist zu beachten: Sämtliche Leistungen aus der gesetzlichen Unfallversicherung setzen eine beruflich bedingte Unfallursache voraus. Alle Unfälle aus dem privaten Bereich – man denke nur an Sport- und Freizeitunfälle – deckt die Berufsgenossenschaft somit verständlicherweise nicht ab.

### 7.5.2  Private Unfallversicherung

Der Absicherung der eigenen Arbeitskraft sollte ein besonderes Augenmerk gewidmet werden. Sicher werden Sie zunächst prüfen müssen, welches Risiko Sie selbst zu tragen bereit sind. Denn ein Mehr an Sicherheit und damit an Versicherung kostet Geld, schränkt also Ihre frei verfügbaren Mittel ein. Die Entscheidung für oder gegen eine Versicherung sollte daher immer auf der Basis einer genauen Analyse der eigenen Risikokonstellation erfolgen. Hierzu gilt es, Kosten und Nutzen einer bestimmten Vorsorgemaßnahme genau gegenüberzustellen. Im Gesamtkontext möglicher Vorsorgemaßnahmen für die Absicherung des Berufsunfähigkeitsrisikos nimmt die private Unfallversicherung einen vergleichsweise kleinen, aber nicht zu vernachlässigenden Stellenwert ein.

Die Unfallversicherung tritt nur dann mit ihren spezifischen Leistungen ein, wenn Sie aufgrund eines Unfalls in der körperlichen Leistungsfähigkeit dauerhaft eingeschränkt sind. Tritt Invalidität krankheitsbedingt ein, besteht keinerlei Absicherung durch diese Versicherung. Es werden unterschiedliche Leistungsbestandteile angeboten: Neben der Unfallinvalidität können auch der Unfalltod, ein Unfalltagegeld, ein Unfallkrankenhaustagegeld, ein Übergangsgeld und die Kosten für Heilbehandlungen infolge eines Unfalls abgesichert werden.

Wichtig für Sie ist aber allein die Unfallinvaliditätsabsicherung, da die übrigen Leistungen über andere Versicherungen zumeist wesentlich kostengünstiger und umfassender versichert werden können. Allerdings darf die private Unfallversicherung nicht separat betrachtet werden. Sie muss immer im Gesamtzusammenhang mit anderen gesetzlichen und privaten Absicherungen gesehen werden. Um die Notwendigkeit einer Unfallversicherung zu beurteilen, müssen Sie die gesamte Absicherungssituation durch Berufsgenossenschaft, Zahnärzteversorgung, Berufsunfähigkeitsversicherung und private Unfallversicherung im Gesamtzusammenhang betrachten.

Bei der Wahl des Tarifs sollten Sie beachten, dass

◢ nur der Leistungsbaustein „Unfallinvalidität" versichert wird,
◢ die Infektions- und Röntgenklausel Vertragsbestandteil ist,
◢ die verbesserte Gliedertaxe speziell für Zahnärzte der Bestimmung des Invaliditätsgrades zugrunde gelegt wird,
◢ für die Invaliditätsentschädigung eine Progression vereinbart wird.

## 7.6  Tod und Hinterbliebenenschutz

> Der überraschende Tod des Familienernährers – gerade in jüngeren Jahren – ist für die hinterbliebenen Angehörigen ein schwerer Schicksalsschlag. Er kann eine Familie finanziell ruinieren. Zumindest das finanzielle Risiko können Sie mit einer Risikolebensversicherung decken.

Anders als bei der kapitalbildenden Lebensversicherung erfolgt eine Leistung aus der Risikolebensversicherung nur dann, wenn der Versicherte während der vereinbarten Vertragslaufzeit stirbt. Erleben Sie den Ablauf der Versicherung, erfolgt keine Zahlung. Dafür sind diese Policen aber auch entsprechend preisgünstig.

Risikolebensversicherungen eignen sich besonders für junge Familien, die wenig Kapital zur Verfügung haben und z.B. ein Eigenheim finanzieren müssen. Sie können sich mit dieser Versicherungsform zu günstigen Beiträgen gut absichern. Die Risikolebensversicherung dient hier gleichermaßen zur Hinterbliebenenversorgung und zur Kreditsicherung.

Grundsätzlich sollten Sie die Absicherung der Hinterbliebenen in ausreichender Dauer und Höhe veranschlagen. Wichtig ist die individuelle Ermittlung der notwendigen Absicherungssumme unter Berücksichtigung der Ansprüche aus der berufsständischen Versorgung und schon bestehender Absicherungen. Pauschalformeln helfen Ihnen in diesem Zusammenhang wenig.

Auch bei der Vertragsgestaltung sollten Sie wohl überlegt vorgehen. Um die Hinterbliebenenleistung aus der Versicherung nicht durch eine Erbschaftssteuerzahlung zu schmälern, sollte der Leistungsempfänger auch immer Versicherungsnehmer im Vertrag sein, versicherte Person ist der jeweilige Partner.

Sinnvoll kann diese Lebensversicherungsvariante auch zur Teilhaber- und Geschäftspartnerabsicherung (Risikolebensversicherung auf 2 verbundene Leben) sein. Im Todesfall des zuerst Verstorbenen wird die Leistung an die Bezugsberechtigten ausgezahlt.

Seit geraumer Zeit bieten einige Versicherer Nichtraucherpolicen oder Rabatte für bestimmte Berufsgruppen an, bei denen die Beiträge noch niedriger ausfallen.

# 7.7 Sonstige Versicherungen

Mit Aufnahme der beruflichen Tätigkeit und gegebenenfalls Gründung des ersten eigenen Hausstandes kommen weitere Versicherungen in Betracht, wie z.B. die Hausratversicherung; andere Versicherungen bestehen möglicherweise schon. Auf einige davon soll an dieser Stelle nur kurz eingegangen werden.

## 7.7.1 Hausratversicherung

In einer Hausratversicherung ist der gesamte Hausrat versichert. Dazu gehören alle Einrichtungsgegenstände und alle Sachen, die zum Gebrauch oder Verbrauch vorgesehen sind. Für bestimmte Wertsachen gelten ohne besondere Sicherungsmaßnahmen Entschä-

digungsgrenzen. Versichert sind die Gegenstände gegen folgende Gefahren:

- Brand, Blitzschlag, Explosion, Anprall/Absturz eines Luftfahrzeugs (sowie seiner Teile und Ladung)
- Einbruchdiebstahl, Raub oder der Versuch einer solchen Tat
- Vandalismus nach Einbruch
- Leitungswasser
- Sturm, Hagel

Ersetzt werden

- bei zerstörten oder abhanden gekommenen Sachen der Wiederbeschaffungspreis von Gegenständen gleicher Art und Güte in neuwertigem Zustand (Neuwert),
- bei beschädigten Sachen die notwendigen Reparaturkosten zum Zeitpunkt des Versicherungsfalls zuzüglich einer etwa verbleibenden Wertminderung.

## 7.7.2 Glasversicherung

Glasversicherungen werden vielfach in Kombination mit einer Hausratversicherung, aber auch separat angeboten. Man unterscheidet hier nach:

**Haushaltsglasversicherung**
Sie ist für Mieter von Wohnungen und Bewohner von Einfamilienhäusern vorgesehen. Versichert ist Glasbruch an der Gebäude- und Mobiliarverglasung. Bei Bedarf können Aquarien, Terrarien, Glaskeramik-Kochflächen und Kunststoffplatten mitversichert werden.

**Wohngebäudeglasversicherung**
Diese Versicherung richtet sich an Eigentümer von Mehrfamilienhäusern. Hier ist je nach Vertragsausgestaltung die gesamte Gebäudeverglasung versichert oder nur Scheiben, die zu Räumen gehören, die der Allgemeinheit zugänglich sind.

### 7.7.3  Rechtsschutzversicherung

Die Gesetzgebung und Rechtsprechung sind immer unübersichtlicher und komplizierter geworden. Der Laie kann sich nur schwer darin zurechtfinden. Der Ausgang eines Prozesses wird entsprechend ungewisser. Das Kostenrisiko ist gestiegen. Eine Rechtsschutzversicherung übernimmt bei der Wahrung von Rechtspositionen die entstehenden Kosten. Erstattungsfähig sind die Rechtsanwaltshonorare, die Kosten der Gerichtsverhandlungen und die Nebenkosten. Bei Strafverfahren im Ausland übernimmt der Versicherer die Bereitstellung einer gegebenenfalls erforderlichen Kaution. Die Rechtsschutzversicherung unterscheidet verschiedene Bereiche wie Privatrechtsschutz, Mietrechtsschutz, Verkehrsrechtsschutz und Rechtsschutz für Firmen und freie Berufe.

### 7.7.4  Kraftfahrzeugversicherung

Bei der Kraftfahrzeugversicherung sind die Bereiche Haftpflichtversicherung und Kaskoversicherung zu unterscheiden. Die Kfz-Haftpflichtversicherung schützt vor gesetzlichen Haftpflichtansprüchen Dritter, die durch den Gebrauch des versicherten Fahrzeugs entstanden sind; es handelt sich hierbei um eine Pflichtversicherung. Die Kaskoversicherung deckt Schäden am eigenen Fahrzeug; sie wird als Teilkasko- und als Vollkaskoversicherung angeboten. Während sich der Versicherungsschutz bei der Teilkaskoversicherung in der Regel auf die Gefahren Brand/Explosion, Entwendung, unbefugten Gebrauch durch betriebsfremde Personen, Raub und Unterschlagung, Sturm/Hagel/Blitzschlag, Überschwemmung sowie Zusammenstoß mit Haarwild beschränkt, deckt die Vollkaskoversicherung auch Unfallschäden am eigenen Fahrzeug sowie mutwillige oder böswillige Handlungen betriebsfremder Personen. Die Versicherer bieten darüber hinaus die Insassenunfallversicherung an.

# 8 Altersvorsorge – Zeit für neue Erfahrungen

## 8.1 Versorgungswerke der Zahnärztekammern

Das berufsständische Versorgungswerk stellt für den Zahnarzt die Grundabsicherung für die Alters- und Berufsunfähigkeitsvorsorge sowie die Versorgung der Hinterbliebenen dar. Private Ergänzungen sind aber – auch aufgrund der politischen Entwicklungen – unumgänglich. Sie finden eine ausführliche Darstellung dieses Themenkomplexes in dem Kapitel 22 „Zahnärztliches Versorgungswerk, Rente, Altersvorsorge".

## 8.2 Stichwort „nachgelagerte Besteuerung"

Mit der Einführung der nachgelagerten Besteuerung ist der Gesetzgeber einer Forderung des Bundesverfassungsgerichts aus dem Jahr 2002 nachgekommen, Pensionäre und Rentner bei der Besteuerung ihrer Altersruhegelder gleichzustellen.

### 8.2.1 Alterseinkünftegesetz und nachgelagerte Besteuerung

Beamtenpensionen unterliegen der vollen Besteuerung. Bis einschließlich 2004 erfolgte die Besteuerung der Altersrenten nach dem sogenannten Ertragsanteil der Rente, es war also nur ein bestimmter Anteil der Rente der Besteuerung unterworfen. Wie hoch dieser Anteil ausfiel, hing vom Lebensalter des Rentners zum Zeitpunkt des Ruhestandsbe-

ginns ab; bei einem Ruhestandsbeginn mit vollendetem 65. Lebensjahr betrug der Ertragsanteil zum Beispiel 27% der Rente.

Seit 2005 kommt es – durch die Umsetzung des sogenannten Alterseinkünftegesetzes – sukzessive zur nachgelagerten Besteuerung, das heißt, dass Altersrenten ebenso wie die Beamtenpensionen der vollen Besteuerung unterworfen werden. Allerdings wird die Vollbesteuerung nicht „auf einen Schlag", sondern stufenweise umgesetzt.

Wie hoch der Teil der Rente ausfällt, der besteuert wird, hängt dabei nicht mehr von Ihrem Lebensalter bei Rentenbeginn ab, sondern vom Jahr des Beginns der Rentenzahlung. Wer im Jahr 2007 „in Rente geht", hat einen Besteuerungsanteil in Höhe von 54% seiner Rente. Für die nachfolgenden Rentenjahrgänge wird der Anteil bis zum Jahr 2020 zunächst um jeweils 2%, vom Jahr 2021 an um jeweils 1% erhöht. Der für jeden Jahrgang verbleibende steuerfreie Teil der Jahresbruttorente wird auf Dauer beibehalten. Altersrenten, die ab 2040 gezahlt werden, weisen dann einen Besteuerungsanteil von 100% auf.

Die Konsequenzen der nachgelagerten Besteuerung zeigt das Beispiel in der Tabelle 8.1. Dabei wird jeweils von einer Bruttorente von 3000 Euro monatlich und einem angenommenen persönlichen Steuersatz von 30% (unter Berücksichtigung weiterer Einkünfte) ausgegangen.

Wenn das Alterseinkünftegesetz auf der einen Seite mit der sukzessiv eingeführten nachgelagerten Besteuerung der Renten negative Auswirkungen auf die Rentenhöhe hat, so muss es auf der anderen Seite ausglei-

**Tab. 8.1:** Konsequenzen der nachgelagerten Besteuerung

| | Gesetzge-bung bis 2004 | Änderung seit 2005 | | | |
|---|---|---|---|---|---|
| | | Alter heute (2008) | | | |
| | | 65 Jahre | 50 Jahre | 40 Jahre | ≤ 32 Jahre |
| Alter bei Rentenbeginn | 65 Jahre | 65 Jahre | 65 Jahre | 65 Jahre | 65 Jahre |
| Rentenbeginn | mit 65 Jahren | 2008 | 2023 | 2033 | 2041 |
| Bruttorente | 3000 € | 3000 € | 3000 € | 3000 € | 3000 € |
| Ertrags-/Besteuerungsanteil | 27% | 56% | 83% | 93% | 100% |
| Nettorente | 2757 € | 2496 € | 2253 € | 2163 € | 2100 € |
| Rentenminus monatlich (bezogen auf alte Gesetzgebung) | | 261 € | 504 € | 594 € | 657 € |

chend auch einen positiven Effekt erbringen. Um eine Doppelbesteuerung zu vermeiden, werden daher die Altersvorsorgeaufwendungen nach und nach steuerfrei gestellt. Bis zu 20 000 Euro jährlich (bei Verheirateten bis zu 40 000 Euro) können für Altersvorsorgeaufwendungen geltend gemacht werden. Der volle Betrag kann aber erst ab dem Jahr 2025 ausgeschöpft werden. Im Jahr 2007 sind es 64% der oben genannten Höchstbeträge, pro Jahr kommen weitere 2% hinzu.

## 8.3 Private Altersvorsorge – die Instrumente

Die Altersvorsorge ist eine Domäne der Geldwerte. Klassische Lebensversicherungen, Riester- und Rürup-Renten sowie die betriebliche Altersversorgung setzen auf den Kapitalmarkt und erwirtschaften über eine lange Laufzeit Zinsen und Zinseszinsen. Alternativ können Mieteinnahmen aus Immobilien als Einnahmequellen im Alter genutzt werden. In diesem Kapitel werden die verschiedenen Möglichkeiten für eine private Altersvorsorge vorgestellt.

### 8.3.1 Private Renten- oder Lebensversicherung

Die private Renten- oder Lebensversicherung bietet individuell gestaltbare Vermögensaufbauprozesse für die Lebensphase nach dem Berufsleben.

**Rahmenbedingungen**

Spezielle gesetzliche Vorschriften für diese Vorsorgeform sind seit 2005 nicht mehr vorgesehen, sodass hinsichtlich Anlageformen, Beitragsgestaltung, Beleih- und Verpfändbarkeit, Vererbbarkeit und in der Leistungsphase jegliche freie Verfügbarkeit und Gestaltungsmöglichkeit (Rentenbezug, Kapitalauszahlung) besteht. Deshalb ist die private Versorgung als lebensbegleitendes Instrument unverzichtbar.

**Steuerliche Betrachtung**

Die Beiträge neuer Verträge ab 2005 sind steuerlich nicht mehr – wie zuvor – im Rahmen der Vorsorgeaufwendungen abzugsfähig und werden somit aus dem Netto aufgebracht. Deshalb werden die Leistungen auch in der Bezugsphase in erheblichem Maße steuerlich freigestellt.

Eine lebenslange Rente, die z.B. mit dem 65. Lebensjahr beginnt, wird nur mit einem Ertragsanteil von 18% steuerlich als sonstige

Einkünfte erfasst. Bei einer Kapitalauszahlung wird nur der Gewinn (Auszahlung abzüglich der eingezahlten Beiträge) versteuert; bei einer Auszahlung ab dem 60. Lebensjahr und nach einer 12-jährigen Laufzeit nur noch der halbe Gewinn.

## Chancen

Dieser freie Vermögensaufbau kann zusätzlich beliehen, verpfändet und natürlich frei (auch an Lebenspartner und Dritte) vererbt werden. Weiterhin kann er mit der Absicherung existenzieller Risiken kombiniert werden. Hier ist an eine Berufsunfähigkeitsabsicherung zu denken, die neben einer Rente bei Berufsunfähigkeit auch die Beiträge für diesen Kapitalaufbau bis zum Rentenalter abdeckt. In der Form einer Lebensversicherung wird neben dem Kapitalaufbau auch ein Todesfallschutz für die Hinterbliebenen preisgünstig mitversichert.

## Varianten

Der Kapitalaufbau kann mit einer garantierten Verzinsung zuzüglich der erwirtschafteten Überschüsse erfolgen. Daneben ist auch eine Anlage in Investmentfonds sehr attraktiv, weil hier – je nach Anlageprofil und Risikoneigung – die Chancen der Märkte genutzt werden können.

## Für wen?

Eine private Versorgung ist für jeden als erster Baustein geeignet, da dieser jederzeit ohne staatliche Beschränkungen den zukünftigen Änderungen im familiären und beruflichen Bereich angepasst werden kann.

## 8.3.2 Vermietete Immobilien als Einkunftsquelle im Alter

Immobilien und Unternehmensbeteiligungen gehören in die Kategorie der Sachwerte und folgen anderen Marktmechanismen als Geldwerte in Form von Lebensversicherungen oder Renten. Sie ergänzen den Kapitalaufbau für das Alter und bieten als Einkunftsquelle laufende Mieteinnahmen und einen vererbbaren Wert.

## Marktlage

Eine ausgesuchte Lage der Wohnimmobilie, gute Bauqualität und eine zeitlose Architektur sind die Garanten für eine langfristig gute Wertentwicklung und ein attraktives Mietniveau.

## Wirtschaftliche und steuerliche Betrachtung

Mieteinnahmen sind steuerlich Einkünfte aus Vermietung und Verpachtung, die mit den Werbungskosten (insbesondere den Schuldzinsen und der Abschreibung auf die Anschaffungs- bzw. Herstellungskosten des Gebäudes) gegengerechnet werden. Hohe Abschreibungen in den ersten Jahren, wie bei der Neubau- und noch mehr bei der Sanierungsimmobilie, führen zu einem interessanten Steuerspareffekt.

## Für wen?

Eine vermietete Immobilie ist nach erfolgreichem Berufseinstieg sinnvoll. Für die Bonitätsbetrachtung sollten die Anschaffungskosten das Doppelte eines Jahresbruttoeinkommens nicht übersteigen.

## 8.3.3 Kapitalgedeckte Basisrente

Die Basisrente, oft auch nach ihrem „Erfinder" als Rürup-Rente bezeichnet, bietet seit dem Jahr 2005 die Möglichkeit, durch eigene Sparleistungen die gesetzliche bzw. berufsständische Rente zu ergänzen. Sie baut Rentenanwartschaften durch eine individuelle Kapitaldeckung im Rahmen eines privaten Leibrenten-Versicherungsvertrages auf.

## Rahmenbedingungen

Das Ziel der Basisrente ist eine lebenslange, steigende Altersrente, die frühestens ab dem

60. Lebensjahr ausgezahlt wird. Eine Kapitalleistung im Sinne einer Einmalzahlung ist nicht möglich. Die Rechte stehen nur dem Sparer selbst – exklusiv für sein Alter – zur Verfügung. Deshalb ist eine Verwertung im Rahmen eines Insolvenzverfahrens sowie eine Anrechnung im Rahmen von Hartz IV ausgeschlossen. Um eine Zweckentfremdung zu verhindern, sind eine Verpfändung, Übertragung oder Veräußerung der Ansprüche ebenfalls verboten.

Bei Tod des Sparers steht das vorhandene Kapital als lebenslange Rente dem Ehepartner und danach den kindergeldberechtigten Kindern zur Verfügung.

## Steuerliche Betrachtung

Die Beiträge zur Basisrente sind neben den gesetzlichen Rentenbeiträgen (bei Zahnärzten also in der Regel die Beträge an das Versorgungswerk der Zahnärztekammer) als Vorsorgeaufwendungen bis zu 20 000 Euro jährlich steuerlich absetzbar. Für Ehepaare mit gemeinsamer steuerlicher Veranlagung verdoppelt sich dieser Betrag.

Die steuerliche Freistellung der Beiträge erfolgt allerdings schrittweise: Im Jahr 2006 werden zunächst nur 62% der aufgewendeten Beiträge steuerlich angerechnet. Dieser Prozentsatz steigt Jahr für Jahr um 2%, bis 2025 100% erreicht sein werden. Für Angestellte ist zu beachten, dass der steuerfreie Arbeitgeberzuschuss zur Rentenversicherung abgezogen wird.

Die Rentenleistungen aus der Basisrente werden nachgelagert besteuert. Entscheidend für die Höhe der steuerlichen Berücksichtigung ist das Kalenderjahr des Rentenbeginns. Bei Rentenbeginn im Jahr 2006 werden 52% der Rente steuerlich als sonstige Einkünfte herangezogen. Bei späterem Rentenbeginn gelten höhere Sätze, bis im Jahr 2040 mit dem maximalen Satz die volle Besteuerung erreicht sein wird.

## Chancen

Die gesetzlichen Renten sind aus demografischen und vielen anderen Gründen in ihrer Höhe nicht mehr gesichert. Eine zusätzliche kapitalgedeckte Altersvorsorge mit steuerlicher Anrechnung der Beiträge steht seit 2005 zur Verfügung. Die steuerliche Absetzbarkeit der Beiträge ist für alle Steuerpflichtigen attraktiv und bedeutet eine erhebliche Liquiditätsentlastung.

## Varianten

In ihrer Tarifgestaltung bieten die Versicherungsunternehmen die Möglichkeit einer flexiblen Beitragszahlung; insbesondere sind auch Einmaleinzahlungen, eine – allerdings in der Höhe sehr begrenzte – Absicherung bei Berufsunfähigkeit sowie Hinterbliebenenrenten möglich.

Der Sparer kann eine konventionelle Basisrente mit garantierter Verzinsung und sicherem Deckungskapital wählen. Alternativ ist auch eine fondsbasierte Variante möglich; hierbei können die Chancen und Risiken des Kapitalaufbaus durch die Wahl der Investmentfonds selbst bestimmt werden.

## Für wen?

Die Basisrente ist für alle geeignet, deren Rentenansprüche bei der Deutschen Rentenversicherung und den Versorgungswerken gesunken sind oder in Zukunft sinken werden. Hiervon wird wohl kaum jemand ausgenommen sein. Attraktiv ist die Basisrente durch eine steigende steuerliche Absetzbarkeit in großzügigen Grenzen. Mit steigendem steuerpflichtigem Einkommen wird deshalb diese Rentenform immer interessanter. Die flexible Beitragsgestaltung bietet Selbstständigen besonders interessante Gestaltungsmöglichkeiten.

Diese Form der Basisrente ist besonders dann empfehlenswert, wenn der Steuersatz in der Beitragsphase hoch und in der Rentenphase niedrig ist. Deshalb ist sie ideal für beruflich etablierte Zahnärzte mit hohem Einkommen und geringer nachgelagerter Besteuerung. Der steuerliche Rahmen für eine Berücksichtigung der Beiträge ist mit 20 000 Euro (bzw. 40 000 Euro bei Verheirateten) jährlich groß genug, um auch in kurzer Zeit eine attraktive Basisrente aufbauen zu können.

Für Berufsstarter ist die Basisrente zunächst nur 2. Wahl, da andere steuerliche Förderungen eine 100%ige Berücksichtigung der Beiträge vorsehen. Hinzu kommt, dass dieser unflexible Sparprozess keine Einsatzmöglichkeiten für zukünftige Entscheidungen (Familiengründung, Eigenheim, Niederlassung, Kinderausbildung) erlaubt. Sie wird dann interessant, wenn die Abzugsfähigkeit der Beiträge und die nachgelagerte Besteuerung der Altersrente in einem vernünftigen Verhältnis zueinander stehen.

### 8.3.4 Riester-Rente

Mitglieder berufsständischer Versorgungseinrichtungen können für sich selbst zwar keine Riester-Rente erwerben, allerdings ist dies für den Ehegatten möglich. Und der „zahnärztliche" Ehegatte kann dann unter Umständen auch davon profitieren. Daher werden die Regelungen zur Riester-Rente an dieser Stelle dargestellt.

**Rahmenbedingungen**
Das Ziel der Rister-Rente ist ebenfalls eine lebenslange, steigende Altersrente, die frühestens ab dem 60. Lebensjahr ausgezahlt wird. Eine Kapitalleistung im Sinne einer Einmalzahlung ist lediglich in Höhe von 30% des vorhandenen Kapitals vorgesehen. Die Rechte stehen nur dem Sparer selbst – exklusiv für sein Alter – zur Verfügung. Deshalb ist eine Verwertung im Rahmen eines Insolvenzverfahrens sowie eine Anrechnung im Rahmen von Hartz IV ausgeschlossen. Um eine Zweckentfremdung zu verhindern, sind eine Verpfändung, Übertragung oder Veräußerung der Ansprüche ebenfalls verboten.

Bei Tod des Sparers gehen die Ansprüche auf den Riester-Vertrag des Ehepartners über. Ansonsten müssen Zulagen und Steuerersparnisse zurückgezahlt werden.

**Steuerliche Betrachtung**
Die Beiträge, die einschließlich der staatlichen Zulagen erforderlich sind, um die Maximalförderung zu erhalten, lagen in den Jahren 2006 und 2007 bei 3% und betragen ab 2008 4% des rentenversicherungspflichtigen Einkommens des Vorjahres.

Durch die Zulagen sollen insbesondere Familien mit Kindern und Alleinerziehende – unabhängig vom Einkommen – beim Aufbau einer privaten, kapitalgedeckten Altersversorgung gefördert werden. Zusätzlich ist eine volle steuerliche Abzugsfähigkeit der Beiträge unter Anrechnung der Zulagen vorgesehen. Hierfür gelten die in der Tabelle 8.2 dargestellten Maximalbeiträge. Dadurch wird die Riester-Rente für Versicherte der Deutschen Rentenversicherung und Beamte hochinteressant.

Die Rentenleistungen aus der Riester-Rente werden nachgelagert voll besteuert. Das gilt auch für eine mögliche Kapitalauszahlung.

**Chancen**
Im Rahmen der Höchstgrenzen ist die Riester-Rente eine attraktive Versorgungsform für das Alter als Ergänzung zu der Basisvorsorge und der privaten Vorsorge. Die steuerliche Absetzbarkeit der Beiträge bedeutet eine erhebliche Liquiditätsentlastung.

Leider ist der Kreis der Berechtigten eingeschränkt. Mitglieder berufsständischer Versorgungseinrichtungen – also auch Zahnärzte, die in einem Versorgungswerk der Zahnärztekammer rentenversichert sind – können selbst keine Riester-Rente für sich abschließen. Lediglich für den Fall, dass der Ehepartner „Riester-berechtigt" ist, kann der andere Partner die Zulagen in einem reinen Zulagenvertrag ohne eigene Beiträge nutzen. Mehr dazu finden Sie am Ende dieses Kapitels.

Für Verträge seit 2006 sind sogenannte Unisex-Tarife vorgeschrieben, die geschlechtsneutrale Kalkulationen von Beiträgen und Leistungen vorsehen.

**Varianten**

Der Sparer kann eine konventionelle oder eine fondsbasierte Riester-Rente wählen. Anbieter sind Versicherungen, Investmentfondsgesellschaften und Banken mit Sparplänen. Nur zertifizierte Angebote erhalten die dargestellten Förderungen.

Der Einschluss einer Berufsunfähigkeitsversicherung ist nur in sehr begrenztem Maße möglich und wird auf dem Markt in der Regel nicht angeboten.

**Für wen?**

Im Rahmen der Höchstbeiträge ist die Riester-Rente für jeden Berechtigten eine sinnvolle private Ergänzung der Altersversorgung. Durch die Kombination von Zulagen und voller steuerlicher Berücksichtigung der Beiträge ist sie für jede Einkommenshöhe interessant, insbesondere auch für Berufsstarter.

**Zulagenvertrag ohne eigene Beiträge**

Wie oben beschrieben, gehören Mitglieder berufsständischer Versorgungseinrichtungen selbst nicht zu dem förderfähigen Personenkreis. Gehört jedoch der Ehegatte dazu (indem er z.B. als Arbeitnehmer in der Deutschen Rentenversicherung pflichtversichert ist), hat der nicht förderberechtigte Ehepartner einen sogenannten abgeleiteten Zulagenanspruch. Dazu ist erforderlich, dass die Ehepartner steuerlich zusammen veranlagt sind und nicht dauernd getrennt leben. Der förderberechtigte Ehegatte muss auf seinen Riester-Vertrag den Mindesteigenbeitrag (s. Tab. 8.2) einbezahlt haben; der nicht förderberechtigte Arzt schließt einen Altersvorsorgevertrag auf seinen Namen ab. Was den Mindesteigenbeitrag angeht, kommt es hierbei nur auf den förderberechtigten Ehegatten an. Der nicht förderberechtigte Partner muss auf seinen Vertrag keine eigenen Beiträge einzahlen. Er kann ihn also nutzen, um darauf ausschließlich die ihm zustehenden Zulagen laufen zu lassen. Als weiterer Effekt werden auch die Zulagen des nicht förderfähigen Arztes auf den Mindesteigenbeitrag des förderfähigen Partners angerechnet.

## 8.4 „Der Lebensstandard muss durch verstärkte Eigeninitiative bei der privaten Vorsorge gesichert werden."

Interview mit Rudolf Bönsch, Schwalmtal: freiberuflich tätiger Versicherungsmathematiker und Experte für Altersvorsorge

*Vor Jahren ist Herrn Blüm mal die Frage nach der Sicherheit unserer Renten gestellt worden. Trauen Sie sich eine Antwort auf diese Frage zu?*
*Wenn man nicht den Fehler des Herrn Blüm macht und zum einen nicht von unendlichem Wachstum ausgeht und zum anderen die demografische Entwicklung nicht ignoriert, dann kann man schon eine fundierte Antwort geben.*

**Tab. 8.2:** Beiträge und Zulagen – Riester-Rente

| Art | ab 2008 |
| --- | --- |
| Mindestbeitrag in % des Vorjahreseinkommens | 4% |
| Maximalbetrag für steuerliche Absetzbarkeit | 2100 € |
| Zulage Erwachsener | 154 € |
| Zulage Kind | 185 € |

Eine Reform des Rentensystems ist grundsätzlich angedacht und wird – egal wie sie ausfällt – zu einem deutlichen Rückgang der gesetzlichen Rente als Hauptbestandteil des Einkommens im Alter führen. Das ist der Demografie und der damit verbundenen Arbeitsverteilung geschuldet. Ganz oder teilweise kapitalgedeckte Systeme sind zwar im Vorteil, setzen aber Kapitalmärkte voraus, die von Kapriolen, wie wir sie erlebt haben, möglichst verschont bleiben. Insofern sage ich: Ja, die Renten sind sicher, allerdings muss man sich von den gewohnten Höhen wohl verabschieden.

**Geben Sie uns auch hier eine Prognose?**
Im Prinzip ja. Mit Sicherheit können wir sagen, dass die Renten aus den zahnärztlichen Versorgungswerken nicht mehr das Niveau erreichen werden, das sie für die Generationen vor uns hatten. Da muss man nicht spekulieren. Eine rückläufige Bevölkerungszahl führt bei solchen „geschlossenen" Systemen zwangsläufig zu einem Ungleichgewicht zwischen Leistungsempfängern und Zahlern. Die – dank unserer hervorragenden Medizin – stetig steigende Lebenserwartung sorgt dann zusätzlich für längere Rentenzahlungszeiträume. Da benötigen Sie keine komplizierte Mathematik, um die Konsequenzen aufzuzeigen.

**Wo genau liegen die Gründe?**
Neben den schon erwähnten Faktoren Demografie und Wirtschaft spielen Kapitalmärkte und die Steuer- und Sozialversicherungssysteme eine wesentliche Rolle. Die Zeiten, in denen Bruttoeinnahmen im Alter quasi gleich den Nettoeinnahmen waren, sind mit dem Inkrafttreten des Alterseinkünftegesetzes vorbei. Wer heute in den Ruhestand geht, wird es vielleicht noch nicht so spüren; alle, die in 20 Jahren oder später gehen, werden dem Fiskus bis zum Lebensende als Kunden erhalten bleiben. Das gilt vor allem für die etwas Besserverdienenden. Hohe Überschüsse aus der Anlage der Beiträge sind in der Vergangenheit auch nicht zu verzeichnen gewesen. Ob sich die Märkte wieder auf das alte Niveau entwickeln werden, ist völlig offen. Damit rückt ein

weiteres Problem in den Fokus: die Inflation. Bei ganz oder teilweise stagnierenden Einnahmen wirkt auch eine mittlere Inflationsrate wie ein Turbolader. Wenn mit 65 das Einkommen ausreicht, so muss dies 5–10 Jahre später nicht mehr unbedingt gelten.

**Welche Konsequenzen hat das für junge Zahnärztinnen und Zahnärzte?**
Lassen Sie mich die angesprochene Gruppe erweitern: Auch die heute 45- bis 55-Jährigen können sich nicht entspannt zurücklehnen. Das Alterseinkünftegesetz hat nicht nur die höhere Besteuerung der Renten gebracht, es hat auch erstmals – zumindest in der von mir erlebten Zeit – mit dem Prinzip des Vertrauensschutzes gebrochen. Auch bereits bestehende Renten wurden ohne Wenn und Aber mit einbezogen. Die Kernsysteme und hier insbesondere die Versorgungswerke werden auf längere Sicht wohl ausreichen, um die Existenz zu sichern. Aber der gewohnte oder gewünschte Lebensstandard wird durch verstärkte Eigeninitiative bei der privaten Vorsorge gesichert werden müssen.

**Was verstehen Sie unter mehr Eigeninitiative?**
Ich beziehe mich hier gern auf Herrn Prof. Raffelhüschen (Anmerkung des Herausgebers: Prof. Dr. Bernd Raffelhüschen arbeitet unter anderem als Mitglied der Kommission für die Nachhaltigkeit in der Finanzierung der sozialen Sicherungssysteme, der sogenannten Rürup-Kommission). Er sagt, dass ein heute 30-Jähriger bei einer Sparquote von 6–7% seines Bruttoeinkommens im Alter seinen Lebensstandard wahren könne. Ab 40 sollten es 7–8% sein. Beachten Sie: Er versucht dabei, einen Zeitraum von rund 35–55 Jahren zu prognostizieren. Das bringt die mittlere Lebenserwartung so mit sich. Mit solch langen Zeiträumen haben wir noch keine ausreichende Erfahrung. Doch das ist kein Grund zur Resignation. Wichtig ist, dass die persönliche Situation und das Umfeld regelmäßig überprüft werden, um rechtzeitig auf Veränderungen reagieren zu können. Denn eine Regel gilt

immer: Je früher Sie mit dem Sparen beginnen, desto stärker wirkt der Zins- und Zinseszinseffekt – auch bei kleinen Zinssätzen. Fazit: Junge Zahnmedizinerinnen und Zahnmediziner sollten so früh wie möglich ergänzende private Altersvorsorge betreiben und regelmäßig ihre Finanzsituation und deren Auswirkung auf die Alterseinkünfte überprüfen.

### Und wie sollte die private Altersvorsorge aussehen?

Einen universellen Ratschlag, der für jeden passt, gibt es leider nicht. Persönliche Vorstellungen unterscheiden sich naturgemäß stark. Risikoeinstellung, Lebenssituation, Anforderungen an die Verfügbarkeit von Finanzmitteln seien hier nur beispielhaft genannt. Dem Anleger steht heute eine große Palette von Möglichkeiten zur Verfügung, sein Geld gewinnbringend zu investieren. Ein Kernthema sollte man bei allen Diskussionen um die Rentabilität von Produkten aber nicht aus den Augen verlieren: Das „Langlebigkeitsrisiko", etwas salopp ausgedrückt, die Tatsache, dass man länger lebt, als das Geld reicht, lässt sich heute nur mit einer Rentenversicherung absichern. Auch dafür steht eine ganze Reihe von Produkten zur Verfügung, die vielfach gezielt vom Staat gefördert werden. Versicherungsrenten gibt es in 3 Ausprägungen. Diese unterscheiden sich hinsichtlich der steuerlichen Behandlung in der Spar- und der Rentenphase.

Für den Einsteiger in die Altersversorgung, also für junge Medizinerinnen oder Mediziner, ist die private Leibrente das klassische Startprodukt: Sie bietet eine jederzeitige Verfügbarkeit des angesparten Kapitals, keine Beschränkungen in der Höhe und ist steuerlich optimal in der Rentenphase. Sogar die Kapitalzahlung ist möglich.

Die zweite Rentenform, die Riester-Rente, ist durch die Steuervorteile eine nette Beimischung im Altersvorsorgeportfolio. Aufgrund der begrenzten Höhe ist sie aber nicht für eine fundierte Altersvorsorge geeignet.

Interessanter ist die nach ihrem Erfinder als Rürup-Rente benannte dritte und neueste geförderte Rentenform. Hohen Steuervorteilen in der Ansparphase steht allerdings eine in den nächsten Jahren bis auf 100% steigende Steuerpflicht in der Rentenphase entgegen. Wegen dieser Steuersituation empfehle ich die Rürup-Rente eher für die Altersgruppe 45 plus.

### Warum ist Ihnen gerade dieser Punkt so wichtig?

Aus zwei Gründen: Erstens sind Steuervorteile richtig interessant, wenn die Streuerbelastung entsprechend hoch ist. Und das ist nach aller Lebenserfahrung meist erst in etwas fortgeschrittenem Alter der Fall. Der zweite Grund ist allerdings viel wichtiger: Die Steuervorteile der Rürup-Rente sind mit einer Reihe von Verfügbarkeitsbeschränkungen verbunden. In jungen Jahren, wenn die Lebensziele noch nicht völlig klar sind und die Lebenssituation sich regelmäßig ändert, muss Vorsorge mit einer hohen Flexibilität verknüpft sein, um auf veränderte Situationen reagieren zu können. Die Beschränkungen der Rürup-Rente sind in dieser Situation völlig unpassend. Sie binden unter Umständen Kapital für mehr als 30 Jahre, an das Sie nicht mehr herankommen.

# 9  Geldanlage – Systematik von Anfang an

## 9.1  Ziele und Präferenzen

Selbst als Vorbereitungsassistent mit einem noch recht niedrigen Einkommen haben Sie die Möglichkeit, von Anfang an Beträge für unterschiedliche Ziele anzulegen. Damit werden der Aufbau und die Sicherung von Vermögen zu zentralen Themen junger Zahnärzte. Die Thematik hat jedoch keinen Selbstzweck: Zum einen ist ein gesteigerter Konsum und die Erfüllung des Wunsches nach den eigenen „4 Wänden" in absehbarer Zeit oder der höherwertigen Wohnungseinrichtung und einem Auto nach einem langen Studium mit begrenzten finanziellen Mitteln mehr als verständlich. Zum anderen eröffnet sich heute eine immense und sich noch verschärfende Diskrepanz zwischen Rentenansprüchen aus den Versorgungswerken der Zahnärztekammern und dem Einkommen während der beruflichen Tätigkeit. Wir werden eine Generation der Alten mit zunehmender Lebenserwartung, jung gebliebenen Ansprüchen und wachsenden Lebenswünschen nach dem Berufsleben sein. Nie zuvor sind wir durch die Politik und demografische Verschiebungen deutlicher aufgefordert worden, die Vermögensbildung und -sicherung zur Erfüllung unserer Ziele und Wünsche im Alter selbst in die Hand zu nehmen.

Mittel und Wege, Vermögen zu schaffen, damit wir unsere kurz- und mittelfristigen Ziele, aber auch unseren Ruhestand in angemessenem Rahmen genießen können, gibt es viele. Allein auf die Ausgewogenheit und Vollständigkeit in der Auswahl hinsichtlich der Kriterien Sicherheit, Liquidität, Steuern und Rendite kommt es an.

Der Markt der Kapitalanlagen lässt sich anhand von 4 Kriterien beurteilen, die jeder Anleger für sich gewichten muss. Diese Kriterien lassen sich mit keiner Kapitalanlage unter einen Hut bringen. Zusätzlich muss bei jedem Anlageprozess der Faktor Inflation berücksichtigt werden. Hier ein erster interpretierender Blick auf die Kriterien:

◢ **Sicherheit:** Die Sicherheit der Anlageprodukte als Kriterium für die Qualität hat bezüglich Ihrer Ziele als Berufsstarter (Anschaffungsrücklagen, Einstieg in die Altersvorsorge) besondere Bedeutung, da diese Ziele sicher erreicht werden müssen. Soll beispielsweise zum 65. Lebensjahr ein Kapital in Höhe von 500 000 Euro für die monatliche Rente zur Verfügung stehen, so kann dieses Kapital nicht in Abhängigkeit von Börsenkursen gebildet werden. Eine sichere Verzinsung ist hier wichtiger als hohe Renditechancen, die mit einem erheblichem Kursrisiko verbunden sind.

◢ **Liquidität:** Die Liquidierbarkeit drückt aus, ob das Anlageprodukt z.B. zum Zeitpunkt des Kaufs eines Hauses oder einer Wohnung ohne Verluste in liquides Eigenkapital umgewandelt werden kann. Ist beispielsweise ein Sparvertrag ursprünglich auf 7 Jahre gezeichnet, aber das Eigenkapital wird bereits nach 3 Jahren benötigt, so fallen eventuelle Vorfälligkeitsentschädigungen an, die die Rendite des Sparprozesses mindern. Das Anlageprodukt hat sich dann im Nachhinein als wenig rentabel und nicht zielkonform herausgestellt.

◢ **Besteuerung:** Als Anleger können Sie auf die Besteuerung der Geldanlage – im Gegensatz zur Inflation – Einfluss nehmen. Der Fiskus behandelt die verschiedenen Geldanlagen unterschiedlich. Gerade die Besteuerung einer Anlage beeinflusst letztlich die tatsächliche Rendite, die das Produkt abwirft.

◢ **Rendite:** Das Anlageziel wird umso schneller erreicht, je höher die Rendite des Anlageproduktes ist. Doch gerade hier müssen die Kriterien Sicherheit, Liquidierbarkeit und steuerliche Behandlung hinzugezogen werden. Eine überdurchschnittlich hohe Rendite geht häufig mit einer geringeren Sicherheit bzw. teilweise deutlich erhöhten Risiken einher. Der Kauf und Verkauf von spekulativen Aktienwerten lässt einen sicher kalkulierbaren Zeitpunkt für die Zielerreichung nicht zu.

### 9.1.1 Vermögenswirksame Leistungen

> Mit Aufnahme einer angestellten beruflichen Tätigkeit sollten Sie sich auch mit dem Thema „vermögenswirksame Leistungen" (VL) beschäftigen. Die VL stellen einen – wenn auch eher bescheidenen – Weg in die Vermögensbildung dar. Der Anreiz zur Anlage von vermögenswirksamen Leistungen liegt unter anderem in der Tatsache, dass Ihr Arbeitgeber sich zusätzlich zum Gehalt an den Aufwendungen beteiligt und der Staat unter bestimmten Voraussetzungen dieses Sparen fördert.

Um vermögenswirksame Leistungen zu bekommen, müssen Sie aus dem Katalog der zur Verfügung stehenden Anlagenformen die für sich passende auswählen und einen entsprechenden Vertrag abschließen. Der Arbeitgeber überweist die vermögenswirksamen Leistungen auf diesen Vertrag. Auch im öffentlichen Dienst beteiligt sich der Arbeitgeber laut Tarifvertrag an den vermögenswirksamen Leistungen.

Wie viel Sie als Arbeitnehmer an vermögenswirksamen Leistungen ansparen, ist Ihnen selbst überlassen. Allerdings ist die staatliche Förderung – in Form der sogenannten Arbeitnehmer-Sparzulage – auf bestimmte Höchstbeträge beschränkt. Da der öffentliche Arbeitgeber weniger vermögenswirksame Leistungen erbringt, als durch den Staat maximal gefördert wird, können Sie den Restbetrag (oder auch mehr) selbst aus Ihrem Gehalt anlegen lassen.

Es stehen mehrere Anlageformen zur Auswahl. Wollen Sie die staatliche Förderung nutzen, entscheiden Sie sich für das Bausparen oder das sogenannte Beteiligungssparen. Alternativ können die vermögenswirksamen Leistungen zwar auch in Form eines Sparvertrages oder des Versicherungssparens (Lebensversicherung) anlegt werden; diesen beiden Varianten versagt der Staat aber – anders als früher – die Förderung.

Beim Bausparen wird jährlich ein Betrag von maximal 470 Euro mit 9% gefördert; beim Beteiligungssparen liegt der Förderrahmen bei 400 Euro jährlich und 18%. Die Förderung erhält jedoch nur derjenige, dessen zu versteuerndes Jahreseinkommen 17 900 Euro (bei Alleinstehenden) bzw. 35 800 Euro (bei Verheirateten) nicht übersteigt. Dabei darf das zu versteuernde Einkommen nicht mit dem Bruttoeinkommen verwechselt werden. Das Bruttoeinkommen darf höher sein, denn davon werden unter anderem die Werbungskosten und die Sonderausgaben abgezogen. Wenn Sie Kinder haben, können Sie bei der Ermittlung des zu versteuernden Einkommens für die Gewährung der Arbeitnehmer-Sparzulage immer die Freibeträge für die Kinder abziehen.

Anzumerken ist: Während es den Arbeitgeberanteil zu den vermögenswirksamen Leistungen nur einmal gibt, kann die Sparzulage bei beiden Sparformen gleichzeitig in Anspruch genommen werden.

Wer sich für das Bausparen entscheidet, kann eine weitere staatliche Förderung in

Anspruch nehmen, die sogenannte Wohnungsbauprämie. Der Staat gewährt 8,8% Wohnungsbauprämie auf eigene Einzahlungen bis zu 512 Euro (bei Alleinstehenden) bzw. 1024 Euro (bei Verheirateten) im Jahr, die zusätzlich zu den vermögenswirksamen Leistungen auf den Bausparvertrag eingezahlt werden. Auch hier ist die Förderung an Einkommensgrenzen gebunden, die aber höher angesetzt sind als bei der Arbeitnehmersparzulage: Das zu versteuernde Einkommen darf 25 600 Euro (bei Alleinstehenden) bzw. 51 200 Euro (bei Verheirateten) nicht übersteigen. Hinsichtlich der Unterscheidung zwischen Bruttoeinkommen und zu versteuerndem Einkommen gilt das Gleiche wie oben gesagt.

## 9.2 Vorteile der ganzheitlichen Finanzplanung

Der Wechsel vom Studium in die Assistenzzeit sollte gleichzeitig auch der Beginn einer systematischen Planung, Steuerung und Kontrolle sämtlicher finanzieller Entscheidungen, insbesondere der Geldanlageentscheidungen, sein. Nur so lassen sich folgenschwere, weil kostspielige Fehler vermeiden. Anlageziele und Wünsche, aber auch Lebensumstände ändern sich – kein Anlageprodukt ist so konstruiert, dass es nicht der regelmäßigen Überprüfung bedarf. Sämtliche wirtschaftlichen Entscheidungen bedürfen der individuellen Beratung. Die Komplexität der Themen Absicherung, Versorgung, Vermögensbildung und -sicherung sowie ihre Interdependenzen lassen die Eigenberatung heute und in Zukunft nicht mehr zu; im Grunde genommen war dies noch nie der Fall.

Die Geldanlageberatung als integraler Bestandteil der ganzheitlichen Finanzplanung sollte nach folgendem Schema verlaufen:

◢ Ausgangspunkt einer Beratung ist die Analyse der beruflichen und wirtschaftlichen Situation.

◢ Die Ermittlung und Festlegung beruflicher und privater Anlageziele sowie die Einschätzung der individuellen Anlagepräferenzen dienen als Basis für den geplanten, systematischen Aufbau und der Sicherung des Vermögens sowie der Erarbeitung eines individuellen Konzepts für die gesamte Familie. Ansprüche aus gesetzlichen und betrieblichen Versorgungssystemen werden berücksichtigt und bewertet.

◢ Ein individuelles Risikoprofil und die Erfahrungen des Mandanten werden beschrieben. Anschließend erfolgt die Festlegung der Portfoliostruktur.

◢ Vorhandene Anlageentscheidungen werden in die Struktur integriert. Es sollten aus einem breiten Marktangebot hochwertige und geprüfte Kapitalanlagen empfohlen werden. Regelmäßig werden getroffene Entscheidungen auf den Prüfstand gestellt und neue in die Portfoliostruktur eingepasst.

## 9.3 Zeitplanung und Anlässe einer individuellen Beratung

Der optimale Zeitpunkt für die erste wirtschaftliche Beratung liegt ca. 1–$\frac{1}{2}$ Jahr vor dem Examen. Hier sollten erste Überlegungen zu dem angestrebten beruflichen Werdegang (z.B. einer geplanten Niederlassung), die private Situation sowie mögliche nahe liegende Veränderungen von dem Berater aufgenommen werden. Dieses Gespräch dient der Sondierung und lässt genügend Zeit, individuelle wirtschaftliche Entscheidungen vorzubereiten. Unterschriften unter Versicherungs- und Geldanlageverträge können und sollen erst später geleistet werden. Gründe für eine individuelle und ganzheitliche Wirtschaftsberatung gibt es genug. Anlässe sind z.B.:

◢ Stellensuche und Bewerbung

◢ Berufsstart

- Karriere und Einkommenssteigerung
- Heirat
- Kinder
- Niederlassung
- Immobilienvorhaben
- Ausbildung der Kinder
- Praxisführung
- Erbschaft/Schenkung
- Praxisabgabe
- Vorruhestand
- Ruhestand

Für eine lebensbegleitende Beratung kommt es einzig und allein auf die Seriosität und Kompetenz des Beratungsunternehmens in allen beruflichen und wirtschaftlichen Entscheidungen an.

# B    Grundlagen Ihrer strategischen Praxis-positionierung – am Anfang steht die Idee

10    Setzen Sie sich nicht zwischen alle Stühle  – 87
11    Strategische Grundkonzeptionen  – 89

# 10 Setzen Sie sich nicht zwischen alle Stühle

Erfolgreiche Zahnarztpraxen haben heute ein klares Profil. Dies betrifft die Tätigkeitsschwerpunkte gleichermaßen wie die betriebswirtschaftliche Führung und die Praxisgestaltung – auf dem Land ebenso wie in Ballungsgebieten.

Was aber macht das Profil einer erfolgreichen Praxis aus? Welche Praxisidee ist anders als andere und wie entwickeln Sie diese?

Die eigene Praxisidee reift in der Regel während der Zeit als Assistenzzahnarzt. Wie jedoch beschreiben Sie Ihre Praxis? Wie und wo möchten Sie sie positionieren? Welche Unterschiede, Stärken und Schwächen besitzen Sie gegenüber Wettbewerbern? Wie sieht Ihr Leistungsspektrum aus? Wollen Sie (zunächst) allein oder gemeinsam arbeiten, als Generalist oder als Spezialist? Die strategische Grundkonzeption Ihrer Praxis entscheidet mehr denn je über Erfolg oder Misserfolg Ihrer Praxistätigkeit.

Aus der strategischen Festlegung Ihrer Praxis auf eine Grundkonzeption leiten Sie konkrete Ziele für die Praxisführung ab. Erfolgreiche Praxen sind dabei gekennzeichnet durch folgende Eigenschaften:

- ganz bewusste Positionierung als zahnärztlicher Generalist (z.B. in ländlichen oder kleinstädtischen Bereichen)
- Erweiterung des Leistungsspektrums durch sogenannte Wahlleistungen (z.B. nach einer Einarbeitungszeit in der übernommenen Praxis eines aus Altersgründen ausgeschiedenen Kollegen, aber auch in Form einer Kooperation):
  - zahnmedizinische Prophylaxe
  - Implantologie
  - Ästhetik und Kosmetik
- Spezialisierung auf z.B. die gerade genannten Wahlleistungen
- Fokussierung des zahnärztlichen Aufgabengebietes auf bestimmte Zielgruppen, z.B.:
  - Behandlung von Kindern (und Eltern)
  - Generation 50 plus
  - Patienten mit chronischen orofazialen Schmerzen
  - Angstpatienten
- gezielte Kooperationsstrategie (aus „Lust und Laune", aus rein betriebswirtschaftlichen Gründen und/oder aus Zwang).

Wollen Sie sich aktiv gegenüber Ihren Wettbewerbern – oder besser Konkurrenten – behaupten, bildet die bewusste Entscheidung für eine dieser strategischen Grundkonzeptionen oder Wettbewerbsstrategien eine notwendige Voraussetzung für die langfristige Erreichung Ihrer betriebswirtschaftlichen (und privaten) (Praxis-)Ziele. Wird hingegen keine dieser strategischen Grundkonzeptionen auf konsequente Weise verfolgt, kann Ihnen und Ihrer Praxis die vielfach beobachtete U-förmige Beziehung zwischen Markt (Patienten)-anteil und Rentabilität zum Verhängnis werden (s. Abb. 10.1).

In dem kritischen Bereich, in dem Sie als niedergelassener Zahnarzt „zwischen den Stühlen sitzen" (stuck-in-the-middle), entstehen nicht selten hohe Verluste – ein in allen Wirtschaftsbereichen beobachtetes Phänomen [Porter ME (1999) Wettbewerbsstrategie. Methoden zur Analyse von Branchen und Konkurrenten, 10. Aufl. Campus, Frankfurt, New York].

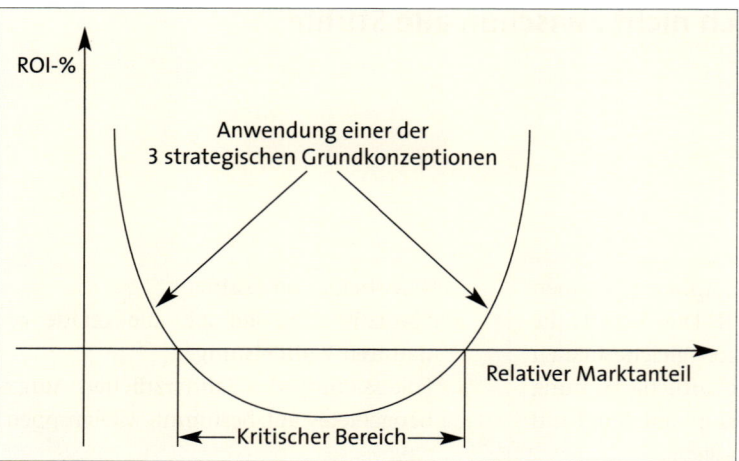

**Abb. 10.1:** Rentabilitätskurve einer Unternehmung (bzw. einer Geschäftseinheit) für unterschiedliche strategische Grundkonzeptionen (nach Porter)

# 11  Strategische Grundkonzeptionen

## 11.1  Generalist

Man beachte die folgenden Statements:
◢ Der Anteil der KZV-Umsätze am Gesamtumsatz nimmt kontinuierlich ab.
◢ Punktwerte und zahnärztliche Realeinkommen sinken.
◢ Der Wettbewerbsdruck steigt.

Dies lässt die Vermutung zu, dass in Zukunft der wirtschaftliche Erfolg einer Zahnarztpraxis maßgeblich vom Umfang privat zu liquidierender Leistungen und damit von einer Spezialisierung auf Wahlleistungen und/oder exponierte Zielgruppen abhängig ist.

Doch auch vor dem Hintergrund der aktuellen Änderungen gesetzlicher Rahmenbedingungen und kommenden Gesundheitsstrukturreformen sowie weiteren daraus resultierenden Leistungskürzungen im gesetzlichen Krankenversicherungssystem ist es immer noch lohnend, sich „pro" vertrags-

zahnärztliche Versorgung zu entscheiden – oder kurz gesagt: den Weg des Generalisten einzuschlagen.

An dieser Stelle sei ein immer wiederkehrender Satz vorweg gestellt: Der zentrale Entscheidungsfaktor für die Wahl der strategischen Grundkonzeption – hier der Wunsch, sich als Generalist zu positionieren – ist der Standort der Praxis. An vielen Orten ist der hoch spezialisierte Zahnarzt einfach fehl am Platz, insbesondere dann, wenn die Bevölkerungs- sowie Patientenstruktur und -entwicklung und der Wettbewerb nach einem Generalisten verlangen.

Dass die Entscheidung für diese strategische Grundpositionierung Ihrer Praxis durchaus richtig sein kann, belegen auch die steuerlichen Einnahmen-Überschussrechnungen für die alten und neuen Bundesländer (s. Tab. 11.1).

Betrachten Sie die Entwicklung der Zahlen genauer, so fällt zunächst auf, dass der

**Tab. 11.1:** Steuerliche Einnahmen-Überschussrechnung je Praxisinhaber [KZBV Jahrbuch 2007]

| Einnahmen aus selbstständiger zahnärztlicher Tätigkeit | 2004 | | 2005 | | 2006 | |
|---|---|---|---|---|---|---|
| | Euro | Anteil in % | Euro | Anteil in % | Euro | Anteil in % |
| **Alte Bundesländer** | | | | | | |
| über KZV vereinnahmt | 199 869 | 53,1 | 177 500 | 51,0 | 176 527 | 49,8 |
| nicht über KZV vereinnahmt | 176 566 | 46,9 | 170 429 | 49,0 | 178 016 | 50,2 |
| **Einnahmen-Überschuss** | **114 067** | | **109 855** | | **107 264** | |
| **Neue Bundesländer** | | | | | | |
| über KZV vereinnahmt | 190 949 | 70,4 | 165 938 | 67,2 | 168 308 | 66,5 |
| nicht über KZV vereinnahmt | 80 446 | 29,6 | 81 083 | 32,8 | 84 903 | 33,5 |
| **Einnahmen-Überschuss** | **93 679** | | **85 639** | | **83 915** | |

Anteil des KZV-Umsatzes am Gesamtumsatz von 53,1% auf 49,8% (in den alten Bundesländern) bzw. von 70,4% auf 66,5% (in den neuen Bundesländern) gefallen ist. Gleichzeitig zeigen diese Zahlen aber auch, dass in den alten Bundesländern immer noch die Hälfte der Einnahmen über KZV-Leistungen erwirtschaftet werden. In den neuen Bundesländern sind es sogar noch ca. 2 Drittel der Umsätze. Dies bestätigt die These, dass sich auch heute noch das Generalistentum lohnt.

## 11.2 Spezialist

Folgende Kriterien bestimmen die Entscheidung, welcher Typus der Spezialisierung Ihre Praxisgeschichte zur Erfolgsstory werden lässt:

- Standort und Wettbewerb
- berufliche Fähigkeiten/Weiterbildungen
- persönliche Vorlieben und Stärken

Die betriebswirtschaftlich fundierte Wahl der strategischen Praxispositionierung als Spezialist (in Bezug auf Wahlleistungen und/oder bestimmte Zielgruppen) entspricht einer Konzentration auf eine Marktnische. Sie versucht, durch Spezialisierung Wettbewerbsvorteile gegenüber denjenigen Konkurrenten zu erzielen, deren Wettbewerbsausrichtung eine breitere Marktabdeckung (Generalisten) umfasst.

Bitte vergessen Sie nicht: Neben allen harten, betriebswirtschaftlichen Kriterien ist die Frage nach einer Fokussierung immer auch die Frage nach Ihren ganz individuellen Stärken, Wünschen und Vorlieben sowie nach der persönlichen Zufriedenheit in der eigenen Praxis und zwangsläufig auch im Privatleben.

Im Folgenden sollen die Chancen der Spezialisierung an 2 Beispielen aufgezeigt werden. Mögliche Querverbindungen zu beiden Spezialisierungsmöglichkeiten stehen ebenfalls im Blickpunkt.

### 11.2.1 Wahlleistungen: Trend „Kosmetik und Ästhetik"

Zähne (und Mund) sind nicht nur das Werkzeug, Nahrung aufzunehmen und zu zerkleinern. Ein gepflegter, ästhetischer Mund- und Kieferbereich und ein charmantes, schönes Lächeln haben einen erheblichen Anteil an dem deutlich gestiegenen Bewusstsein der heutigen Zeit, stets gepflegt zu erscheinen. Dieses Phänomen ist Generationen übergreifend und absolut nicht vom Versichertenstatus der Patienten abhängig!

Schöne, weiße Zähne sind der Inbegriff für ein junges, gesundes und aktives Leben. Ihre Bedeutung für Erfolg und Zufriedenheit im Beruf sowie im privaten Bereich wird generell als hoch eingeschätzt. Angeregt durch die Werbung, Schönheitsideale und die gesamte Fitness- und Wellness-Bewegung wollen viele (zukünftige und vorhandene) Patienten ihre natürliche Zahnfarbe aufhellen und/oder kleinere Fehler in der Zahnform und -stellung korrigieren lassen.

Mit einer Verbesserung der Zahnfarbe sowie Korrektur von Zahnform- und Stellungsfehlern tragen Sie enorm zur Steigerung des Selbstbewusstseins Ihrer Patienten bei. Diese werden es Ihnen in zweierlei Form danken: zum einen in barer Münze, denn Wahlleistungen sind in hohem Maße privat zu liquidierende Leistungen, zum anderen mit einer hochgradigen Praxistreue und mit großer Wahrscheinlichkeit sogar mit Empfehlungen.

### 11.2.2 Zielgruppen: Megatrend „Generation 50 plus"

Eine Konzentration auf diese in allen Branchen (Konsumgüterindustrie, Banken und Versicherungen, Touristik usw.) hoch im Kurs stehende Zielgruppe wird durch 4 grundsätzliche Eigenschaften gerechtfertigt:

## Gesellschaftliche Veränderungen

Immer mehr Menschen erreichen ein immer höheres Alter. Die Lebenserwartung ist enorm gestiegen, sie liegt heute in Deutschland für einen gerade geborenen Jungen bei 76,6 Jahren und für ein Mädchen bei über 82 Jahren. Der heute 60-Jährige hat noch eine Lebenserwartung von rund 21, die 60-Jährige von ca. 25 Jahren.

Der Anteil der über 60-Jährigen (5% um das Jahr 1900) liegt heute bei 25%, im Jahr 2030 werden es über 35% sein. Schon heute sind knapp 28% aller Frauen und über 21% der Männer mindestens 60 Jahre alt (s. Abb. 11.1).

Wir werden eine Generation der Alten mit zunehmender Lebenserwartung, jung gebliebenen Ansprüchen und wachsenden Lebenswünschen im 3. und 4. Viertel unseres Lebens.

## Bonität

Einer der wesentlichen Gründe, warum mehr Geld als je zuvor in der deutschen Geschichte verfügbar ist, liegt in der Tatsache, dass Deutschland erstmalig seit 100 Jahren wieder eine Erbengeneration hat. Statt von Kriegen zerstört, wird Land und Besitz auf die nächste Generation vererbt (s. Abb. 11.2). Dabei steht die Generation 50 plus im Mittelpunkt: Sie ist in der glücklichen Situation, Rücklagen für schlechtere Zeiten bilden und sich zur selben Zeit vieles gönnen zu können (s. Abb. 11.3).

Befreit von Hypotheken, Ausbildungsgeld für die Kinder und Alters- und Vorsorgerückstellungen bietet diese Generation eine Zielgruppe, die zwischen Sparsamkeit und Selbstverwöhnung schwebt.

## Immobilität

Für die 50 plus-Jährigen sind Mobilität und Immobilität keine Gegensätze. Einerseits lebt gerade die Tourismusbranche davon, dass diese Generation vor allem außerhalb der Schul- und Semesterferien das absolute Sagen hat. Bevorzugte Reisearten sind Studien-, Bildungs- und Kulturreisen, Kur- und Gesundheitsurlaub, Sport- und Aktivurlaub, Städtereisen und Besuche bei Bekannten und Verwandten. Das Bedürfnis, gesund älter zu werden, lässt das Interesse an Wellness- und Gesundheitsurlaub als Zweit- und/oder Kurzurlaub wachsen. Und immer wieder ist der

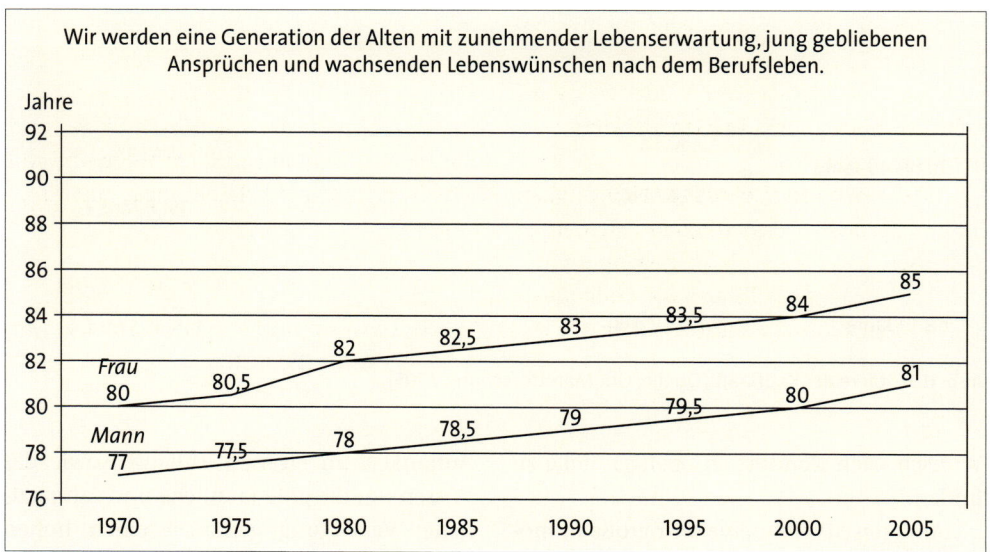

**Abb. 11.1:** Entwicklung der statistischen Lebenserwartung von 65-Jährigen [Quelle: Statistisches Bundesamt]

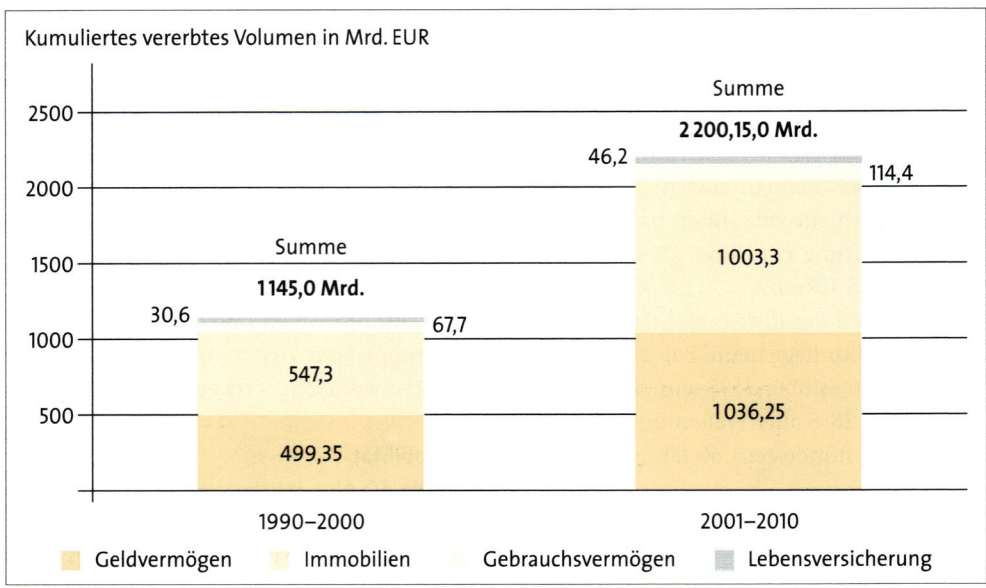

**Abb. 11.2:** Entwicklung von Höhen und Struktur der Erbschaften
[Quelle: www.wiwo.de/wwheft/49_99/ Erbschaft_2htm]

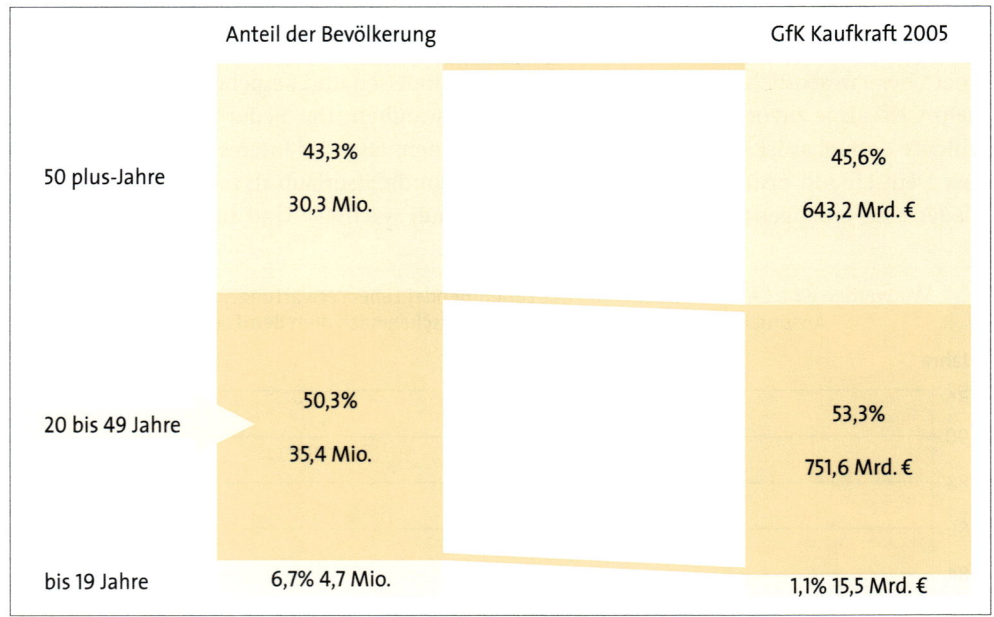

**Abb. 11.3:** Stärke der Kaufkraft [Quelle: GfK Marktforschung 2005]

Wunsch nach Komfort an oberster Stelle zu finden.

Andererseits steht eine sehr große Immobilität in Bezug auf die heimischen 4 Wände im Vordergrund. Das Heimkommen und Auftanken im eigenen Zuhause sowie das Wissen um die gute (ärztliche und zahnärztliche) Versorgung genießen einen hohen Stellenwert. Das häufige Umziehen, das oftmals bei jungen Patienten, Studenten und jungen Familien aus privaten und beruflichen Gründen vorgefunden wird, findet jetzt nicht mehr statt.

**Wertebewusstsein**

Man fühlt sich jung, gesund, aktiv und vital. Viele der heute über 50-Jährigen stufen sich selber als „eher noch jung" oder „mittelalt" ein. Ihr Aktivitätspotenzial ist ungebrochen (s. Abb. 11.4). Es ist für sie sehr wichtig, in allen Situationen gepflegt in Erscheinung zu

treten und sich körperlich fit zu halten. Sie haben mit 89% sogar das höchste Gesundheitsbewusstsein aller Zielgruppen (s. Abb. 11.5)!

An dieser Stelle wird die sehr enge Verbindung zwischen der Konzentration auf die Spezialisierung auf Wahlleistungen und der Zielgruppe „Generation 50 plus" deutlich.

Noch ein Tipp: Bezeichnen Sie die Generation 50 plus nie als „alt" oder als „Senioren"!

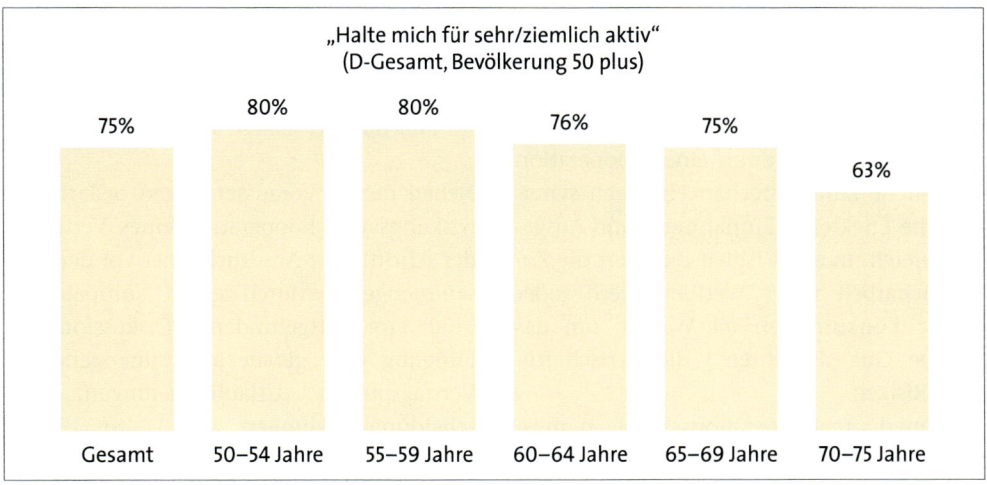

**Abb. 11.4:** Aktivitätsgefühl [Quelle: GfK Lebenssituation 1992]

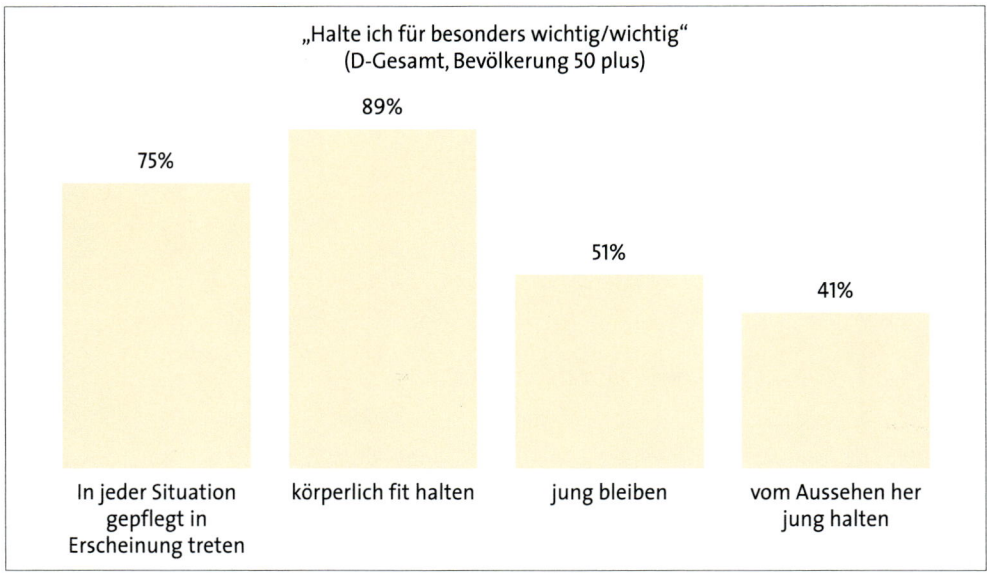

**Abb. 11.5:** Körperbewusstsein [Quelle: GfK Lebenssituation 1992]

## 11.3 Kooperation

Allein oder gemeinsam? Viele Kolleginnen und Kollegen von Ihnen wollen nicht allein praktizieren. Der Kooperationswunsch ähnelt hier dem ganz persönlichen Partnerschaftswunsch. Nur gemeinsam sind wir stark, lautet das Motto.

Die Frage nach einer Kooperation und der richtigen Kooperationsstrategie ist aber nicht nur eine Frage der Lust. Zu einer Kooperation wird ein Zahnarzt aus betriebswirtschaftlichen Gründen immer dann bereit, nicht selten sogar gezwungen sein, wenn er glaubt, sich allein am Markt nicht erfolgreich durchsetzen zu können. Außerdem verbinden viele mit einer Kooperation zusätzliche Einnahmechancen durch synergetische Effekte im Einnahmen- und Ausgabenbereich. In allen Fällen reduziert die Zusammenarbeit unter Wettbewerbern (oder besser: Konkurrenten im Werben um das knappe Gut „Patienten") die wirtschaftlichen Risiken.

Dauerhafte Kooperationsstrategien müssen allen Beteiligten relative Vorteile bringen. Letztlich zielen Berufsausübungsgemeinschaften und andere Kooperationsstrategien auf eine Verminderung der Wettbewerbsintensität sowie die Ausnutzung von Synergiepotenzialen ab – und auf ein Mehr an Lebensqualität!

Um dies zu erreichen und auch langfristig zu sichern, müssen die Partner – ähnlich wie in einer Ehe oder eheähnlichen Gemeinschaft – unabdingbare persönliche Voraussetzungen mitbringen:

- einen Grundkonsens mit gegenseitiger Wertschätzung
- das Wissen um eigene Stärken und Schwächen (menschlich und fachlich)
- Toleranz
- fachliche Übereinstimmung bzw. eine sinnvolle betriebswirtschaftlich/fachliche Ergänzung
- die Bereitschaft, eigene Standpunkte argumentativ zu vertreten und gegebenenfalls durchzusetzen

Neben diesen Voraussetzungen bedarf eine wirkungsvolle Kooperation eines Vertrages, der schriftlicher Ausdruck einer vor dem Zusammengehen durch einen kompetenten Moderator stattgefundenen Diskussion und Einigung über gerade auch unangenehme Vertragspunkte (Urlaubsregelungen, Ausscheidungsregelungen usw.) ist. Denn merke: Ähnlich wie im Eheleben gehen gut die Hälfte der Praxiskooperationen wieder zu Bruch. Wohl dem, der dann im Vorfeld alles vertraglich geregelt hat!

# C   Niederlassung konkret

12   Lohnt der Weg in die eigene Praxis?  –  97

13   Berater – wann, mit wem, wie viel?  –  107

14   Der „Navigator" für Ihre Niederlassung  –  115

15   Praxissuche  –  143

16   Kooperationen als Chance im Gesundheitsmarkt  –  157

17   Wie Sie Ihre Verträge rechtssicher gestalten  –  179

18   Praxisbewertung – Praxiswert gerecht für beide Seiten ermitteln  –  193

19   Das spannende Thema Steuern  –  199

20   Niederlassungsfinanzierung – Dieses Wissen nützt Ihnen!  –  211

21   Versicherungen für die Praxis und den Praxisinhaber: notwendig – sinnvoll – überflüssig  –  223

22   Zahnärztliches Versorgungswerk, Rente und Altersvorsorge  –  239

23   Kontinuierliche Wirtschaftlichkeitsanalyse – die Zeit nach der Niederlassung  –  245

24   Fristen und Formalitäten  –  247

# 12 Lohnt der Weg in die eigene Praxis?

Diese Frage steht am Anfang des dritten Teils unseres Buches. Sie erweckt den Eindruck, der Wechsel vom Angestelltenstatus in die Selbstständigkeit – das Unternehmen Praxis – könnte eine rein monetäre Sache sein. Sicher spielen wirtschaftliche Fragestellungen bei der Entscheidung für oder gegen die eigene Praxis eine wichtige Rolle. Aber eine unter wirtschaftlichen Aspekten richtig getroffene Standortentscheidung muss nicht unbedingt das private Glück und die Zufriedenheit steigern. In dem Alter, in dem sich Zahnärzte regelmäßig niederlassen, entscheiden sich auch sehr viele familiäre Themen. (Ehe-) Partner finden sich, wechseln vielleicht noch einmal, die Familie wächst, der Kauf oder Bau einer Immobilie steht an, verbunden mit einer Entscheidung bezüglich des Lebensumfeldes – Großstadt oder ländliches Gebiet, Abschied von der gewohnten Umgebung. Der Gang in die Praxis wird damit auch zu einer ausgesprochen privaten und familiären Angelegenheit, der Begriff „Niederlassung" wird vielschichtig. Zur Standortwahl später mehr, zunächst wagen wir einen Ausblick in die Zukunft – Ihre Zukunft als niedergelassener Zahnarzt.

## 12.1 Zukunftsaussichten für den Zahnarzt in der freien Praxis

Sie wollen sich niederlassen. Es interessieren Sie Ihre Zukunftsaussichten. Wir geben folgende Einschätzung: Wenn Sie sich auf kurze oder mittlere Sicht als Zahnarzt niederlassen wollen, indem Sie eine Praxis gründen, übernehmen oder in eine bestehende Gemein-

schaft einsteigen, müssen Sie sich bei ausreichender fachlicher Qualität nicht sorgen, wenn Sie die beschriebenen Trends im Auge behalten. Es hat keine Zeit gegeben, in der eine Gesellschaft ihren Zahnärzten die Leistungen nicht im Schnitt verhältnismäßig gut vergolten hat. Es kann Ihnen keiner sagen, wie in 10 Jahren das Gesundheitswesen aussehen wird. Es ist nur einigermaßen sichtbar, wie es nicht aussehen wird – so, wie es sich jetzt zeigt. Sie werden mit Veränderungen leben müssen, aber gut leben können.

Quellen objektiver ökonomischer Aussagen zur einzelnen Zahnarztpraxis sind kaum oder schwer zu finden. Der Grund: Die wissenschaftliche Ökonomie gibt sich nicht mit der Zahnarztpraxis ab. Die Menge der niedergelassenen Zahnärzte ist als Erkenntnis- und Erfahrungsgruppierung relativ klein. Gesundheitsökonomen beschäftigen sich aus der Adlerperspektive mit dem Gesundheitswesen in toto. Zwar veröffentlichen Kammern, Körperschaften, Verbände, Banken und Versicherungen laufend Analysen und Prognosen, jedoch dürfen berufspolitische Färbungen und unternehmensspezifische Interessen dabei nicht übersehen werden. Die Halbwertszeit dieser Prognosen ist zudem meist kurz.

Aus allgemein zugänglichen Statistiken sowie volks- und betriebswirtschaftlichen Erfahrungen lassen sich folgende Thesen ableiten, an denen Sie Ihre Einschätzung orientieren können.

### 12.1.1 These 1: Demografische Veränderungen führen zu einer Neuverteilung von Angebot und Nachfrage auf dem Gesundheitsmarkt.

Auf längere Sicht wird die Bevölkerungsmenge in der Bundesrepublik Deutschland zurückgehen. Diese Aussage ist sicher. Aus der im Normalfall als Pyramide dargestellten Bevölkerungsstruktur wird ein Pilz. Nennenswerte Veränderungen durch Maßnahmen, um dieser Entwicklung entgegenzusteuern, dauern lange. Die Konsequenzen sind Folgende:

◢ Der Anteil der Älteren an der Bevölkerung steigt deutlich an.
◢ Mit der schrumpfenden Gesamtbevölkerung wird sich auch die Zahl derjenigen reduzieren, die den Zahnarztberuf ergreifen wollen.
◢ Das Angebot zahnärztlicher Leistungen wird – bezogen auf die Menge der Empfänger – auf eine zurückgehende Nachfrage treffen.
◢ Die Leistung zugunsten der Einzelperson steigt.
◢ Vermutlich werden aufgrund dessen:
  – weniger Zahnärzte erheblich mehr Leistungen erbringen,
  – die vermehrten Zuwendungen auf der Ebene der Einzelperson die rückläufige Bevölkerungszahl kompensieren,
  – die rückläufigen Zahnarztzahlen und die sonstige demografische Entwicklung die ökonomische Position der im System tätigen Zahnärzte stärken – jedoch zu anderen Bedingungen.

### 12.1.2 These 2: Im Finanzierungssystem des deutschen Gesundheitswesens werden vom Gesetzgeber tief greifende Veränderungen eingeleitet.

In diesem Zusammenhang ist auch die Finanzierungsproblematik des deutschen Gesundheitswesens zu sehen: Nach Gründung der Bundesrepublik Deutschland ist in Zeiten stetigen Wirtschaftswachstums ein Leistungsspektrum zu Lasten der Solidargemeinschaft der gesetzlich Sozialversicherten entstanden, das heute unter anderen wirtschaftlichen und demografischen Verhältnissen nicht mehr wie bisher finanzierbar ist. Die Finanzierungsbasis der Krankenversicherung, bezogen auf im Inland erzieltes Arbeitseinkommen mit paritätischer Finanzierung durch Arbeitnehmer und Arbeitgeber, stammt aus der Sozialgesetzgebung des Reichskanzlers Otto von Bismarck. Seinerzeit wurde die Krankenversicherung gegründet, um bei Erkrankung des Ernährers die Not abzuwenden. Inzwischen hat sich eine Vollversorgung daraus entwickelt, ohne dass sich die Finanzierungsbasis und -struktur geändert haben. So hat sich der Ersatz menschlicher Arbeit durch Kapital (= Maschineneinsatz) in der Finanzierung der Krankenversicherung nicht niedergeschlagen. Viele der restlichen Arbeitsplätze sind im Zuge der Globalisierung des Wirtschaftsgeschehens ins Ausland abgewandert. Die Konsequenzen daraus sind:

◢ Die von Arbeitslosigkeit betroffenen Versicherten zahlen keine Beiträge mehr, nehmen aber die Leistungen des Systems in Anspruch. Ihre Beiträge werden von den Sozialkassen übernommen; dies ist nur eine Verschiebung und trägt dazu bei, dass das gesamte System immer schlechter finanziert ist.
◢ Noch werden ca. 50% der Leistungen am Markt „Gesundheit" von den gesetzlichen Krankenkassen finanziert. Aber die Zeiten, in denen sich die Krankenkassen nicht dafür interessierten, welche Qualität die Leistungen haben, für die sie auf Anforderung (Abrechnung) bezahlen, sind vorbei. Die Verpflichtung zum Qualitätsmanagement steht bereits im Gesetz. Sie zu ignorieren, wird sich nicht auszahlen – im Gegenteil, es könnte teuer werden. Maßnahmen des Qualitäts-

managements haben immer mit effektiver Organisation, Personalentwicklung und Klientenzentrierung zu tun. Die bisherigen Vergütungsmodelle in der ambulanten Medizin haben in der Vergangenheit keinen Druck in diese Richtung ausgeübt. Das wird sich schnell ändern. Die DRGs in den Krankenhäusern zeigen den Weg zur kopf- und fallbezogenen Vergütung. Diese ist nichts Neues, das gab es in den 50er-Jahren des vergangenen Jahrhunderts schon einmal. Überschüsse sind das Ergebnis der Subtraktion der Ausgaben von den Einnahmen. Die beschriebene Situation wird nicht zu einer Stabilisierung oder Verbesserung der Erträge über die Einnahmenseite führen. Einfluss kann im Wesentlichen nur über die Ausgabenseite genommen werden.

◢ Die privat finanzierte Gesundheitsleistung – ob direkt von dem Patienten oder über eine private Krankenversicherung bezahlt – gewinnt an Bedeutung. Die Bereitschaft, als GKV-Patient zusätzliches Geld zum eigenen Nutzen auch für Selbstzahlerleistungen auszugeben, wird wachsen. Die zunehmenden Restriktionen im Leistungskatalog der GKV werden dieses Verhalten fördern.

◢ Um diese Zahlungsbereitschaft in die Steigerung der Wirtschaftlichkeit einer Praxis umzusetzen, ist es notwendig, das zahnärztliche Rollenverständnis zu überdenken. In der Rolle dessen, der Krankheiten bekämpft und in Notfällen interveniert, wird der Zahnarzt auch künftig im Wesentlichen von der GKV vergütet werden. Als Coach seiner Patienten, denen er hilft, die Gesundheit zu bewahren, wird er außerhalb der GKV liquidieren.

### 12.1.3 These 3: Der Konzentrationsprozess im deutschen Gesundheitswesen schreitet weiter fort.

Eine aus wirtschaftlichen Gründen erforderliche Konzentrationsbewegung auf breiter Front wird es – nach vielen anderen Wirtschaftsbereichen (Einzelhandel, Handwerk, Industrie, Landwirtschaft) – auch im Gesundheitswesen geben. Was bedeutet das langfristig für einen Zahnarzt, der sich jetzt niederlassen will?

◢ Der Kostendruck in Kombination mit steigenden Qualitätsanforderungen wird zum Aussterben der Einzelpraxis führen. Die notwendigen teuren Investitionsgüter können auf mittlere bis lange Sicht von einem Zahnarzt allein nicht mehr wirtschaftlich betrieben werden.

◢ Die demografische Entwicklung und andere Faktoren beeinträchtigen auch die Alterssicherung der Zahnärzte. Die Leistungen der prinzipiell gesunden und leistungsfähigen berufsständischen Versorgungswerke werden eine gute Grund-, aber keine Vollversorgung sicherstellen. Die Notwendigkeit, vermehrt zielgerichtet privat vorzusorgen, erfordert höhere Praxisüberschüsse, um die zur Vorsorge benötigten Geldmittel zu gewinnen. Das geht nur, wenn man die Kosten optimiert, beispielsweise indem man sie mit anderen teilt.

◢ Das seit 01.01.2007 geltende Vertragsarztrechtsänderungsgesetz (VändG) hat die Vertragszahnarztlandschaft neu gezeichnet. Der Gesetzgeber hat den Zahnärzten ein Maß an Flexibilität in ihren Kooperationen an die Hand gegeben, sodass die berufsrechtlichen Regelwerke einem drängenden Anpassungsprozess unterliegen. Das Entweder-oder zwischen Einzelpraxis und Gemeinschaftspraxis (jetzt: Berufsausübungsgemeinschaft) ist überholt. Selbst die Tätigkeit als Angestellter und Selbstständiger schließen sich nicht mehr aus. Neuen Formen zahnärztlicher Kooperation wurde die Tür aufgestoßen.

## 12.2 Stichwort „Standort"

Das Stichwort „Standort" ist gefallen. Der richtige Standort ist derjenige, der den persönlichen Bedürfnissen des Zahnarztes, seiner (zukünftigen) Familie und gleichzeitig den wirtschaftlichen Erfordernissen am nächsten kommt.

Oft spielen Kriterien eine Rolle, die Ihre individuelle Lebensplanung betreffen und daher nicht immer rational zu bestimmen sind. Wenn Sie Kinder haben oder eine Familie gründen wollen, werden für Sie beispielsweise die Ausstattung mit Kindergärten und Schulen vor Ort sowie praktische Einkaufsmöglichkeiten wichtig sein. Ist Ihr Ehepartner ebenfalls berufstätig, können die Chancen auf eine neue Arbeitsstelle des Partners ebenfalls die Entscheidung für den neuen Standort beeinflussen. Daneben werden Sie und Ihre Familie auf lieb gewonnene Lebensgewohnheiten auch an einem neuen Wohn-/

Praxisstandort nicht verzichten wollen. Die Sportbegeisterten werden auf den nahen Park oder Wald für die tägliche Joggingrunde Wert legen, Ihre Kinder möchten gerne Tennisverein und Schwimmbad in der Nähe haben und nicht zuletzt kann auch das Angebot zur kulturellen Freizeitgestaltung zu Ihrer persönlichen Zufriedenheit und zur Erholung nach der Arbeit beitragen (Stichwort „Work-life-Balance").

Der Blick auf die wirtschaftlichen Kriterien der Standortwahl stellt den zweiten entscheidenden Faktor zur Beurteilung dar, ob sich der Weg in die eigene Praxis lohnt. Im Mittelpunkt steht dabei die Analyse der Wettbewerbssituation am Ort und im Einzugsgebiet, in dem sich der Zahnarzt niederlassen möchte (s. Tab. 12.1).

Wichtige Informationen sind in diesem Zusammenhang:
- Leistungsspektrum und Spezialisierung der Zahnärzte am Standort
- durchschnittliche Zahl der abgerechneten Fälle
- Zahl der abgerechneten Fälle der ortsansässigen Zahnärzte im Verhältnis zur Durchschnittsfallzahl im KZV-Bereich

**Tab. 12.1:** Persönliche Kriterien und Motive für die Standortwahl ⊘

| Kriterien | Informationsquellen |
|---|---|
| Großstadt, Kleinstadt, ländliches Gebiet | Statistische Ämter |
| Kindergärten und Ausbildungsstätten | Stadt-/Gemeindeverwaltung |
| Verkehrsanbindungen | Amt für Stadtentwicklung |
| Einkaufsmöglichkeiten | |
| Preisgefüge (Miete, Eigentum, Einkauf und Versorgung) | Immobilienmakler |
| Berufsmöglichkeiten für Partner und Kinder | Industrie- und Handelskammern, Amt für Wirtschaftsförderung |
| Bevölkerungs- und Altersstruktur | Stadt-/Gemeindeverwaltung |
| Mögliche Veränderung (Strukturwandel) | Amt für Stadtentwicklung |
| Kulturangebot | Internetseiten der Stadt-/Gemeindeverwaltung (z.B. Programm der Volkshochschule) |
| Freizeit- und Erholungsangebot | Internetseiten der Stadt-/Gemeindeverwaltung |
| Landschaft und Klima (Allergien) | |

Mögliche Informationsquellen sind unter anderem:

◿ Bezirksstelle der Kassenzahnärztlichen Vereinigung und Zahnärztekammer
◿ freie zahnärztliche Verbände
◿ niedergelassene Kollegen am Standort
◿ Apotheker am Standort
◿ Kollegen-Stammtische
◿ branchenerfahrene Berater

Wesentliche Informationen über einen Standort ergeben sich aus der sogenannten Bedarfsplanung. Diese obliegt den Kassenzahnärztlichen Vereinigungen im Einvernehmen mit den Landesverbänden der Krankenkassen und den Verbänden der Ersatzkassen und liefert Übersichten über den Stand der vertragszahnärztlichen Versorgung und die absehbare Entwicklung des Bedarfs. Dieser Bedarfsplan wird jeweils in den amtlichen Mitteilungen der Kassenzahnärztlichen Vereinigungen (zumeist in Zahnärzteblättern) veröffentlicht und gibt Auskunft über folgende Punkte:

◿ statistische Entwicklung der Zahnarztdichte
◿ Zahnarztdichte im Bundesvergleich

◿ Zuwachs der Zahnarztzahlen in diesem Gebiet
◿ Zuwachs im Bundesvergleich
◿ Alterstruktur der Zahnärzte in diesem Gebiet
◿ Fehlstellen im Bezirk
◿ Auflistung der überversorgten Bereiche
◿ Einwohnerzahlen
◿ …

**Praxistipp:** Um aus den Bedarfsplänen die richtigen Schlüsse in Bezug auf Ihr Niederlassungsvorhaben ziehen zu können, sollten Sie die Aktualität der Ihnen vorliegenden Plandaten im Gespräch mit der Kassenzahnärztlichen Vereinigung und dem branchenerfahrenen Berater unbedingt überprüfen.

## 12.3 Neugründung oder Übernahme, Einzelpraxis oder Kooperation?

Die Frage nach einem guten, existenzsicheren Standort ist eng mit der Frage verbunden, ob der Zahnarzt allein oder gemeinsam

**Tab. 12.2:** Praxisübernahme – Vergleich unterschiedlicher Angebote auf Vorteilhaftigkeit

| Standortbeurteilung | Elsässer Straße | Vogesen Straße |
|---|---|---|
| Ideeller Wert | niedriger | höher |
| Patientenbindung | niedriger | höher |
| Umsätze/Gewinne | niedriger | höher |
| Praxisgestaltung | eingeschränkt | Vermieter baut um |
| Praxisinventar | veraltet | nicht funktionstüchtig |
| Kreditvolumen | niedriger | höher |
| Nachfrage der Praxis | niedriger | höher |
| Anlaufschwierigkeiten | höher | niedriger |
| Infrastruktur Praxis | z.B. Helferinnen bleiben | Arbeitsverträge gekündigt |
| Betriebsmittelkredit-Inanspruchnahme | niedriger | höher |
| **Fazit** | Die höhere Patientenbindung einhergehend mit höheren Umsätzen und Gewinnen des Abgebers sprechen für eine Entscheidung pro Vogesen Straße. | |

mit Kollegen erfolgreich sein will. Die Frage, ob die Neugründung einer Praxis, die Übernahme einer vorhandenen Praxis oder die Kooperation mit zahnärztlichen Kollegen zu wirtschaftlichem Erfolg und persönlicher Zufriedenheit führt, ist auch von den Gesetzmäßigkeiten des Gesundheitssystems und den standesrechtlichen Voraussetzungen abhängig. Die Vor- und Nachteile dieser 3 Möglichkeiten finden Sie in der folgenden Punktbewertungsmatrix der Existenzgründung im Überblick (s. Tab. 12.2–12.4), zu bewährten und neuen Formen der Kooperation im

zahnärztlichen Bereich später mehr (s. Kap. 16 „Kooperationen als Chance im Gesundheitsmarkt").

## 12.4 Die eigene Praxis – rechnet sich das?

Der mögliche Gang in die eigene Praxis wird gestern wie heute auch vor dem finanziellen Hintergrund geprüft. Natürlich steht bei der Niederlassungsentscheidung an erster Stelle der Wille, selbstständig als Zahnarzt tätig zu

**Tab. 12.3:** Kooperation – Vergleich unterschiedlicher Angebote auf Vorteilhaftigkeit

| Standortbeurteilung | Schwarzwald Straße | Badener Straße |
| --- | --- | --- |
| Mindestumsatz | hoch | höher |
| Praxisaufbau | lang | lang |
| Abhängigkeit vom Partner | gering | hoch |
| Durchschnittsumsatz | gering | gering |
| Investitionsvolumen | gering | geringer |
| Praxiskosten (Anteil) | gering | höher |
| Praxiselastizität | hoch | gering |
| Leistungsspektrum | ausbaufähig | schon jetzt sehr hoch |
| Gegenseitige Unterstützung | ja | ja |
| **Fazit** | Die weitgehende Unabhängigkeit vom Praxispartner sowie die Gestaltungsmöglichkeiten des Existenzgründers geben den Ausschlag für die Schwarzwald Straße. | |

**Tab. 12.4:** Neugründung – Vergleich unterschiedlicher Angebote auf Vorteilhaftigkeit

| Standortbeurteilung | Schwarzwald Straße | Badener Straße |
| --- | --- | --- |
| Wirtschaftliches Risiko | geringer | hoch |
| Patientenpotenzial | hoch | geringer |
| Anlaufphase | kürzer | länger |
| Investitionsvolumen | geringer | höher |
| Raumplanung | gute Möglichkeiten für Architekten | eingeschränkt |
| Personalakquisitionsmöglichkeiten | hoch | hoch |
| **Fazit** | Das geringe wirtschaftliche Risiko einhergehend mit einem hohen Patientenpotenzial geben den Ausschlag für die Schwarzwald Straße. | |

sein. Zu den persönlichen Aspekten zählt nicht zuletzt die Antwort auf die Frage, ob sich dies wirtschaftlich auszahlt. Langfristig soll die eigene Praxis den Lebensunterhalt der Familie sichern, wirtschaftliche Unabhängigkeit und Leistungsfähigkeit gewährleisten und die Versorgung im Alter durch die Gewinne während der Praxistätigkeit und einem eventuellen Verkauf der Praxis sichern. Daher finden die Einkommenserwartungen des Zahnarztes (Lebenshaltungskosten, Vermögensbildung, Altersversorgung, Immobilienerwerb usw.) in dem „Navigator für Ihre Niederlassung" Berücksichtigung, den wir anhand eines Fallbeispiels in dem Kapitel 14 darstellen.

Zusätzlich trägt der Zahnarzt, der sich selbstständig macht, ein höheres Risiko als der Angestellte (Unternehmerrisiko) – nicht nur für sich, sondern auch für sein Praxisteam und seine Familie. Dies sollte auf keinen Fall vergessen werden, sondern sich in Ihren Kalkulationen zur Niederlassungsentscheidung in Euro und Cent niederschlagen (s. Tab. 12.5).

**Tab. 12.5:** Checkliste „Standort" ⊘

| **Standortdaten** |
| --- |
| Praxisort |
| Einwohnerzahl |
| Bundesland |
| Anschrift |
| Charakteristika des Standorts |
| Objektbeschreibung:<br>• Nutzung des Hauses<br>• Größe der Praxis in qm<br>• Zustand der Praxis<br>• Lage der Praxis im Haus<br>• Fahrstuhl<br>• behindertengerecht<br>• sonstige Angaben |
| **Lage der Praxis** |
| City, Randgebiet, Fußgängerzone, Ärztehaus usw. |
| Parkmöglichkeiten |
| Haltestellen von öffentlichen Verkehrsmitteln |
| Weitere Zahnärzte im Haus bzw. in der Nachbarschaft |
| Apotheke im Haus bzw. in der Nachbarschaft |
| Sonstige Angaben |
| **Konkurrenzverhältnisse** |
| Bedarf laut KZV im Einzugsbereich |
| Zahnärzte |
| Niedergelassene Zahnärzte im Einzugsbereich |

## 12.5 „Niederlassungen brauchen einen begeisterten Gründer als Kapitän"

Interview mit Detlef Becker, Bochum: Er studierte evangelische Theologie an der Westfälischen Wilhelms-Universität Münster, bevor er ebenfalls dort das Studium der Zahnmedizin aufnahm. Seit 2006 ist er niedergelassener Zahnarzt in Bochum mit den Tätigkeitsschwerpunkten Parodontologie sowie Kinder- und Jugendzahnheilkunde.

*Sie haben sich nicht direkt nach dem Abitur für ein Zahnmedizinstudium entschieden, sondern sind einen „Umweg" über die Theologie gegangen. Wie sind Sie dann eigentlich zur Zahnmedizin gekommen?*

*Durch eine freiwillige Wehrübung im Sanitätsbereich des Bundeswehrkrankenhauses Osnabrück als Oberleutnant der Reserve. Dort lernte ich dann meinen späteren Zahnarzt kennen, der zu diesem Zeitpunkt die dort ansässige Zahnarztgruppe leitete und parallel seine Niederlassung in Düsseldorf vorbereitete. Er schlug mir dann eine Hospitanz in seiner Praxis vor, die mich in der Folge vollends für den zahnärztlichen Beruf begeisterte.*

*Von vielen jüngeren Kollegen und Kolleginnen hören wir oft, dass sie sich mehr Entscheidungszeit wünschten, bis sie sich niederlassen. War das bei Ihnen auch so?*

*Nein, ich wollte immer so schnell wie möglich in die Selbstständigkeit. Mein sicherlich etwas außergewöhnlicher beruflicher Werdegang half mir natürlich bei der Entscheidungsfindung. Wenn man sich im Alter von 37 Jahren noch einmal für ein neues Studium entscheidet, weiß man ganz genau warum und auch, was man nach dem Examen tun möchte. Im Endeffekt ist es ja eigentlich auch egal, ob man vor oder nach einem Studium eine gewisse Entscheidungszeit für sich selbst braucht. Der Schritt in die Niederlassung ist ein sehr wichtiger und konsequenzenreicher neuer Lebensabschnitt für jeden, der die-*

*sen Schritt wagt, und sollte deshalb gut überlegt sein.*

*Sehen Sie vielleicht sogar einen Vorteil darin, erst mit mehr Lebenserfahrung eine eigene Praxis aufzumachen?*

*Das ist sicher individuell verschieden. Es sollte allerdings klar sein, dass mit der Praxisführung immer sehr viel Verantwortung nicht nur für sich selbst, sondern vor allem auch für die Mitarbeiter verbunden ist. Da ist es bestimmt hilfreich, wenn nicht sogar notwendig, über ein gerütteltes Maß an Lebenserfahrung zu verfügen.*

*Fühlten Sie sich nach dem Studium und der Assistenzzeit genügend auf die Niederlassung vorbereitet?*

*Nach dem Studium sicher nicht. Dafür fehlten im Studium sowohl die Unterrichtseinheit „Praxisführung" als auch solche zu den Themen „Mitarbeiter und Patienten" oder auch „Praxismarketing". In meiner Assistenzzeit nutzte ich dann allerdings die vielfältigen Vorbereitungsseminare und Kurse diverser Anbieter wie Zahnärztekammer, Dentaldepots und Wirtschaftsberatungsunternehmen (A.S.I. usw.).*

*Sie haben den Weg einer klassischen Praxisübernahme gewählt. Was war der Grund dafür?*

*In erster Linie die von Anfang an vorhandene wirtschaftliche Sicherheit, die in der heutigen Zeit nur eine Praxisübernahme gerade in den ersten 2 Jahren der Niederlassung gewährleisten kann.*

*Stellen Sie bei sich eine Veränderung im Umgang mit wirtschaftlichen Fragen fest? Brauchen Sie z.B. inzwischen weniger Zeit für die ökonomische Praxisseite?*

*Meiner Meinung nach ist für das Unternehmen „Praxisniederlassung" – egal, in welcher Form sie auch umgesetzt werden soll – in erster Linie neben einem begeisterten Gründer als Kapitän vor allem ein Lotse in Form eines Wirtschaftsberaters zwingend erforderlich. Ja, nach fast 2 Jah-*

ren Selbstständigkeit betrachte ich wirtschaftliche Entscheidungen sowohl privater als auch beruflicher Natur pragmatischer und weniger emotional involviert als vorher.

**Welchen wichtigen Rat würden Sie jungen Zahnmedizinern und Zahnmedizinerinnen, die jetzt eine Niederlassung planen, aus Ihrer heutigen Sicht mitgeben wollen?**

Schauen Sie sich so oft wie nur möglich andere Praxen an. Fragen Sie die anderen Praxisinhaber nach deren Konzept, vielleicht auch nach deren Schwierigkeiten, Problemen und Lösungen. Nutzen Sie die vielfältigen Praxisinformationsveranstaltungen und seien Sie Unternehmer, im wahrsten Sinne des Wortes. Es lohnt sich!

# 13 Berater – wann, mit wem, wie viel?

## 13.1 Im Freiflug oder abgesichert – brauche ich Berater?

Die Zeit der Niederlassung ist die intensivste Investitionsphase im Leben des Zahnarztes. Das Wechselspiel zwischen Investitionen, Einnahmen und Ausgaben und der Finanzierung zu durchschauen sowie den Selektions-, Entscheidungs- und Realisierungsprozess erfolgreich durchzuführen, ist eine besondere Herausforderung.

In vielen Fällen haben Zahnärzte es bisher allein geschafft. Sie könnten sich also fragen: Warum soll ich mich als Zahnarzt mit der Frage nach einem Berater beschäftigen? Ist dieser nicht überflüssig? In der Vergangenheit fand die Niederlassung jedoch unter ganz anderen, insbesondere günstigeren finanziellen Rahmenbedingungen statt. Und wenn es vermeintlich gut gegangen ist, gibt diese Erfahrung noch nicht die Antwort auf die Frage, ob es mit Begleitung durch Profis in Unternehmensgründungen nicht besser gegangen wäre. Erfolg heißt nicht, Scheitern zu vermeiden! Ein weiteres schlagendes Argument: Ihre Zahnarztpraxis wird zukünftig nur im Wettbewerb überleben können, wenn Sie sie als Unternehmen führen.

Kaufmännisch betrachtet ist die Niederlassung eine Betriebsgründung! Sie setzt Kenntnisse und Erfahrungen in rechtlichen Fragen, in der Organisation, bei Investitionen und deren Finanzierung, im Personalmanagement und Marketing voraus – und eine Gewissenserforschung, ob Ihre Kenntnisse und Fertigkeiten dafür ausreichen. Wenn ja, ist Auffrischen angesagt! Wenn nein, ist es kein Drama. Genauso wenig, wie sich Gesundheit durch Lektüre populärer oder medizinischer Fachbücher erhalten oder herstellen lässt, sind betriebsbildende Prozesse mit betriebswirtschaftlicher Literatur, Rat von teilkundigen Freunden, einem Seminarbesuch oder dem Vertrauen auf die eigene Expertise zu bewältigen. Diese Feststellung gilt für den Prozess an sich. Erschwerend kommen die sich verschlechternden finanziellen Rahmenbedingungen im Gesundheitswesen hinzu.

Die selbstständige zahnärztliche Tätigkeit ist freiberuflich. Das bedeutet, dass es in erster Linie auf die zahnärztliche Leistung ankommt – und auf die Zuarbeit durch gutes Personal, die richtigen Betriebsabläufe, die zielgerichteten Investitionen und die treffenden Reaktionen auf die vor Ort herrschenden Marktverhältnisse.

Genau so, wie sich im normalen Praxisablauf die Arbeit aufteilt in den Teil, den der Zahnarzt erledigen *muss*, und den Teil, der vom Personal erledigt werden *kann*, gliedert sich auch der Existenzgründungsprozess. Ausgangspunkt ist das Ziel Ihres zahnärztlichen Handelns, das die Blick- und Marschrichtung bestimmt.

Die Beurteilung, welche Mittel in welchem Umfang zur Zielerreichung erforderlich sind, z.B.

- Geräte (Investitionen),
- Personalbedarf,
- Raumgrößen und -beschaffenheit,
- Finanzmittel,
- organisatorische Abläufe,
- marktbeeinflussende Aktionen

unterliegt anders orientierten fachlichen, nämlich ökonomischen, Evaluationskriterien. Dafür bringen Sie als Zahnarzt aufgrund einer tradiert verlaufenden Ausbildung in der Regel relativ wenig Rüstzeug mit.

Egal wie, irgendwann müssen Sie sich die Frage beantworten: Schultere ich den Niederlassungsprozess allein oder mithilfe eines Beraters? Wenn Sie sich der Hilfe Dritter bedienen wollen, stellt sich die zweite Frage: Nehme ich mir für alles oder nur für Teilbereiche (Finanzen, Steuern, Verträge usw.) einen Berater? Das kommt darauf an, wie stark Sie sich in den einzelnen Bereichen fühlen.

Optimal ist es, einen Berater als Manager des Gesamtprozesses zu engagieren. Orientiert an den zahnärztlichen Vorgaben setzt er diese Stück für Stück in Standortselektion, Investitionen, Finanz-, Raum- und Personalbeschaffung um. Immer dann – und das wird häufig sein –, wenn Sie als Zahnarzt die Entscheidungen treffen müssen oder weitere Vorgaben erforderlich sind, werden Sie eingebunden. Sie delegieren genau den Teil, an dem Ihre Ausbildung aus Tradition Lücken aufweist, an Experten und konzentrieren sich auf die Bereiche Ihrer Stärke.

## 13.2　Wirtschaftsberatung

### 13.2.1　Wie finde ich den richtigen Berater?

Die Gegenfrage lautet: Wie findet der Patient den richtigen Zahnarzt? Die Antworten sind ähnlich:

◢ richtige Fachrichtung
◢ Kenntnisse und Erfahrung
◢ gute Erfahrungen Anderer („Mund-zu-Mund-Propaganda")
◢ zielgerichtete Öffentlichkeitsarbeit
◢ räumliche Nähe
◢ Einbindung in ein unterstützendes Umfeld, z.B. in den Bereichen
　– Finanzierung
　– Steuerberatung
　– Rechtsberatung
　– EDV und Qualitätsmanagement
　– Facility Management
◢ persönliches und fachliches Vertrauen
◢ Klientenfokussierung

Die letzten beiden Punkte sind die wichtigsten Kriterien. Was nützt die Fachkunde des Beraters, wenn der Klient nur als Umsatzbringer betrachtet wird? Hat der Berater jedoch die Leistung für den Klienten ständig im Blick, lassen sich mit dieser Intention auch Defizite in anderen Bereichen kompensieren, wenn sie nicht zu groß sind. Nur „nett, freundlich und zuverlässig" zu sein, reicht nicht aus. Es wird Ihnen nicht erspart bleiben, sich mit mehreren potenziellen Interessenten zu beschäftigen. Wie immer in Beratungssituationen zählen dabei nicht nur die nackten Fakten, sondern auch das, „was uns der Bauch sagt" – nur dies kann man in einem Buch schlecht vermitteln.

### 13.2.2　Was leistet der Berater?

In welchem Umfang der Berater Ihren Gang in die Niederlassung begleiten soll, ist von Ihren individuellen Bedürfnissen und Vorstellungen abhängig. Die Auswahl aus einem großen Spektrum bestimmen Sie als niederlassungswilliger Zahnarzt. Die nachfolgende Übersicht über das Leistungsumfeld des Beraters kann Ihnen als erste Orientierung dienen.

**Praxistipp:** Sie haben es in der Hand, den Berater punktuell, z.B. nur für Mietvertragsverhandlungen oder Finanzierungsfragen, und/oder für Steuerungsaufgaben einzusetzen oder aber diese Aufgaben selbst zu erledigen. Das ist nicht nur eine Frage des Geldes. Selbst Hand anzulegen, ist auch eine Frage der Identifikation mit dem Verfahren. Vergleichen Sie die Niederlassung in der eigenen Praxis mit dem Bau eines Hauses:

Der Bauherr bespricht mit dem Architekten, was er will und was es kosten soll. Die Detailplanung übernimmt der Fachmann; der Einsatz des Bauherrn direkt auf der Baustelle ist überschaubar. Aber er bewohnt später das Haus. Die Begleitung des Entstehungsprozesses schafft in diesem Fall die ausreichende Identifikation. Noch eine Erfahrung vom Bau: Den Beteiligten zeitig und gründlich auf die Finger zu schauen, hat nie geschadet!

Wenn Sie es wollen, kann der Wirtschaftsberater viel für Sie leisten. Das Bündel dieser wirtschaftlichen Beratungsleistungen wird überschaubar, wenn wir es in 3 Bereiche einteilen, die zu den zeitlichen Meilensteinen des Niederlassungsprozesses in Beziehung stehen.

### Vor der Niederlassung

◢ Ihr Berater reflektiert zusammen mit Ihnen die ersten Überlegungen, ob der Weg zur eigenen Praxis richtig ist oder ob es bessere Alternativen gibt.

◢ Er unterstützt Ihren Denkprozess durch betriebswirtschaftlich fundierte Kalkulationen und zielführende finanzielle Dispositionen, beispielsweise bei Versicherungen und Geldanlagen.

### Zum Zeitpunkt der Niederlassung

◢ Neben der Unterstützung bei der Selektion des Niederlassungsortes kalkuliert er die Chancen und das wirtschaftliche Risiko Ihres Gründungs- oder Übernahmevorhabens.

◢ Er fasst das Kalkulationsergebnis in einem Niederlassungsexposé zusammen (s. Kap. 14 „Der ‚Navigator' für Ihre Niederlassung").

◢ In Abstimmung mit Ihnen setzt er die Entscheidungen bei der Beschaffung von Investitions- und Verbrauchsgütern, Personal und Räumen rechtzeitig um.

◢ Bei Vertragsverhandlungen steht er Ihnen zur Seite und steuert die eingebundenen Experten für Finanzierung, Steuern, Recht und Technik.

◢ Er überwacht und lenkt alle Beschaffungsprozesse. Wenn gewünscht, leistet er einen Beitrag bei der Festlegung der betrieblichen Abläufe in Ihrer Praxis.

Die Unterstützung zur Niederlassung gliedert sich in viele Einzelaufgaben; eine umfassende Liste dieser Aufgaben ist in der Tabelle 13.1 enthalten.

### Nach der Niederlassung

◢ Ihr Berater überwacht die Umsetzung der geplanten betrieblichen Abläufe und überprüft sie gemeinsam mit Ihnen auf Funktionalität. Er unterstützt Sie gegebenenfalls bei der Einführung eines Qualitätsmanagements.

◢ Er führt eine Nachkalkulation durch und installiert ein Praxiscontrolling auf der Basis des Niederlassungsexposés. Damit erhalten Sie ein Frühwarnsystem für drohende finanzielle Schieflagen und gleichzeitig ein geeignetes Instrument zur Liquiditätssteuerung.

◢ Er erstellt einen mehrjährigen Finanzplan zur Identifizierung der Mittel, die im privaten Sektor für Konsum, Investitionen und Zukunftssicherung zur Verfügung stehen. Dieser Plan wird im Rahmen der Planfortschreibung regelmäßig aktualisiert.

◢ Sie bekommen von Ihrem Berater eine kritische Beratung bei der Mittelverwendung in den Sektoren private Investitionen und Zukunftssicherung. Schließlich wollen Sie trotz der Niederlassung auch private Investitionsziele umsetzen (Stichwort „Eigenheim") und auch nach dem aktiven Berufsleben finanziell sorgenfrei sein.

◢ Er bindet zur rechten Zeit Experten für Rechts- und Steuerfragen sowie Immobilienmanagement ein.

**Tab. 13.1:** Leistungsspektrum des Wirtschaftsberaters im Rahmen der Niederlassung ⊘

### Ca. 2–3 Jahre vor der Niederlassung

Prüfung erster Niederlassungsüberlegungen

Abwägung der Vor- und Nachteile einer Übernahme, Kooperation oder Neugründung

Aufbereitung sämtlicher Entscheidungsprozesse für eine mögliche Niederlassung

Prüfung der wirtschaftlichen Anforderungen an den Existenzgründer

Unterstützung bei der Suche nach einer geeigneten Praxis

beispielhafte Berechnungen möglicher Niederlassungsvorhaben

Festlegung eines Zeitplans für die Niederlassung

### Konkrete Niederlassung

Praxisbewertung

Beurteilung des Existenzgründungsvorhabens:
* Erstellung einer Einnahmen- und Ausgabenplanung für die Praxis
* Risikoabschätzung anhand einer Mindestumsatzanalyse
* Entwicklung von wirtschaftlich vorteilhaften Finanzierungsalternativen
* Ableitung einer mittelfristigen Rentabilitätsprognose

Beurteilung der wirtschaftlichen Tragfähigkeit des Mietverhältnisses:
* Analyse des vom Vermieter vorgelegten Vertragskonzepts
* Beratung bei der kaufmännischen Ausgestaltung des Vertragskonzepts

Beurteilung der wirtschaftlichen Tragfähigkeit einer Praxisübernahme:
* Prüfung des Übernahmeangebots
* Unterstützung bei der kaufmännischen Ausgestaltung des Vertragskonzepts

Beurteilung der wirtschaftlichen Zweckmäßigkeit einer Praxiskooperation:
* Ermittlung der Vorstellungen der Kooperationspartner über die künftige Zusammenarbeit als Grundlage des Kooperationsvertrags
* Ermittlung der wirtschaftlichen Tragfähigkeit zum Kooperationsangebot

Festlegung eines verbindlichen Niederlassungskonzepts in einem schriftlichen Exposé: Vorhabensschilderung, Vorgehensweise, Terminplanung, Zuständigkeiten, Verträge, Verhandlungen, Finanzierung

Verhandlungen mit Banken und Erläuterung des Niederlassungsvorhabens zur Bereitstellung von Kreditmitteln:
* Abstimmung der Zins- und Tilgungsvereinbarungen mit kreditgebenden Banken
* Beurteilung und Auswahl von Kreditangeboten sowie Erledigung der Bankformalitäten

Erstellung und Vermittlung eines Absicherungs- (Praxis und privat) und Altersvorsorgekonzepts

### Kontinuierliche betriebswirtschaftliche Begleitung

Fortlaufende Prüfung der betriebswirtschaftlichen Kennzahlen der Praxis und Erarbeitung von Anpassungsmaßnahmen

Ergänzung der Praxisberatung um die wirtschaftliche Privatsphäre (Kapitalanlage, Altersversorgung, Absicherung, Vorsorge usw.)

**Die Rolle des „Prellbocks"**

Der Wirtschaftsberater übernimmt aber noch eine zusätzliche wichtige Funktion: Er ist Moderator des gesamten Niederlassungsprozesses und der daran beteiligten Personen (Vermieter, Kooperationspartner, Banken, Versicherungen, Rechtsanwälte, Steuerberater, EDV-Fachleute usw.).

> **Praxistipp:** Bei Verhandlungen zwischen Praxisabgebern und -übernehmern sitzen immer Parteien mit Individualinteressen am Tisch. Eine objektive Lösung ist schwer zu finden, weil jede Partei primär den eigenen Vorteil – und damit den Nachteil der anderen Partei – im Auge hat. Im Rahmen der Verhandlungen, z.B. bei der Festlegung des Kaufpreises mit dem Praxisabgeber, kann es daher schon einmal zu atmosphärischen Spannungen kommen. Dann ist es hilfreich, wenn Sie als Existenzgründer Ihren Wirtschaftsberater „vorschicken" können. Der Berater ist ein neutraler Dritter und damit eine gute Voraussetzung für faire und angemessene Problemlösungen. Er sollte es neben den fachlichen Lösungsvorschlägen aber auch verstehen, die Stimmung wieder zu glätten. Das Verhältnis zwischen dem Übernehmer und dem Abgeber oder zwischen den Kooperationspartnern bleibt so ungetrübt. Dies ist für die erfolgreiche (zukünftige) Praxisübergabe bzw. Zusammenarbeit immens wichtig und schont außerdem Ihre Nerven.

### 13.2.3  Was kostet der Berater?

**Das sollten Sie einkalkulieren**

Das Honorar für einen fähigen Wirtschaftsberater kann – je nach Beschäftigungsumfang – schon einmal bei größeren Vorhaben 10 000 Euro ausmachen. Das muss aber nicht sein. Gleichwohl: Guter Rat ist teuer, sagt der Volksmund. Und wer nicht bereit ist, für guten Rat zu zahlen, wird ihn nicht bekommen und sich mit schlechtem Rat oder Selbsthilfe begnügen müssen. Jedoch ist auch das Honorar keine Gewähr für einen guten Rat. Die vermutete Qualität der Leistung entscheidet sich meistens bereits bei der Auswahl des Beraters.

Eingebundene Rechtsanwälte oder Steuerberater haben ihre der GOZ vergleichbaren Gebührenordnungen. Diese Gebühren richten sich grundsätzlich nach dem Wert der Sache, häufig werden bei spezialisierten Rechtsanwälten höhere Gebühren oder auch Stundenhonorare vereinbart.

Für Berater bei Niederlassungsvorhaben gibt es keine „staatliche" Gebührenordnung. Für begrenzte und überschaubare Teilaufgaben sollten Sie Stundenhonorare vereinbaren und die Stundenzahl limitieren. Für einen Berater, der den Zahnarzt durch den gesamten Prozess der Niederlassung begleitet, ist ein Pauschalhonorar angemessen. Dieses wird vorher vertraglich vereinbart. In dem Beratungsvertrag sollte genau beschrieben sein, welche Einzelleistungen der Berater zu erbringen hat.

**Offene und versteckte Honorierung**

Wenn Sie nach einer Beratung durch einen Versicherungsrepräsentanten oder Bankangestellten eine Versicherung vermittelt oder einen Kredit eingeräumt bekommen haben, erhalten Sie für die Beratungsleistung keine Rechnung. Das führt immer wieder zu der irrigen Annahme, dieser gute Rat sei kostenlos (und hoffentlich nicht umsonst) gewesen.

Banken finanzieren die Kosten für ihren Beraterstab aus der Differenz zwischen den geringeren Zinssätzen, die sie dem Einleger zahlen, und den höheren Zinssätzen, die sie dem Kreditnehmer belasten. Diese Differenz ist die sogenannte Zinsspanne. Außerdem ist bekannt, dass Banken Provisionen an Dritte zahlen, wenn diese ihnen einen Kunden oder ein Kreditgeschäft vermittelt haben. Die

Kosten für das Entgelt des Versicherungsrepräsentanten kalkulieren die Versicherungsgesellschaften in die Prämie ein. Das alles ist legitim und seriös. Es sollte natürlich Berücksichtigung finden, wenn Sie mit einem Berater, der Sie durch den Prozess der Niederlassung begleitet, über sein Honorar verhandelt. Nur sollten Sie sorgfältig trennen: Für Leistungen, die einem Berater nicht von Banken oder Versicherungen vergütet werden, müssen Sie ihn angemessen bezahlen.

## 13.3  Steuer- und Rechtsberatung

Die Wirtschaftsberatung wird durch die Steuerberatung und die juristische Begleitung der Niederlassung ergänzt. Ein guter Niederlassungsberater verfügt in der Regel über ein Netzwerk von Steuer- und Rechtsberatern, die er Ihnen zur Verfügung stellen kann. Der Vorteil ist, dass diese sich auf die Fragestellungen des niedergelassenen Zahnarztes spezialisiert haben. Wenn Sie auf eigene Verbindungen zurückgreifen möchten, spricht nichts dagegen, wenn Ihre Berater in der Sache erfahren und zur Teamarbeit bereit sind. Die gemeinsame Richtung muss stimmen und die Strategien sämtlicher beteiligter Berater müssen aufeinander abgestimmt sein.

Ein fähiger Steuerberater denkt neben seinen buchhalterischen Funktionen für Sie und Ihr Unternehmen in die Zukunft, indem er beispielsweise Steuerzahlungen im Voraus berechnet. So können Sie rechtzeitig Rücklagen bilden. Als Zahnarzt sind Sie im Praxisalltag intensiv gefordert und wollen Ihre Energie auf die Betreuung der Ihnen anvertrauten Patienten konzentrieren. Mit einem zuverlässigen Steuerberater im Rücken müssen Sie die steuerlichen Zahlungsströme nicht ständig selbst im Blick behalten. Wenn es aber kein anderer für Sie tut, kann eine unvermutete Steuervorauszahlung Sie „kalt erwischen" und für Ihre Existenzgrundlage

schlimme Folgen haben. Auch Zahnarztpraxen sind zuweilen von Insolvenz betroffen, weil ihnen durch Steuerforderungen die notwendige Liquidität fehlt, um den Praxisbetrieb aufrechtzuerhalten.

> **Praxistipp:** Es wird oft vergessen, dass noch nicht geleistete Steuerzahlungen im Saldo des Girokontos enthalten sind. Lassen Sie sich daher nie von einem „optisch" hohen Kontostand zu überdimensionierten Investitionen verleiten. Um die Quellen, Mengen und Verwendung Ihres Einkommens besser einschätzen zu können, lohnt es sich, einen Liquiditätsplan zu erstellen: Welche Mittel müssen vorhanden sein, damit ich meine Ausgaben und Konsumwünsche finanzieren kann? Dazu nehmen Sie am besten den Wirtschaftsberater in Anspruch und werfen mit ihm gemeinsam einen Blick auf die Auswertungen des Steuerberaters.

Die rechtliche Materie im Zusammenhang mit der zahnärztlichen Praxisgründung und -führung ist komplex und mit anderen – z.B. gewerblichen Unternehmensgründungen – grundsätzlich nicht zu vergleichen, denn durch die Besonderheiten des zahnärztlichen Standesrechts und des Vertragszahnarztrechts ergeben sich spezielle rechtliche Konstellationen, die es bei der Vertragsgestaltung im Rahmen der Niederlassung zu beachten gilt. Es ist daher besonders wichtig, die Vertragsgestaltung von einem Rechtsanwalt vornehmen zu lassen, der auf die Betreuung von Zahnärzten im Rahmen der Niederlassung spezialisiert ist. Auch die Vertragsgestaltungen sind individuell auf den konkreten Fall Ihrer Niederlassung abzustimmen. Die für Sie relevanten Rechtsfragen im Zusammenhang mit der Vertragsgestaltung finden Sie im Überblick in dem Kapitel 17 „Wie Sie Ihre Verträge rechtssicher gestalten".

**Praxistipp:** Musterverträge sollten Sie nur zur allgemeinen Orientierung und zur Einführung in das Thema heranziehen. Nur zu diesem Zweck werden Musterverträge in der Regel erstellt. Die in der Praxis verfügbaren Musterverträge und -formulierungen sind zwar in der Regel juristisch richtig, passen aber nicht auf die individuelle Situation. Darüber hinaus gibt es insbesondere im Vertragszahnarztrecht regelmäßig Rechtsveränderungen, die unmittelbaren Einfluss auf die Vertragsgestaltung haben und daher in Musterverträgen noch nicht berücksichtigt sind. 3 Handlungsstufen sind daher empfehlenswert: Wissen, was gewollt ist, Prüfung der steuerlichen Unbedenklichkeit sowie Formulierung eines individuellen Vertrages durch einen in zahnärztlichen Niederlassungen erfahrenen Anwalt. Die ausschließliche Verwendung von Musterverträgen oder gar das eigene Zusammenflicken von Verträgen aus Vertragswerken von Kollegen und/oder Musterverträgen kann sich sogar existenzbedrohend auswirken, wenn z.B. wichtige Aspekte vergessen wurden. Das merken Sie jedoch meistens erst, wenn es zu spät ist. Für die komplizierte Vertragsgestaltung sollten Sie daher zu Ihrer eigenen Sicherheit spezialisierte Rechtsanwälte konsultieren, die mit dem Wirtschafts- und/oder dem Steuerberater Hand in Hand arbeiten und das Niederlassungsvorhaben gemeinsam begleiten.

Aber nicht nur die Erstellung eines Praxisübernahmevertrags, -mietvertrags und/oder Kooperationsvertrags setzen eine professionelle Rechtsberatung im Rahmen der Niederlassung voraus. Der spezialisierte Rechtsanwalt wird schon in der Vorbereitungsphase der Niederlassung auch eventuell erforderliche „begleitende" Vertragswerke vorbereiten und erstellen (z.B. Arbeitsverträge mit zahnmedizi-

nischen Fachangestellten) oder diese mit hierzu spezialisierten Rechtsanwälten abstimmen (z.B. Ehevertrag oder erbrechtliche Verträge).

Darüber hinaus wird häufig übersehen, dass auch das Zulassungsverfahren vor den Zulassungsausschüssen bei den Kassenzahnärztlichen Vereinigungen mit einigen rechtlichen Schwierigkeiten behaftet sein kann. Aber selbst in dem Fall, dass das Zulassungsverfahren problemlos verläuft, kann die Vertretung durch einen Rechtsanwalt „ein sicheres Gefühl" vermitteln, insbesondere wenn Sie mit bürokratischen und rechtlichen Verfahren wenig vertraut sind. Im Übrigen ist es heutzutage durchaus üblich, sich im gesamten Niederlassungsprozess und insbesondere vor den Zulassungsausschüssen durch einen spezialisierten Rechtsanwalt vertreten zu lassen.

## 13.4  Wen Sie noch ins Boot holen können

Bei einer zahnärztlichen Niederlassung sind im Regelfall weitere Fachleute eingebunden: Dienstleister wie beispielsweise Architekten, medizinisch-technische Berater oder EDV-Berater können das Team komplettieren. Haben Sie sich zu einer Wirtschaftsberatung entschlossen, dann können Sie sich entspannt zurücklehnen: Der Wirtschaftsberater koordiniert deren Einsatz zeitlich und finanziell. Ihr Berater erhält sein Honorar, damit er seinen Erfahrungsschatz und seine Managementqualitäten in diesen Prozess einbringt. So können Sie Ihre Energie auf anderen „Baustellen" einsetzen.

**Praxistipp:** Zäumen Sie das Pferd von vornherein richtig auf! Am Anfang des Entscheidungsbaumes stehen die Praxisidee und die Budgetplanung. Detailentscheidungen, selbst die Praxisfinanzierung, die Praxisarchitektur oder -EDV, sind unter die Regie dieser Gesamtplanung zu stellen.

# 14  Der „Navigator" für Ihre Niederlassung

Als niederlassungswilliger Zahnarzt können Sie die zahnmedizinisch-fachlichen Rahmenbedingungen Ihres Vorhabens (Leistungsspektrum, Geräteausstattung usw.) adäquat beurteilen. Jeder erfolgreichen Niederlassung geht aber auch eine gründliche Kalkulation wirtschaftlicher Chancen und Risiken voraus. Bei der Beurteilung der betriebswirtschaftlichen Eckdaten Ihrer geplanten Niederlassung wird es für Sie schon schwieriger, denn die „harten Zahlen" sind allein nicht aussagekräftig, sondern sie müssen sinnvoll interpretiert werden. Investitionsentscheidungen – so eine betriebswirtschaftliche Grundregel – müssen auf rationalen Überlegungen basieren und frei von emotionalen Beweggründen sein. Dies ist einerseits absolut richtig. Andererseits spielen Gefühle, insbesondere das Gefühl der Sicherheit, bei einer Praxisgründung, Übernahme oder Kooperation eine entscheidende Rolle.

Bevor Sie Ihr Niederlassungsvorhaben in die Tat umsetzen, sollten Sie sich fragen:

◢ Ist mein Niederlassungsvorhaben wirtschaftlich tragfähig?
◢ Welche betriebswirtschaftlichen Aspekte muss ich bei der Praxisübernahme beachten?
◢ Woher bekomme ich die notwendigen Daten?
◢ Welche Schlüsse kann ich aus diesen Daten für mein Niederlassungsvorhaben ziehen?

Diese Fragen zu beantworten und zu einem für Sie aussagekräftigen Ergebnis zu gelangen, ist wesentlicher Bestandteil einer qualifizierten Niederlassungsberatung.

Idealerweise ziehen Sie als niederlassungswilliger Zahnarzt schon zu Beginn der Assistenzzeit einen Wirtschaftsberater zurate. So können erste Überlegungen einer von Ihnen angedachten Niederlassung in Szenarien anschaulich, verständlich und vollständig durchgespielt werden. Das Kapitel 14.2 „Ziel, Funktion und Systematik des Niederlassungsnavigators" schildert die EDV-gestützte Prüfung der wirtschaftlichen Tragfähigkeit eines Niederlassungsvorhabens, die auf der Datenaufnahme und -auswertung sämtlicher für das Existenzgründungsvorhaben notwendigen und sinnvollen betriebswirtschaftlichen Informationen basiert.

Dieses Vorgehen erleichtert den Einstieg in die Niederlassung und unterstützt Sie in der Entscheidungsphase. Es ist vergleichbar mit einem Navigationssystem, das Sie bei einer Fahrt auf unbekannter Strecke in Anspruch nehmen: Sie haben ein konkretes Ziel und suchen die ideale Reiseroute, um Zeit und Sprit (also Geld) zu sparen und Ihre Nerven zu schonen. Auf die Angaben des Navigators müssen Sie sich verlassen können, da Sie selbst das Detailwissen über den Streckenverlauf und die möglichen „Tücken" wie Staugefahr nicht haben. Daher nennen wir das Instrument zur Niederlassungsplanung, dass wir Ihnen an einem Fallbeispiel vorstellen, den „Navigator" für die Niederlassung.

Dabei ist die wirtschaftliche Kalkulation des Niederlassungsvorhabens natürlich kein Selbstzweck. Sie ist ein Mittel, sensibel für Zusammenhänge und Gefahren zu werden und Informationen (Berechnungsergebnisse) als Grundlage für wegweisende Entscheidungen zu liefern. Sie zeigt auf und kann wachsam werden lassen oder beruhigen. Um den Aussagewert der Kalkulation nutzen zu können, ist die Kenntnis von Hintergründen erforderlich: Wo entstehen Kosten? Wie setzen sich die Erlöse der Zahnarztpraxis eigentlich zusammen? Daher geben wir Ihnen zunächst einen Überblick über die Erlösarten und die Abrechnungsgrundlagen einer Zahnarztpraxis.

## 14.1  Wie kommt der Zahnarzt zu seinem Geld? Erlösarten und Abrechnungsgrundlagen

Bei der Kalkulation Ihres Niederlassungsvorhabens können Sie die Kosten relativ genau berechnen (lassen). Die Erlöse setzen ein bestimmtes, jedoch weitgehend unbekanntes Mengengerüst voraus, das sich aus den folgenden Parametern zusammensetzt:

◢ Patientenzahlen
◢ Patientenstruktur (Alter, Versichertenstatus, sozialer Status)
◢ Einzelleistungen
◢ Punktzahlen
◢ Punktwerte der regionalen GKVen
◢ spezifische Abrechnungsbudgets (Honorarverteilungsmaßstab [HVM] usw.)
◢ Praxisgebühr

Die Frage nach dem Anteil an gesetzlich bzw. privat versicherten Patienten (GKV- bzw. PKV-Patienten) im Umfeld der Praxis beantwortet noch nicht die Frage nach dem Anteil der GKV-Leistungen, die Sie als Vertragszahnarzt erbringen, an der zahnärztlichen Gesamtleistung. Diese Aufteilung wird von Ihrer individuellen Positionierung und Ihrem Leistungsspektrum bestimmt. Natürlich lässt eine erhöhte Akademiker- oder Beamtendichte einen höheren Anteil an Privat- und Beihilfepatienten erwarten, jedoch nur dann, wenn Ihr Behandlungsprofil und z.B. die Serviceausrichtung Ihrer Praxis dies fördern.

Der GKV-Patient ist nicht der Vertragspartner des Zahnarztes. Das ist dessen Krankenkasse, die dem Zahnarzt in der Gestalt der Kassenzahnärztlichen Vereinigung (KZV) gegenübertritt. Der Patient dokumentiert mit der Vorlage seiner Krankenversichertenkarte einen Behandlungsanspruch im Rahmen des von dem Gemeinsamen Bundesausschuss festgelegten Umfangs der vertragszahnärztlichen Versorgung und kassenindividueller Sonderleistungen, die jedoch in geringerer Menge in Erscheinung treten. Die Krankenkassen und die Leistungserbringer haben eine bedarfsgerechte und gleichmäßige, dem allgemein anerkannten Stand der zahnmedizinischen Erkenntnisse entsprechende Versorgung der Versicherten zu gewährleisten. Diese Versorgung muss ausreichend und zweckmäßig sein, darf das Maß des Notwendigen nicht überschreiten und muss in der fachlich gebotenen Qualität sowie wirtschaftlich erbracht werden (§ 70 Abs. 1 SGB V).

Die Vergütung der Einzelleistung ist in dem Einheitlichen Bewertungsmaßstab für zahnärztliche Leistungen (BEMA) geregelt und wird in Punkten ausgedrückt. Der BEMA ist also keine Gebührenordnung wie die GOZ, da er keine abrechnungsfähigen Gebührensätze enthält, sondern eine Bewertungsrelation: Er legt nur durch die zu den einzelnen Leistungspositionen beschlossenen Punktzahlen das wertmäßige Verhältnis der abrechnungsfähigen Leistungen zueinander fest. Das Entgelt des Vertragszahnarztes für die im BEMA aufgeführten abrechnungsfähigen Leistungen wird auf der Grundlage der zwischen seiner KZV und den jeweiligen Krankenkassenverbänden vereinbarten Gesamtvergütung nach dem von seiner KZV als Satzung beschlossenen Honorarverteilungsmaßstab (HVM) bestimmt. Auf der Ebene der KZV wird das bereitstehende Honorarvolumen durch die Zahl der abgerechneten Punkte dividiert. Das Ergebnis dieser Rechnung ist der Punktwert. Der Wert eines jeden Punktes errechnet sich also erst zu einem viel späteren Zeitpunkt, als die zugrunde liegende Leistung erbracht wurde. Aus der Multiplikation der von der einzelnen Praxis mit der KZV abgerechneten Punkte mit dem Punktwert errechnet sich der Honorarumsatz. Der regional gültige HVM sollte Ihnen bekannt sein.

> **Praxistipp:** Es ist schwierig, im Vorfeld der Niederlassung mit GKV-Umsätzen zu kalkulieren. Diese Einschränkung gilt jedoch nur für eine Neugründung. Bei Praxisübernahmen – und das ist die Mehrzahl der Fälle – liegen die Abrechnungszahlen des Vorgängers vor. Erfahrungsgemäß rechnet man mit diesen Werten relativ sicher. Bei Neugründungen ist es außerdem nicht möglich, die vielen Besonderheiten, z.B. für bestimmte Subspezialitäten oder Kooperationsformen, in ein Kalkulationsmodell einzuarbeiten. Es kann jedoch auf der Ebene der regional zuständigen KZV mit einem durchschnittlichen Fallwert kalkuliert werden. Auch hier ist bei einer Praxisübernahme eine größere Kalkulationssicherheit gegeben.

Die Honorierung der Zahnärzte bei der Behandlung von Patienten, die keinen GKV-Behandlungsanspruch haben (also z.B. privat- oder beihilfeversicherte Patienten), ist in der amtlichen Gebührenordnung für Zahnärzte (GOZ) geregelt. Hierbei handelt es sich um eine von der Bundesregierung mit Zustimmung des Bundesrates erlassene Rechtsverordnung. Voraussetzung für die Liquidation nach GOZ ist, dass dem Zahnarzt ein Vergütungsanspruch zusteht. Dieser ergibt sich in der Regel durch den Abschluss eines Behandlungsvertrages. Der Patient tritt dem Zahnarzt also direkt als Vertragspartner gegenüber. Deshalb erhält er auch später von dem Zahnarzt eine Rechnung und muss diese unabhängig von einer Erstattung durch Dritte bezahlen. Auch hier werden die zahnärztlichen Leistungen mit einer Punktzahl bewertet, der Punktwert ist jedoch fest vorgegeben. Die Gebührensätze (Einfachsatz und Steigerungssätze) lassen sich daher in Euro ausdrücken, der Gegenwert einer Leistung ist vorher bekannt. Das schafft etwas mehr Kalkulationssicherheit. Fakt ist, dass der Punktwert der GOZ vom Gesetzgeber selten angepasst wird. Das ist auch der Grund dafür, dass sich das Verhältnis von BEMA zu GOZ in den letzten Jahren zu Ungunsten der GOZ verschoben hat.

Obwohl der PKV-Umsatz in vielen Fällen ein besseres Leistungs-Vergütungs-Verhältnis hat als der GKV-Umsatz, ergeben sich für die Kalkulation im Rahmen eines Niederlassungsfahrplans keine konkreten Anhaltspunkte; Annahmen sind erforderlich. Eine Mindestumsatzkalkulation mit dem Blick von unten nach oben verlangt auch keine genaue Umsatzkalkulation. Entscheidend ist, dass Anhaltspunkte vorhanden sein müssen, um abschätzen zu können, ob der Mindestumsatz erreichbar ist. So kann es bei der Kalkulation des Niederlassungsvorhabens zunächst nur darum gehen zu berechnen, welchen Mindestumsatz Sie erwirtschaften müssen, um die Betriebsausgaben, Privatausgaben, Steuern und Zukunftssicherungsmaßnahmen finanzieren zu können.

Auch wenn im Vorfeld der Niederlassung primär mit dem zu erzielenden Mindestumsatz kalkuliert werden kann, ist es wichtig, dass Sie sich im Vorfeld der Existenzgründung mit Ihrer Umsatzhöhe und Struktur beschäftigen. Die angestrebte Umsatzstruktur muss sich in der Leistungsstruktur spiegeln. In dem Bereich des GKV-Umsatzes können Sie relativ wenig gestalten. Dies ist bei den PKV-Eigenleistungen der GKV-Patienten anders. Dafür haben Sie – stabile Patientenzahlen vorausgesetzt – eine relative Stabilität der GKV-Umsätze.

Die Tatsache, dass teilweise erst circa 6 Monate nach Leistung deren Honorierung feststeht, wird durch Abschläge gemildert. In-

sofern ist der GKV-Umsatz unter Liquiditäts-
gesichtspunkten nicht wesentlich schlechter
als der PKV- oder Zuzahlungsumsatz zu bewerten. Bedenken Sie bitte auch, dass die Praxisgebühr zunächst dem Zahnarzt zufließt,
somit die Liquidität verbessert. Aber da die
Praxisgebühr nicht dem Zahnarzt zusteht,
sondern an die Krankenkassen weitergeleitet
werden muss, wird sie bei der Restzahlung für
das abzurechnende Quartal wieder abgezogen. Dies ist gängige Praxis bei den meisten
Kassenzahnärztlichen Vereinigungen. Einige
KZVen kürzen bereits die monatlichen Akontozahlungen um die voraussichtlichen Einnahmen der Praxisgebühr.

Zwar können Sie die PKV- und Zuzah-
lungsleistungen direkt bei dem Patienten liquidieren, müssen aber mit verzögertem
Zahlungseingang und auch mit Zahlungs-
ausfällen rechnen. Selbst wenn Sie kluger-
weise diese Leistungen über eine Privatver-
rechnungsstelle abrechnen lassen, wird das
Geld nicht sofort ohne Abzug dem Bankkon-
to gutgeschrieben. Abschlags- und Schluss-
zahlungen sind auch hier üblich. Anders ist
es im Wege des Factorings, wenn die Forderungen „verkauft" werden; dann wird aber
nicht der volle Betrag erstattet.

Die Einschaltung des Beraters (s. Kap. 13
„Berater – wann, mit wem, wie viel?") ist hier
über den Niederlassungsnavigator hinaus
während und nach der Niederlassung hilfreich.

## 14.2  Ziel, Funktion und Systematik des Niederlassungsnavigators

Für die Niederlassungsplanung ist es zunächst gar nicht notwendig, ein konkretes
Praxisangebot vorliegen zu haben. An einer
typischen und beispielhaften Praxisübernahme, -kooperation oder -neugründung Ihres
Fachgebietes und unter Zugrundelegung
Ihrer exakt bestimmten privaten Ausgaben
werden sämtliche betriebswirtschaftlichen

Entscheidungsfelder und die Zusammenhänge durchgerechnet und demonstriert. Verschiedene Berechnungen werden unter Veränderung der wirtschaftlichen Eckdaten auf-
gestellt und geben schon in dieser frühen
Phase Aufschluss über Chancen und Risiken
der geplanten Niederlassung. Gleichzeitig
werden Vergleichszahlen fachgruppenglei-
cher Praxen und sonstige Erfahrungswerte
herangezogen. Im Vordergrund steht immer
die Frage: Unter welchen Voraussetzungen
lohnt der Weg in die eigene Praxis? In den
einzelnen Berechnungen werden unter anderem die folgenden Faktoren berücksichtigt:

◢ unterschiedliche Fallzahl- und Fallwert-
Situationen, bedingt z.B. durch gesund-
heitspolitische Veränderungen (Bitte be-
achten Sie auch den Hinweis zu dem
Stichwort „Fallzahlen" in Kap. 14.3.3
„Szenarien der Praxisentwicklung".)

◢ Umsatzrückgänge in der Anlaufphase der
Praxis

◢ verschiedene Investitionsvolumina (Neu-,
Ersatz- und Erweiterungsinvestitionen)

◢ veränderte       Finanzierungskonditionen
und -modelle

◢ Ausgabenerhöhungen im Praxisbereich
z.B. durch steigende Personal- oder Miet-
kosten

◢ Veränderungen im privaten Bereich (Änderungen familiärer Verhältnisse, Erwerb
einer selbst genutzten Immobilie, Erhöhung der privaten Lebenshaltungskosten
usw.)

◢ steuerliche   Veränderungen   (z.B.   Ab-
schreibungszeiten)

◢ erforderliche und sinnvolle Versicherungen für Praxis und Familie

So werden im Lauf der Zeit die notwendigen
Informationen unterschiedlicher Praxisan-
gebote aufgenommen und bewertet. Entscheidungsfaktoren werden in Zusammenarbeit zwischen Zahnarzt und Berater(n)
entwickelt, interpretiert und fortlaufend ver-

feinert, um eine größere Planungssicherheit zu erreichen. Solche Entscheidungsfaktoren sind z.B.:

◢ Höhe der notwendigen Einnahmen (Mindestumsatzanalyse und Budgetplanung) bei genauer Analyse der Konkurrenzlage an den Standorten

◢ Entwicklung des Betriebsmittelkredits unter Berücksichtigung der verzögerten Zahlungsweise der Kassenzahnärztlichen Vereinigungen (Abschlagszahlungen)

Das Ergebnis solcher Planungs- und Entscheidungsmodelle unter Berücksichtigung sämtlicher individueller wirtschaftlicher Faktoren ist die Entscheidungsbasis für ein Pro oder Kontra im Hinblick auf ein konkretes Übernahme-, Kooperations- oder Neugründungsangebot. So können zukünftige Entwicklungen gedanklich vorweggenommen werden. Das Kapitel 14.3 „Chronologie einer Praxisübernahme – der konkrete Fall" veranschaulicht das soeben beschriebene Prozedere an einem konkreten Fall.

**Praxistipp:** Die Planungs- und Entscheidungssicherheit wird in der Zusammenarbeit zwischen Zahnarzt, Wirtschaftsberater und Steuerberater entscheidend vergrößert. Es entstehen keine standardisierten Lösungsvorschläge, sondern individuelle Entscheidungshilfen. Zusammengefasst in einem Niederlassungsnavigator mit circa 25–30 Seiten dient die beschriebene Verfahrensweise der Vorbereitung auf Bankgespräche zur Festlegung der Praxisfinanzierung und des Betriebsmittelkredits. Mindestens ebenso wichtig ist dieses Planungsinstrument aber in seiner Funktion als Fahrplan für die ersten Quartale und Jahre nach der Praxiseröffnung. Regelmäßig können in Ergänzung die aktuellen betriebswirtschaftlichen Ergebnisse, z.B. Umsätze aus der kassen- und privatzahnärztlichen Tätigkeit, in die EDV-ge-

stützte Planung einbezogen werden. So entsteht ein ideales Planungs- und Steuerungsinstrument. Die Vorteile der beschriebenen Vorgehensweise liegen auf der Hand: Das regelmäßige Gespräch anhand einer fundierten Informationsbasis gibt stets aktuelle und nachvollziehbare Entscheidungshilfen. So können zukünftige Entwicklungen gedanklich vorweggenommen werden und es entstehen zusätzliche Aspekte und Planungshilfen für die betriebswirtschaftliche Praxisführung.

## 14.3 Chronologie einer Praxisübernahme – der konkrete Fall

Der Prüfungs- und Gesprächsprozess ist wie eine To-do-Liste gegliedert:

◢ persönliche Angaben und Vorhabensschilderung

◢ Standortbeschreibung

◢ geschätzte Entwicklung der Fallzahlen, Fallwerte bzw. Punktwerte

◢ Prognose der Umsätze

◢ Investitionsplanung

◢ Finanzierungsüberlegungen

◢ Zusammenstellung der zu beantragenden Finanzierung

◢ Prognose der laufenden Praxisausgaben

◢ Prognose der laufenden Privatausgaben

◢ Prognose der laufenden Steuerzahlungen

◢ Aufstellung des erforderlichen Betriebsmittelkredits

◢ Budgetplanung/Mindestumsatzanalyse

◢ erforderliche und sinnvolle Absicherungen

◢ Beurteilung des Niederlassungsvorhabens

Die folgenden – auszugsweise – dargestellten Annahmen zu einem Niederlassungsvorhaben, die Berechnungsgrundlagen und die daraus resultierenden Auswertungen verleihen einen anschaulichen Einblick in die Chronologie eines typischen Beratungsverlaufs. In diesem Beispiel geht es um die Praxisübernahme einer zahnärztlichen Praxis durch einen 37-jährigen Zahnarzt, wir nennen ihn Herrn Dr. Muster. Der Übernahmepreis beträgt 250 000 Euro. Dieser Kaufpreis ist ein gutes Verhandlungsergebnis für Herrn Dr. Muster. Im weiteren Verlauf des Kapitels wollen wir zeigen, welche Auswirkungen ein schlechteres Verhandlungsergebnis, bedingt z.B. durch Mitbewerber mit höheren Kaufpreisangeboten, auf die wirtschaftliche Tragfähigkeit des Gesamtkonzeptes hätte.

### 14.3.1  Persönliche Angaben und Vorhabensschilderung

Herr Dr. med. dent. Max Muster, geboren am 13.03.1972, wird zum 01.01.2009 die Zahnarztpraxis von Herrn Dr. med. dent. Bernd Beispiel übernehmen. Die Praxis liegt im Erdgeschoss des Gebäudes Hauptstraße 32 in 12345 Musterhausen. Der Standort ist mit öffentlichen Verkehrsmitteln gut erreichbar. Vor dem Gebäude sind Parkmöglichkeiten in ausreichender Anzahl vorhanden.

Herr Dr. Beispiel gibt seine Praxis nach über 20-jähriger Tätigkeit am Standort aus Altersgründen ab. Herr Dr. Muster lebt schon längere Zeit in Musterhausen. Er hat seine 2-jährige Vorbereitungszeit als Assistenzzahnarzt in der Nähe der Praxis von Herrn Dr. Beispiel absolviert. Herr Dr. Muster ist verheiratet; seine Ehefrau wird zeitweise mit in der Praxis im Rezeptionsbereich arbeiten.

Von dem abgebenden Zahnarzt wurden zur Einschätzung des Praxiswertes folgende Unterlagen zur Verfügung gestellt:

- Quartalsabrechnungen der Kassenzahnärztlichen Vereinigung für die Jahre 2005–2008 (soweit vorhanden)
- Gewinnermittlungen für die Jahre 2006 und 2007
- vorläufige Gewinnermittlung für das Jahr 2008
- Aufstellungen über Einrichtung und Instrumentarium der Praxis

### 14.3.2  Angaben zur Praxis und zum Standort

In der Tabelle 14.1 sind die relevanten Angaben zur Praxis zusammengestellt; die Tabelle

**Tab. 14.1:** Angaben zur Praxis

| | |
|---|---|
| Zeitpunkt der Praxisübernahme: | 2009 |
| Alter des Übernehmers: | 37 |
| Bezeichnung: | Zahnarzt |
| Praxisart: | Einzelpraxis |
| Vorgesehene Praxisöffnungszeiten: | Zunächst sollen die Öffnungszeiten des Herrn Dr. Beispiel übernommen werden. Zwecks Gewinnung zusätzlicher Privatpatienten möchte Herr Dr. Muster versuchsweise an einigen Tagen auch Abendsprechstunden anbieten. |
| Mitarbeiter: | 3 |
| Praxisraumgröße: | 172 qm |
| Miete/Eigentum: | Miete |
| Lage der Praxisräume: | gesamtes Erdgeschoss |
| Fahrstuhl vorhanden: | nein |

**Tab. 14.2:** Angaben zum Standort

| | |
|---|---|
| Praxisort: | 12345 Musterhausen |
| Einwohnerzahl: | ca. 12 000 |
| Nutzung des Hauses: | gewerblich |
| Lage der Praxis im Ort: | im Zentrum |
| Parkmöglichkeiten: | ausreichend vorhanden |
| Öffentliche Verkehrsmittel: | • Bushaltestelle und<br>• Bahnhof<br>in der Nähe |
| Weitere Zahnärzte im Haus: | nein |
| Apotheke: | in der Nähe |

14.2 beinhaltet die Informationen bezüglich des Standortes.

### 14.3.3 Szenarien der Praxisentwicklung

Die Szenarienbildung für die nächsten 12 Quartale nach dem Niederlassungszeitpunkt wird nach den Grundsätzen vorsichtiger kaufmännischer Betrachtung vorgenommen. Dies ist kein Misstrauen in die fachlichen Fähigkeiten des Zahnarztes oder ein Zweifeln an seiner Person, sondern eine betriebswirtschaftlich sinnvolle Vorgehensweise. Der Wirtschaftsberater vermeidet so eine zu positive Prognose. Außerdem gibt er dem Zahnarzt dadurch die Gewissheit, dass er auch bei einer vorsichtigen Betrachtung mit seiner Praxisidee auf der sicheren Seite ist. Von Fall zu Fall kann der Betrachtungszeitraum auch auf 16 oder noch mehr Quartale ausgedehnt werden.

**Fallzahlen**
Die geschätzte Entwicklung der Fallzahlen wird bei einer Praxisübernahme in der Regel auf der Grundlage von zunächst absinkenden Praxisumsätzen kalkuliert (s. Tab. 14.3). Unterstellt wird dabei, dass Patienten sich direkt nach der Übernahme zu anderen Zahnärzten hin orientieren. Aufgrund der sehr unterschiedlichen Punktwertmodelle der KZVen gehen wir in den Planungsüberlegungen von Fallwerten aus. Sie geben damit zwar nicht 1:1 genau die Abrechnungssystematik der KZVen wider, verfälschen jedoch die absoluten Werte nicht und dienen der größeren Anschaulichkeit. Privatumsätze werden in den ersten Quartalen mit einem höheren Abschlag versehen als die Kassenumsätze. Im Zeitverlauf steigen die Umsätze dann wieder an, abhängig von den individuellen Fähigkeiten des übernehmenden Zahnarztes, seinem persönlichen Engagement sowie dem wachsenden guten Ruf der gesamten Praxis, insbesondere seines Teams und seiner persönlichen Leistungen. Die individuellen Standort- und Wettbewerbsbedingungen fließen ebenfalls in die prognostizierten Fallzahlen und -werte ein.

**Umsätze**
In der Tabelle 14.4 sind die Gesamtumsätze des Abgebers aus den Vorjahren den Umsätzen des Übernehmers, die für die Folgejahre nach der Übernahme zu erwarten sind, gegenübergestellt. Für Herrn Dr. Muster haben wir in den ersten 3 Jahren nach der Übernahme mit niedrigeren Umsätzen kalkuliert.

Insgesamt wurde also vorsichtig kalkuliert (s. Tab. 14.5). Die angenommenen und bisher vom Abgeber erreichten Umsätze liegen über dem Durchschnitt vergleichbarer Praxen im Bundesgebiet. Aus unserer Sicht

**Tab. 14.3:** Geschätzte Entwicklung der Fallzahlen und Fallwerte

| Quartal | Kassenpatienten | | Eigenanteil Kassenpatienten | | Privatpatienten | | Gesamt |
|---|---|---|---|---|---|---|---|
| | Fallzahl | Fallwert | Fallzahl | Fallwert | Fallzahl | Fallwert | Fallzahl |
| I/2009 | 400 | 140 € | 45 | 140 € | 25 | 350 € | 470 |
| II/2009 | 400 | 140 € | 45 | 140 € | 30 | 350 € | 475 |
| III/2009 | 400 | 140 € | 45 | 140 € | 35 | 350 € | 480 |
| IV/2009 | 400 | 140 € | 45 | 140 € | 35 | 350 € | 480 |
| I/2010 | 450 | 140 € | 50 | 145 € | 40 | 360 € | 540 |
| II/2010 | 450 | 140 € | 50 | 145 € | 40 | 360 € | 540 |
| III/2010 | 450 | 140 € | 50 | 145 € | 40 | 360 € | 540 |
| IV/2010 | 450 | 140 € | 50 | 145 € | 40 | 360 € | 540 |
| I/2011 | 500 | 140 € | 60 | 150 € | 45 | 370 € | 605 |
| II/2011 | 500 | 140 € | 60 | 150 € | 45 | 370 € | 605 |
| III/2011 | 500 | 140 € | 60 | 150 € | 45 | 370 € | 605 |
| IV/2011 | 500 | 140 € | 60 | 150 € | 45 | 370 € | 605 |

**Tab. 14.4:** Gegenüberstellung der Umsätze

| Gesamtumsätze des Abgebers | | Geschätzte Umsätze nach der Übernahme | |
|---|---|---|---|
| 2005 | 350 000 € | 2009 | 306 000 € |
| 2006 | 405 000 € | 2010 | 353 000 € |
| 2007 | 458 000 € | 2011 | 398 500 € |

**Tab. 14.5:** Geschätzte Entwicklung der Umsätze

| Quartal | Kassenpatienten | Praxisgebühr | Eigenanteil Kassenpatienten | Privatpatienten | Gesamt |
|---|---|---|---|---|---|
| I/2009 | 56 000 € | 3200 € | 6300 € | 8750 € | 74 250 € |
| II/2009 | 56 000 € | 3200 € | 6300 € | 10 500 € | 76 000 € |
| III/2009 | 56 000 € | 3200 € | 6300 € | 12 250 € | 77 750 € |
| IV/2009 | 63 000 € | 3200 € | 6300 € | 12 250 € | 77 750 € |
| I/2010 | 63 000 € | 3600 € | 7250 € | 14 400 € | 88 250 € |
| II/2010 | 63 000 € | 3600 € | 7250 € | 14 400 € | 88 250 € |
| III/2010 | 63 000 € | 3600 € | 7250 € | 14 400 € | 88 250 € |
| IV/2010 | 63 000 € | 3600 € | 7250 € | 14 400 € | 88 250 € |
| I/2011 | 70 000 € | 4000 € | 9000 € | 16 650 € | 99 650 € |
| II/2011 | 70 000 € | 4000 € | 9000 € | 16 650 € | 99 650 € |
| III/2011 | 70 000 € | 4000 € | 9000 € | 16 650 € | 99 650 € |
| IV/2011 | 70 000 € | 4000 € | 9000 € | 16 650 € | 99 650 € |

bieten der Standort und die Wettbewerbssituation durchaus ein noch höheres Steigerungspotenzial.

## 14.3.4 Finanzierungsvorschläge

### Grundsätzliche Überlegungen

Bei einer Finanzierung ist grundsätzlich zu berücksichtigen, dass die Laufzeit der Finanzierung der gewöhnlichen Nutzungsdauer des zu finanzierenden Objektes in etwa entspricht (s. Tab. 14.6). Eine Zahnarztpraxis und ihre Einrichtung bzw. Medizintechnik wird in der Regel langfristig, das heißt 10 Jahre und länger, genutzt. Ausnahmen bilden besondere medizinisch-technische Geräte, die gegebenenfalls schon nach 5 Jahren „verbraucht" sind und dann erneuert werden müssen. Der Großteil einer zahnärztlichen Praxis jedoch steht Ihnen oft sehr viel länger zur Verfügung. So haben z.B. bauliche Maßnahmen eine gewöhnliche Nutzungsdauer von ca. 15–20 Jahren, medizinisch-technische Geräte von ca. 8–12 Jahren. Die Finanzierung einer Zahnarztpraxis sollte demnach im Idealfall so gestaltet werden, dass sie dann endet, wenn die betriebliche (nicht die steuerliche) Nutzungsdauer der finanzierten Objekte ausgelaufen ist, um Reinvestitionen aus Eigenkapital (bzw. aus verdienten Abschreibungen) vornehmen zu können. Dabei ist zu berücksichtigen, dass ein Goodwill bei einer Praxisübernahme oder bei der Beteiligung an einer Gemeinschaftspraxis oder Praxisgemeinschaft nicht reinvestiert werden muss. Diesen Umständen ist sowohl bei der Finanzierung als auch bei den Rückstellungen aus Abschreibungen Rechnung zu tragen. Das Kapitel 20 „Finanzierung – dieses Wissen nützt Ihnen!" stellt verschiedene Finanzierungsmodelle (Tilgungsdarlehen, Tilgungsaussetzungsdarlehen, Annuitätendarlehen) im Überblick dar.

**Tab. 14.6:** Investitionsplanung ⊘

| | Kosten | AfA-Dauer |
|---|---|---|
| Bauliche Maßnahmen: | | |
| • Renovierungsarbeiten | 15 000 € | 8 Jahre |
| Medizintechnik | – | |
| Praxismobiliar und Einrichtung: | | |
| • EDV | – | |
| Übernahmepreis: | | |
| • Goodwill | 80 000 € | 5 Jahre |
| • Substanzwert | 150 000 € | 6 Jahre |
| Sonstige Ausgaben: | | |
| • Honorare | 5000 € | |
| • Disagio | 10 000 € | |
| **Gesamtkosten:** | **260 000 €** | |

### Stichwort „Besteuerung der Erträge aus Kapitallebens- und Rentenversicherungen"

Seit Beginn des Jahres 2005 sieht die Konstruktion des Tilgungsaussetzungsdarlehens gegen eine Kapitallebensversicherung oder Rentenversicherung mit Kapitalwahlrecht anders aus. Diese Tilgungsvariante wird ebenfalls in dem Kapitel 20 beschrieben.

### Vorschlag zur langfristigen Finanzierung für Herrn Dr. Muster

Seit dem 01.09.2003 ist für Existenzgründer eine 100%ige Finanzierung durch öffentliche Mittel der Kreditanstalt für Wiederaufbau (KfW) möglich. Da diese Kredite zum Zeitpunkt der Praxisübernahme günstiger waren als normale Bankkredite, haben wir diese Finanzierungsform gewählt. Die Kreditanstalt für Wiederaufbau bietet 2 Arten der Finanzierung an: Es handelt sich einmal um ein sogenanntes Tilgungsdarlehen mit einer Laufzeit von 10 Jahren und 2 tilgungsfreien Anlaufjahren. Die andere Variante ist ein sogenanntes Tilgungsaussetzungsdarlehen gegen Abschluss einer Kapitallebensversicherung mit einer Laufzeit von 12 Jahren. Dabei ist allerdings zu beachten, dass durch die steuerlichen Veränderungen, die zum 01.01.2005 in Kraft getreten sind, der Abschluss dieser Lebensversicherung spätestens zum 01.12.2004 erfolgen musste. Wir sind in den folgenden Berechnungen davon ausgegangen, dass Herr Dr. Muster diese sinnvolle Variante der Finanzierung gewählt hat.

### 14.3.5 Schätzung der Praxisausgaben

Bei den laufenden Praxisausgaben stellen die Personalkosten die größte Position dar, gefolgt von der Miete für die Praxisräumlichkeiten und dem Materialbedarf (s. Tab. 14.7).

**Tab. 14.7:** Schätzung der laufenden Praxisausgaben (in Euro) ⊘

| Quartale | | I/2009 | ... | ... | ... | IV/2011 |
|---|---|---|---|---|---|---|
| 1. | **Personalkosten (mtl.)** | | | | | |
| | Frau Nett | 2000 | | | | 2122 |
| | Frau Höflich | 1600 | | | | 1714 |
| | N.N. | | | | | |
| | Teilzeitkraft | 800 | | | | 857 |
| | Ehegattin | 400 | | | | 400 |
| | **= Summe** | **4800** | | | | **5093** |
| 2. | **Raumkosten (mtl.)** | | | | | |
| | Miete | 1670 | | | | 1892 |
| | Mietnebenkosten | 500 | | | | 510 |
| | Instandhaltung | | | | | |
| | **= Summe** | **2170** | | | | **2402** |
| 3. | **Praxisbedarf (mtl.)** | 1300 | | | | 1020 |
| 4. | **Laborbedarf (mtl.)** | | | | | |
| | Fremdlabor | 200 | | | | 208 |
| | Eigenlabor | | | | | |
| | Sonstiges | 200 | | | | 208 |
| | **= Summe** | **400** | | | | **416** |
| 5. | **Beiträge Versicherungen (mtl.)** | | | | | |
| | Praxisversicherungen | 150 | | | | 156 |
| | Kammerbeiträge/Verbandsbeiträge | 100 | | | | 104 |
| | KZV-Kosten | | | | | 233 |
| | **= Summe** | **250** | | | | **493** |
| 6. | **Zinsen (mtl.)** | | | | | |
| | langfristig | 906 | | | | 906 |
| | kurzfristig | 112 | | | | |
| | Nebenkosten | | | | | |
| | **= Summe** | **1018** | | | | **906** |

**Tab. 14.7:** Fortsetzung

| Quartale | | I/2009 | ... | ... | ... | IV/2011 |
|---|---|---|---|---|---|---|
| 7. | **Verwaltung/Kommunikation (mtl.)** | | | | | |
| | Büromaterial | 100 | | | | 104 |
| | Zeitschriften | 30 | | | | 32 |
| | Porto | 50 | | | | 52 |
| | Telefon | 120 | | | | 125 |
| | Lfd. EDV-Kosten | 250 | | | | 260 |
| | **= Summe** | **550** | | | | **572** |
| 8. | **Beratungskosten (mtl.)** | | | | | |
| | Rechtsberatung | | | | | |
| | Steuerberatung | 500 | | | | 520 |
| | Wirtschaftsberatung | | | | | 200 |
| | **= Summe** | **500** | | | | **720** |
| 9. | **Kfz-Kosten (mtl.)** | | | | | |
| | Lfd. Kfz-Kosten | 150 | | | | 156 |
| | Leasing | | | | | |
| | **= Summe** | **150** | | | | **156** |
| 10. | **Lfd. Praxisausgaben (mtl.)** | | | | | |
| | Instandhaltung Praxis | 200 | | | | 208 |
| | Leasingraten Praxis | | | | | |
| | Fort- und Weiterbildung | 200 | | | | 200 |
| | **= Summe** | **400** | | | | **408** |
| 11. | **Sonstige Kosten (mtl.)** | | | | | |
| | ... | | | | | |
| | **= Summe** | | | | | |
| **= Gesamtsumme der monatlichen Ausgaben** | | 11 538 | | | | 12 187 |
| **AfA pro Quartal** | | 14 469 | | | | 10 719 |
| **Kosten pro Quartal** | | 49 084 | | | | 47 280 |

Bei den Praxisausgaben fallen insbesondere 2 Positionen auf:

◢ Unter der Position 6 „Zinsen" wird zwischen **langfristigen** und **kurzfristigen Zinsen** unterschieden. Die langfristigen Zinsen stehen für den Investitionskredit, in unserem Beispiel also die Zinsen auf die Summe des Übernahmepreises, die baulichen Maßnahmen usw. (250 000 Euro).

Unter kurzfristigen Zinsen sind die Zinsen auf die Inanspruchnahme des Betriebsmittelkredits zu verstehen. Es fällt auf, dass die Tilgungszahlungen hier nicht aufgeführt sind. Tilgungen für das Investitionsdarlehen sind immer private Ausgaben und damit steuerlich nicht relevant. Die Zinsen dagegen sind betriebliche (Praxis-)Ausgaben und steuerlich abzugsfähig.

◢ In den letzten 3 Zeilen wird zwischen **Ausgaben** und **Kosten** unterschieden. Die Differenz resultiert aus der Absetzung für Abnutzung (AfA). Die errechneten Abschreibungen mindern rechnerisch den Praxisgewinn eines Jahres, die Abschreibungsbeträge verbleiben aber in der finanziellen Sphäre des niedergelassenen Zahnarztes. Er darf sie betriebswirtschaftlich und steuerlich als Betriebsausgabe bei der Ermittlung des zu versteuernden Einkommens abziehen, damit diese Beträge nach Rücklagenbildung für spätere Reinvestitionen zur Verfügung stehen. Das ist der Ansatz bei Eigenkapitalfinanzierung. Ist die Investition aus Krediten finanziert, wird sinnvollerweise der Abschreibungserlös zur Tilgung oder für das Tilgungssurrogat verwendet. Dies ist wichtig, denn wer schneller abschreibt als tilgt, kann in eine Liquiditätsfalle tappen.

Die Tabelle 14.8 zeigt die prozentuale Verteilung der Praxiskosten. In unserem Beispiel liegen die Personalkosten mit einem Anteil von 31% knapp unter den Vergleichswerten der von der Kassenzahnärztlichen Bundesvereinigung ermittelten Statistiken (KZBV Jahrbuch 2007).

### 14.3.6  Schätzung der Privatausgaben

Die Tabelle 14.9 gibt eine Aufstellung über die geschätzten Privatausgaben. Unter dem Punkt „private Absicherung" fällt der ab dem dritten Jahr deutlich gestiegene Beitrag an das Versorgungswerk auf. In einigen Versorgungswerken ist es möglich, per Antrag den Beitrag im ersten bzw. zweiten Geschäftsjahr auf ein niedrigeres als das reguläre Niveau abzusenken. Hier steht der Gedanke im Vordergrund, die Liquidität des Zahnarztes gerade zu Beginn seiner Praxistätigkeit zu schonen.

Unter dem zweiten Punkt „Tilgung Praxisdarlehen" finden die Beiträge für die Kapitallebensversicherung ihren Platz. Wie schon

**Tab. 14.8:** Prozentuale Verteilung der Praxiskosten

|  | Praxis von Herrn Dr. Muster | Werte der KZBV für 2006 |
|---|---|---|
| Personalkosten | 31,1% | 33,1% |
| Abschreibungen | 25,0% | 5,4% |
| Restliche Positionen | 43,9% | 61,5% |

**Tab. 14.9:** Schätzung der laufenden Privatausgaben (in Euro) ⊘

| Quartale |  | I/2009 | … | I/2010 | … | IV/2011 |
|---|---|---|---|---|---|---|
| 1. | **Private Absicherung (mtl.)** |  |  |  |  |  |
|  | Versorgungswerk | 530 | 535 | 1080 |  |  |
|  | Private Altersversorgung/Basisrente | 400 | 450 | 500 |  |  |
|  | Krankenversicherung | 600 | 650 | 680 |  |  |
|  | Sonstiges | 350 |  | 357 |  | 364 |
|  | **= Summe** | **1880** |  | **1992** |  | **2624** |
| 2. | **Tilgung Praxisdarlehen (mtl.)** |  |  |  |  |  |
|  | Beitrag Kapitallebensversicherung/RV | 1300 |  | 1300 |  | 1300 |
|  | Banktilgung |  |  |  |  |  |
|  | **= Summe** | **1300** |  | **1300** |  | **1300** |

**Tab. 14.9:** Fortsetzung

| Quartale | | I/2009 | ... | I/2010 | ... | IV/2011 |
|---|---|---|---|---|---|---|
| 3. | **Annuität** | | | | | |
| | private Baufinanzierung (mtl.) | | | | | |
| | = Summe | | | | | |
| 4. | **Annuität** | | | | | |
| | sonstige Finanzierungen (mtl.) | | | | | |
| | = Summe | | | | | |
| 5. | **Sonstige Ausgaben (mtl.)** | | | | | |
| | = Summe | | | | | |
| 6. | Rückstellung | | | | | |
| | aus Abschreibung | | | 250 | | 300 |
| | **= Summe** | | | **250** | | **300** |
| 7. | **Private Lebenshaltung (mtl.)** | | | | | |
| | Miete inkl. Nebenkosten | 700 | | 714 | | 729 |
| | Nebenkosten Eigenheim | | | | | |
| | Bekleidung | 200 | | 204 | | 208 |
| | Sport/Hobby | 100 | | 102 | | 104 |
| | Haushaltshilfe | | | | | |
| | Urlaub | 250 | | 255 | | 300 |
| | Privates Kfz | 100 | | 102 | | 104 |
| | Sonstige Sparprozesse | 300 | | 306 | | 312 |
| | Sonstige Lebenshaltung | 1000 | | 1020 | | 1040 |
| | **= Summe** | **2650** | | **2703** | | **2797** |
| **Monatliche Ausgaben** | | 5830 | | 6245 | | 7021 |
| **Sonstige Einkunftsarten (mtl.)** | | | | | | |
| Nicht selbstständige Arbeit (Ehefrau) | | | | | | |
| Kindergeld | | | | | | |
| **= Summe** | | | | | | |
| Liquidität pro Quartal | | 17490 | | 18735 | | 21063 |

in den Kommentaren zu den Praxisausgaben ausgeführt, sind diese Tilgungsleistungen steuerlich nicht relevant.

## 14.3.7 Schätzung der laufenden Steuerzahlungen

In der Tabelle 14.10 sind die voraussichtlichen laufenden Steuerzahlungen für die ersten 3 Jahre nach Praxisübernahme aufgeführt.

## 14.3.8 Geschätzte Entwicklung des Betriebsmittelkredites

Die Tabelle 14.11 zeigt die kalkulierte Entwicklung des erforderlichen Betriebsmittelkredits. In der Spitze ergibt sich ein Betriebsmittelkredit in Höhe von 20 000 Euro. Beantragt wurde eine Kreditlinie von 40 000 Euro, damit im Fall z.B. einer Krankheit oder einem ungünstigeren Umsatzverlauf genügend Liquidität zur Verfügung steht und

**Tab. 14.10:** Schätzung der laufenden Steuerzahlungen ⊘

| Jahr | 2009 | 2010 | 2011 |
|---|---|---|---|
| Familienstand | verheiratet | verheiratet | verheiratet |
| Kirchensteuer | 9% | 9% | 9% |
| Kinder | | | |
| Kinder unter 16 Jahren | | | |
| Praxiseinnahmen | 259 100 € | 333 750 € | 377 650 € |
| Praxiskosten | 198 474 € | 186 846 € | 188 668 € |
| **Praxiseinkünfte** | **60 626 €** | **146 904 €** | **188 982 €** |
| Einkünfte aus: | | | |
| … | | | |
| Sonstige Einkünfte | | | |
| Summe dieser Einkünfte | | | |
| Vorsorgeaufwendungen | | | |
| Sonstige Sonderausgaben | 13 306 € | 13 810 € | 18 072 € |
| Kinderfreibetrag | | | |
| Kirchensteuer des Vorjahres | | | |
| Zu versteuerndes Einkommen | | | |
| Einkommensteuer | | | |
| Baukindergeld | | | |
| Solidaritätszuschlag | | | |
| Kirchensteuer des Vorjahres | | − 698 € | − 3580 € |
| Kindergeldrückerstattung | | | |
| Vorauszahlung | | | |
| **Steuerschuld** | **8883 €** | **45 544 €** | **62 194 €** |

keine unnötig „teuren" Überziehungszinsen zu zahlen wären.

Bei den angegebenen Steuerzahlungen handelt es sich um kalkulierte Zahlungsflüsse, die sich aufgrund von zeitlich unterschiedlichen Abgaben der Steuererklärungen anders darstellen können. Bezüglich der Liquidität werden die anfallenden Steuerzahlungen anteilig in den Quartalen der entsprechenden Jahre der Entstehung berücksichtigt.

Die Praxisgebühr fließt dem Zahnarzt zunächst zu. Da sie diesem aber nicht zusteht, sondern an die Krankenkassen weitergeleitet

werden muss, wird sie bei der Restzahlung für das abzurechnende Quartal wieder abgezogen. Dies ist gängige Praxis bei den meisten Kassenzahnärztlichen Vereinigungen und wird deshalb in dieser Berechnung auch angewendet. Einige KZVen hingegen kürzen bereits die monatlichen Akontozahlungen um die voraussichtlichen Einnahmen aus der Praxisgebühr.

Die in der Tabelle 14.11 unterlegte Zeile „Zufluss (Q/Q-2)" gibt die realistische Situation wieder, dass die Kassenzahnärztliche Vereinigung dem Praxisübernehmer zunächst nur eine Abschlagszahlung auf den tatsächlichen Quartalsumsatz auszahlt. Mit einer Verzögerung von 2 Quartalen wird dann die Schlusszahlung überwiesen. Dieses Prozedere hat erhebliche Auswirkungen auf die Inanspruchnahme des Betriebsmittelkredits, der durch die verzögerte Auszahlung der Umsätze höher ausfällt. Diese Vorgehensweise der Kassenzahnärztlichen Vereinigung führt – neben anderen Aspekten – dazu, dass erst im dritten Quartal nach Praxisgründung/-übernahme das Konto in den Guthabenbereich wechselt.

### 14.3.9  Budgetplanung/erforderlicher Mindestumsatz

Sie erinnern sich: Bei der Kalkulation des Niederlassungsvorhabens wird berechnet, welchen Mindestumsatz Sie erwirtschaften müssen, um die Betriebs- und Privatausgaben, Steuern und Zukunftssicherungsmaßnahmen finanzieren zu können (s. Tab. 14.12). Im Falle von Herrn Dr. Muster zeigt der Vergleich der Mindestumsätze in den einzelnen Quartalen mit den prognostizier-

ten Umsätzen deutlich, wie profitabel der Weg in die eigene Praxis ist. Trotz der vorsichtigen Umsatzprognose liegen die Mindestumsätze deutlich unter den geschätzten Umsätzen. Gut so!

### 14.3.10  Schlussbemerkung

Anhand der durchgeführten Berechnung ist die von Herrn Dr. Muster geplante Existenzgründung sinnvoll und durchführbar. Der Bekanntheitsgrad und der gute Ruf von Herrn Dr. Muster, den er sich in seiner 2-jährigen Assistententätigkeit in Musterhausen erworben hat, lassen vermuten, dass die in Ansatz gebrachten Werte sogar überschritten werden können. Dazu kommt die Tatsache, dass er schon längere Zeit in Musterhausen wohnt und sehr viele private und soziale Kontakte im Umfeld der Praxis aufgebaut hat.

Herr Dr. Muster kann sich, seiner Ehefrau und möglichem Familienzuwachs mit der Übernahme der Zahnarztpraxis von Herrn Dr. Beispiel eine langfristig gesicherte Exis-

**Tab. 14.11:** Geschätzte Entwicklung des erforderlichen Betriebsmittelkredits (in Euro) ⊘

| Summen | Quartal | | | | | |
|---|---|---|---|---|---|---|
| | I/2009 | II/2009 | III/2009 | IV/2009 | ... | IV/2011 |
| Umsatz Kassenpatienten | 28 000 | 42 000 | 66 800 | 52 800 | | 66 000 |
| **Zufluss (Q/Q-2)** | **50 %/0 %** | **75 %/0 %** | **75 %/50 %** | **75 %/25 %** | | **75 %/25 %** |
| Umsatz Praxisgebühr | 3200 | 3200 | 3200 | 3200 | | 4000 |
| Umsatz Eigenanteil | 6300 | 6300 | 6300 | 6300 | | 9000 |
| Umsatz Privatpatienten | | 8750 | 10 500 | 12 250 | | 16 650 |
| **Kalkulierter Gesamtumsatz** | **37 500** | **60 250** | **86 800** | **74 550** | | **95 650** |
| Praxisausgaben | 34 615 | 35 107 | 35 439 | 35 439 | | 36 562 |
| Privatausgaben | 17 490 | 17 490 | 17 490 | 17 490 | | 21 063 |
| Sonstige Einnahmen | | | | | | |
| Kalkulierte Steuern | 2221 | 2221 | 2221 | 2221 | | 15 549 |
| Zwischensumme | – 16 826 | 5433 | 31 651 | 19 401 | | 22 476 |
| **Gesamt** | **– 16 826** | **– 11 393** | **+ 20 258** | **39 659** | | **194 047** |

**Tab. 14.12:** Budgetplanung/erforderlicher Mindestumsatz (in Euro) ⊘

| Quartal | Praxisausgaben | Privatausgaben | Sonstige Einkünfte | Steuerschuld | Mindestumsatz |
|---|---|---|---|---|---|
| I/2009 | 34 615 | 17 490 | – | 2221 | 52 446 |
| II/2009 | 35 107 | 17 490 | – | 2221 | 52 446 |
| III/2009 | 35 439 | 17 490 | – | 2221 | 52 446 |
| IV/2009 | 35 439 | 17 490 | – | 2221 | 52 446 |
| **Gesamt** | | | | | **209 783** |
| I/2010 | 35 958 | 18 735 | – | 11 386 | 54 522 |
| II/2010 | 35 958 | 18 735 | – | 11 386 | 54 522 |
| III/2010 | 36 028 | 18 735 | – | 11 386 | 54 522 |
| IV/2010 | 36 028 | 18 735 | – | 11 386 | 54 522 |
| **Gesamt** | | | | | **218 087** |
| I/2011 | 36 492 | 21 063 | – | 16 235 | 57 619 |
| II/2011 | 36 492 | 21 063 | – | 16 235 | 57 619 |
| III/2011 | 36 562 | 21 063 | – | 16 235 | 57 619 |
| IV/2011 | 36 562 | 21 063 | – | 16 235 | 57 619 |
| **Gesamt** | | | | | **230 474** |

tenz aufbauen. Es spricht nichts gegen eine Bewilligung des erforderlichen Kredits zur Finanzierung des Praxisübernahmevorhabens. Zusätzlich verfügen beide Eheleute Muster über ein für Existenzgründer nennenswertes Vermögen, das aber nicht für die Praxis eingesetzt werden soll. Diese Mittel sollen zu einem späteren Zeitpunkt zur Finanzierung von privaten Investitionen zur Verfügung stehen.

**Private Finanzplanung – auch Teil des Niederlassungsnavigators**

Die Existenzgründung ist die eine Seite. Die andere Seite umfasst die private Planung. Können Sie sich nach der Niederlassung in der eigenen Praxis auch die private Niederlassung in den eigenen 4 Wänden leisten? Wie teuer darf das eigene Haus sein, wann können Sie es kaufen oder bauen? Eine betriebswirtschaftlich fundierte Planung nimmt diese Entscheidung im Rahmen des Navigators vorweg und überprüft so, ob und wie

nach dem Kauf der Praxis der Wunsch nach den eigenen 4 Wänden realisierbar ist. Die Szenarienbildung mithilfe des Niederlassungsnavigators ermöglicht die gedankliche Vorwegnahme geplanter Investitionen und anderer finanzieller Veränderungen sowohl in der privaten als auch in der Praxissphäre.

Unterstellen wir den Erwerb einer Immobilie zu einem Gesamtpreis von 300 000 Euro 2 Jahre nach der Niederlassung. Damit entfällt die monatliche Miete in Höhe von 728 Euro. Dafür fallen dann eine monatliche Belastung bei annuitätischer Tilgung von 1750 Euro zuzüglich der Nebenkosten von 250 Euro monatlich an.

Der Weg in die eigene Praxis lohnt auch hinsichtlich der Erfüllung privater Wünsche, wie der Niederlassungsfahrplan zeigt. Ein Blick auf die Kenngrößen „Betriebsmittelkredit" und „Mindestumsatz" zeigt, dass das Praxiskonzept auch unter Berücksichtigung des Erwerbs einer selbst genutzten Immobilie wirtschaftlich tragfähig ist: Im vierten Quar-

**Tab. 14.13:** Jahresmindestumsätze Kaufpreisvariante 2 (in Euro)

|  | 2009 | 2010 | 2011 |
|---|---|---|---|
| Niedriger Kaufpreis | 209 783 | 218 087 | 229 316 |
| Hoher Kaufpreis | 212 900 | 221 213 | 232 442 |

tal 2011, zum Ende unseres 3-jährigen Betrachtungszeitraumes, verringert sich das Guthaben auf dem Kontokorrentkonto von 194 047 Euro auf 178 787 Euro. Der Mindestumsatz pro Quartal im Jahr 2011 steigt um jeweils 3842 Euro. In der Summe jedoch liegt der Mindestumsatz 2011 nach einem möglichen Immobilienerwerb (244 685 Euro) immer noch unter den vorsichtig prognostizierten Umsätzen (398 600 Euro).

> **Fazit:** Das Praxiskonzept von Herrn Dr. Muster ist wirtschaftlich tragfähig und erlaubt die Finanzierung einer selbst genutzten Immobilie.

**Wie wirkt sich ein höherer Übernahmepreis auf die erforderlichen Mindestumsätze aus?**
Wie würden die entscheidenden Kennzahlen jedoch aussehen, wenn das Verhandlungsergebnis für den Kaufpreis nicht so positiv für den Übernehmer ausgegangen wäre?

Wir haben den Kaufpreis – genauer gesagt: den immateriellen Bestandteil (s. Kap. 18 „Praxisbewertung – Praxiswert gerecht für beide Seiten ermitteln") – um 30 000 Euro auf 110 000 Euro heraufgesetzt, um die Auswirkungen der dadurch entstehenden finanziellen Mehrbelastungen auf die private Finanzplanung zu simulieren. Der gesamte Kaufpreis beträgt jetzt nicht mehr 250 000 Euro (Variante 1), sondern 280 000 Euro (Variante 2). Dadurch erhöhen sich die langfristigen Zinsen, die Beiträge für die Lebensversicherung als Tilgungsinstrument (private Ausgaben) sowie die Abschreibungen auf den immateriellen Praxiswert.

Das Betriebsmittelkonto wird in beiden Varianten beim Übergang vom zweiten in das dritte Quartal im positiven Bereich geführt. Zum Ende des Betrachtungszeitraumes liegt das Guthaben auf dem Kontokorrentkonto nicht mehr bei 194 047 Euro, sondern nur noch bei 193 885 Euro. Die gute Nachricht: Bei der Variante 2 erhöhen sich die Jahresmindestumsätze nur geringfügig (s. Tab. 14.13).

Trotz des unterstellten höheren Kaufpreises liegen die Mindestumsätze noch deutlich unter den vorsichtig prognostizierten Umsätzen.

> **Fazit:** Selbst wenn ein erheblich höherer Kaufpreis für die Praxis unterstellt wird, ist das Praxiskonzept wirtschaftlich tragfähig und erlaubt den parallelen Erwerb einer privat genutzten Immobilie.

**Praxistipp:** Fokussieren Sie sich bei den Übernahmeverhandlungen nicht vorrangig auf die Senkung des Kaufpreises. Der Kaufpreis ist eine relative Größe. Der Prozess der Entscheidungsfindung und Einigung mit dem Abgeber ist sehr viel komplexer: Sie müssen abschätzen, ob die Praxis insgesamt zukunftsfähig ist, Ihren individuellen Erwartungen entspricht und daher das „Preis-Leistungs-Verhältnis" stimmt. Hier gilt es, die wirtschaftlichen Eckpunkte wie Patientenklientel, Konkurrenzsituation und Umsatzentwicklung zu beachten. Und vergessen Sie nicht: Auf der „anderen Seite" des Verhandlungstisches sitzt ein Mensch, der Ihnen sein berufliches Lebenswerk übergeben will und darüber hinaus wahrscheinlich seine Altersversorgung auf den erzielten Kaufpreis abgestellt hat. Die psychologisch günstigere – und wie gesehen wirtschaftlich vertretbare – Alternative zum Feilschen um einen möglichst hohen Kaufpreisabschlag besteht also vielleicht darin, sich „in der Mitte zu treffen".

## 14.4 Exkurs: Der konkrete Fall

Bestandsaufnahme in der Zahnarztpraxis Herr Dr. Mustermann in einem Ballungszentrum im Ruhrgebiet: Die Praxisübernahme erfolgte vor 1½ Jahren durch einen jungen Zahnarzt, der damals gerade seine Weiterbildungszeit beendet hatte. Die Praxis wurde vom Vorgänger aufgrund seines Alters veräußert. Derzeit stellen sich die folgenden Probleme:

- Die Umsätze entsprechen nicht den Vorstellungen des Praxisinhabers, das heißt trotz relativ hohem Patientenaufkommen sind die Abrechnungsergebnisse nicht zufriedenstellend.
- Es bestehen Schwierigkeiten, außervertragliche Leistungen mit verbundenen Patientenzuzahlungen an die Patienten weiterzugeben.
- Das Team lässt sich nur schwer für Neuerungen begeistern bzw. motivieren.

### 14.4.1 Zahlen/Fakten

- 796 eingelesene KVK, 52 Privatpatienten (Privatanteil der Praxis eher gering) in einem Quartal.
- Schwerpunkt: Endodontie, konservierende Behandlung, Zahnersatz, Implantat getragene Suprakonstruktionen.

### 14.4.2 Räumliche Gegebenheiten

Die Zahnarztpraxis ist in dem Altbau eines Wohn- und Geschäftshauses direkt in der Innenstadt angrenzend an den Fußgängerbe-

reich untergebracht. Parkmöglichkeiten sind vorhanden, aber nicht in unmittelbarer Nähe. Die Praxisräume befinden sich im ersten Obergeschoss. Ein Aufzug ist nicht existent. Die Räume sind freundlich und überwiegend hell eingerichtet, Möbel und technische Ausstattung wurden großteils vom Vorbesitzer übernommen. Der Rezeptionsbereich wurde etwas verkleinert, da neben dem Arbeitsplatz „Rezeption" ein neuer Platz „Abrechnungsbüro" hinter einem Raumteiler eingerichtet wurde. Es sind 3 Behandlungszimmer und 1 Prophylaxezimmer sowie Röntgen- und Sterilisationsraum vorhanden. Zudem gibt es ein Arztbüro und einen Personalraum. Das Wartezimmer sieht Wartemöglichkeiten für etwa 8–10 Personen vor. Ausbaureserven stehen nicht zur Verfügung.

### 14.4.3 Technische Ausstattungsmerkmale/EDV

Die technische Ausstattung betreffend kann man sagen, dass alle „notwendigen" Mittel in der Praxis vorhanden sind. Hoch technische Geräte wie z.B. ein Laser und ein Gerät zur computergesteuerten Anfertigung von Inlays und Kronen stehen auf der Wunschliste, konnten aber noch nicht angeschafft werden. Hier beschränkt man sich bislang auf die konventionellen Behandlungsmethoden. Bezüglich der Ausstattungsmerkmale im Telefon- und PC-Bereich befindet sich die Praxis nicht mehr ganz auf dem aktuellen Stand der Technik. Bei Praxisübernahme wurde ein Abrechnungsprogramm der neuen Generation angeschafft, ein Internetarbeitsplatz ist momentan nicht vorhanden. An der Rezeption steht ein Telefon zur Verfügung, ein weiterer Apparat sowie ein Faxgerät befinden sich im Chefbüro.

## 14.4.4 Personal

Bereits vorhandenes Personal wurde teilweise übernommen. 2 Helferinnen, davon eine Teilzeitkraft, wurden nach kurzer Übergangszeit durch den neuen Praxisinhaber gekündigt, da sich herausgestellt hatte, dass die Praxis mit dem gesamten Personal „überbesetzt" war. Die Arbeitsplätze „Rezeption" und „Abrechnungsbüro" sind durch eine langjährige Mitarbeiterin mit durchschnittlichen Abrechnungskenntnissen besetzt. Weiterhin sind in der Praxis 2 Helferinnen für die Stuhlassistenz und eine ZMP beschäftigt. Der Bereich der Prophylaxe wurde erst nach der Praxisübernahme ausgebaut. Die ZMP wurde neu in das bestehende Team integriert. Das Team wird durch die Mitarbeit einer Auszubildenden unterstützt. Eine Aushilfe kann bei Bedarf zusätzlich angefordert werden.

## 14.4.5 Vorgehensweise

Nach einem ersten Gespräch mit dem neuen Praxisinhaber stellt sich heraus, dass eine gewisse Unzufriedenheit – insbesondere die Umsatzentwicklung betreffend – vorliegt. Trotz seinem 100%igem Einsatz in der Praxis und qualitativ hochwertigen, zeitaufwendigen Versorgungsformen sind die finanziellen Ergebnisse nicht so, wie er es sich vorstellt. Herr Dr. Mustermann hat seit geraumer Zeit die Befürchtung, dass seine Verwaltungskraft die Abrechnung zwar nach bestem Wissen und Gewissen erledigt, jedoch vielleicht aus Unkenntnis viele Dinge bzw. wichtige Informationen für die Abrechnung verloren gehen. Aus anderen Praxen bzw. von anderen Kollegen schnappt er immer wieder bei gelegentlichen Unterhaltungen Informationen in puncto zahnärztlicher Abrechnung auf, die so in der Form in seiner Praxis nicht durchgeführt werden. Er beobachtet zudem eine gewisse Fortbildungsmüdigkeit bei sei-

nen Mitarbeiterinnen generell bzw. er hat das Gefühl, dass sich seine Abrechnungskraft z.B. neuen Änderungen im Gesundheitswesen, aktuellen Gerichtsurteilen und Fachzeitschriften mit interessanten Artikeln sowie Tipps zur Abrechnung verschließt. Er meint, dass an solchen Dingen kein „rechtes Interesse" seiner Mitarbeiter bestehe. In Bezug auf seine ZMP sagt Herr Dr. Mustermann aus, dass sie als Einzige sehr interessiert und motiviert sei und dass von ihr oftmals Anregungen und Verbesserungsvorschläge ausgehen würden. Interessanterweise für uns stellt sich später heraus, dass diese Mitarbeiterin zu ihrem Grundgehalt eine Umsatzbeteiligung erhält. Als „spürbares" Hauptproblem empfindet Herr Dr. Mustermann, dass ein Großteil seiner Patienten nicht bereit ist, für Extraleistungen Zuzahlungen aus eigener Tasche zu finanzieren. Mit dieser Problematik wird er tagtäglich in seiner Praxis konfrontiert.

Auch das gesamte Team wird nach Schwierigkeiten bzw. Störfaktoren befragt. Die Verwaltungskraft schildert die Hauptproblematik aus ihrer Sicht: Die Patienten werden von dem Behandler bzw. von der bei der Behandlung anwesenden Helferin nicht ordnungsgemäß über zu erwartende Kosten bzw. Extrakosten aufgeklärt, notwendige schriftliche Vereinbarungen werden nicht getroffen. Leistungen, die regulär eine Zuzahlung des Patienten erfordern, werden ohne Aufklärung und entsprechende Vereinbarung oftmals gleich an Ort und Stelle erbracht. Bei der Abrechnung ergäbe sich dann regelmäßig die Problematik, dass man nicht wisse, wie man mit der Abrechnung der erbrachten Leistungen vorzugehen habe. Leistungen, die zu Zeiten des Praxisvorgängers als kostenlose Serviceleistung erbracht wurden, könnten doch jetzt mit dem Wechsel des Praxisinhabers nicht auf einmal zu Lasten des Patienten in Rechnung gestellt werden. Die Abrechnungshelferin gibt zu, dass oftmals Leistungen kulanterweise nicht berechnet werden, um den Patienten finanziell nicht zu nahe zu treten. Hierbei handele es sich aber meistens eher um kleinere Beträge. Diese Vorgehensweise führt im Praxisteam immer wieder zu Konflikten. Herr Dr. Mustermann ist unzufrieden und erwartet mehr Unterstützung durch seine Helferinnen. Er ist sowieso der Meinung, dass die finanziellen Angelegenheiten wie z.B. die Aufklärung über zu erwartende Therapiekosten und die damit verbundene Kostenerstattungsproblematik nicht in sein Aufgabengebiet fallen.

Das übrige Personal bestätigt, dass es bezüglich der genannten Punkte immer wieder zu Schwierigkeiten kommt. Man habe einfach noch keine „klare Regelung" gefunden. Viele Dinge, die Herr Dr. Mustermann neu in der Praxis eingeführt habe, seien für sie „böhmische Dörfer", es fehle oftmals an fachlichem Hintergrund und man fühle sich „alleingelassen".

Um diesem Problem weiter nachgehen zu können, lassen wir uns eine Liste mit allen für den Patienten wählbaren Zusatzleistungen und deren Preisen erstellen. Zudem fragen wir nach bereits vorhandenen Formularen und Vereinbarungen. Auch diese werden später inhaltlich überprüft, gegebenenfalls überarbeitet und in das individuelle Praxishandbuch eingebunden.

Zur genauen Analyse und um uns einen sicheren Überblick bzw. ein Gesamtbild machen zu können, bitten wir Herrn Dr. Mustermann um einige beispielhafte Abrechnungen aus den letzten Monaten. Auf unseren Wunsch hin erhalten wir circa 10 bereits abgerechnete Heil- und Kostenpläne mittleren bzw. größeren Umfangs sowie einige Privatrechnungen. Zudem benötigen wir eine Leistungsstatistik und eine detaillierte Quartalsstatistik von mindestens einem Quartal. Die Leistungsstatistik gibt Aufschluss über alle erbrachten bzw. angebotenen Leistungen der Praxis in einem Quartal. Die detaillierte Quartalsstatistik, die alle erbrachten Leistungen bezogen auf einen jeweiligen Pa-

tienten darstellt, ist sehr wichtig. Sie gleicht von den Ausführungen her denen eines Tages- bzw. Wochenprotokolls. Anhand eines jeden einzelnen Patienten können Fehler aufgedeckt werden und mögliche vergessene Abrechnungsziffern vermerkt bzw. ergänzt werden. Immer wiederkehrende Falschansätze, wie z.B. der fehlerhafte Umgang mit Untersuchungs- und/oder Beratungsziffern, fehlende Begleitleistungen sowie Umfeldpositionen, werden in Form eines Protokolls erfasst. Auf alle Fehler und Besonderheiten wird später im Rahmen der Schulung näher eingegangen. Schon auf den ersten Blick und nach Inspizierung der bereits abgerechneten Zahnersatzfälle sowie der Privatrechnungen wird uns klar, dass in der Praxis von Herrn Dr. Mustermann einiges nicht „ganz rund läuft". Wie sich das entstandene Defizit der Praxis finanziell auswirkt, kann man jedoch erst nach Auswertung der detaillierten Quartalsstatistik sagen.

## 14.4.6 Ergebnisse der Auswertung

Nach einer genauen Analyse der Quartalsabrechnung ergibt sich ein größeres Defizit (s. Abb. 14.1). Der Gesamtumsatz im vierten Quartal 2006 betrug etwa 145 000 Euro. Dem steht eine Summe der erbrachten, aber nicht abgerechneten Leistungen von 10 500 Euro gegenüber (s. Abb. 14.2).

Im Bereich des Zahnersatzes ist auffällig, dass bei der Abrechnung der Heil- und Kostenpläne überwiegend Regelleistungen, die dem Standard der GKV entsprechen, zugrunde gelegt wurden. Mehrkosten für Verblendungen wurden abgerechnet, jedoch nur in Form von entstandenen zusätzlichen Material- und Laborkosten. Dieses ist aber für Herrn Dr. Mustermann nur ein durchlaufender Posten, da er zahntechnische Leistungen an ein Fremdlabor abgibt und diese in gleicher Höhe an den Patienten weiterberechnet werden. Zahnärztliches GOZ-Honorar für

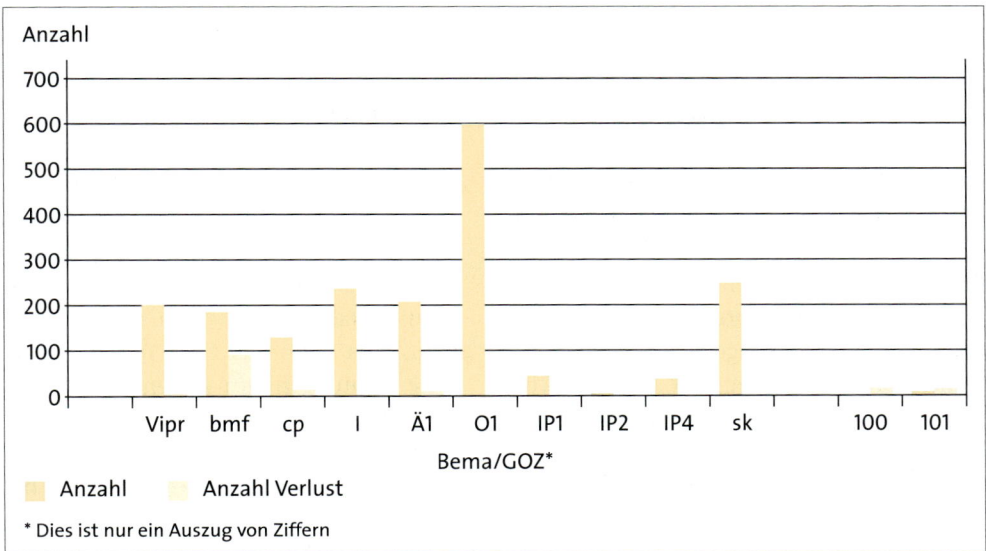

**Abb. 14.1:** Quartalsabrechnung IV/06 und nicht abgerechnete Leistungen (Verlust)

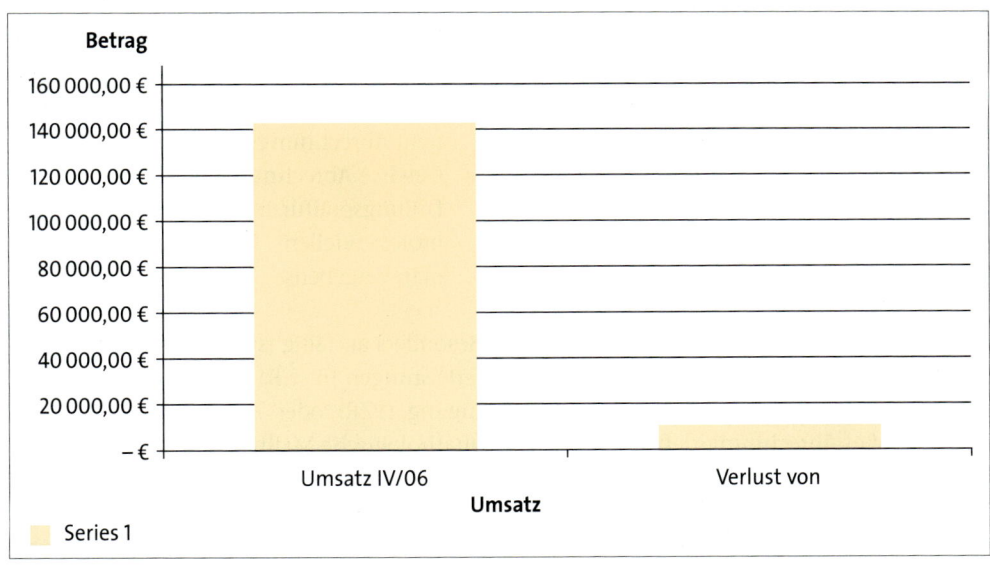

**Abb. 14.2:** Umsätze und Verluste IV/06

zusätzliche Verblendungen wurde bislang nicht berechnet. Dieses zusätzliche Honorar (Mehrkosten) hätte sich Herr Dr. Mustermann zu 100% anrechnen können. Gleichartige Versorgungsformen (z.B. Teleskopversorgung und Modellgussprothese anstatt Kronen und Modellgussprothese) sowie andersartige Versorgungsformen sowie Versorgungen, die komplett privat mit dem Patienten abgerech-

net werden, sucht man – bis auf einige wenige Ausnahmen – hier vergebens. Begleitende Maßnahmen im Zusammenhang mit prothetischen Arbeiten wie z.B. Gesichtsbogenregistrate wurden zwar erbracht, aber so gut wie nie abgerechnet. Selbiges gilt auch für den konservierenden Bereich. Besonders hochwertige Füllungen wurden in Form von Mehrschichtrekonstruktionen in Schmelz-Ätz-

Technik gelegt, aber ohne eine damit verbundene Zuzahlung oder zum absoluten Niedrigpreis an den Patienten fast verschenkt – sehr unwirtschaftlich, wenn man den teuren Materialeinkauf berücksichtigt.

Uns fällt auf, dass die in der EDV eingepflegten abrechnungsfähigen Materialkosten sowohl beim Kassen- als auch beim Privatpatienten seit Jahren nicht mehr aktualisiert wurden. Hier wurde bares Geld verschenkt. Zahntechnische Leistungen nach der Bundeseinheitlichen Benennungsliste für zahntechnische Leistungen (BEB), die der Zahnarzt – auch wenn in der Praxis kein tatsächliches Eigenlabor vorhanden ist – selbstverständlich für alle erbrachten technischen Maßnahmen am Behandlungsstuhl ansetzen kann – und dies gilt sowohl für den Privatpatienten als auch für den Kassenpatienten bei Mehrleistungen – finden wir gar nicht vor. Dies können z.B. kleinere Reparaturen an einer Prothese sein, das Individualisieren von Abdrucklöffeln oder das Reinigen und Überarbeiten von Inlays, Kronen und Brücken vor der Wiederbefestigung. Das Reinigen einer Prothese fällt ebenso in diesen Bereich wie die Herstellung von Provisorien. Dieses ist nur ein kleiner Auszug aus dem BEB-Katalog und wir sprechen hier nicht von dem eigentlichen zahnärztlichen Honorar, sondern von einer *zusätzlichen* Möglichkeit, Honorar zu erzielen.

Ein großes Abrechnungsdefizit liegt auch insbesondere bei den Privatliquidationen vor. Hier wurde – ähnlich wie bei fast allen von uns analysierten Praxen – ein gravierender Fehler gemacht: Die Gebührenordnung für Zahnärzte (GOZ) und die Gebührenordnung für Ärzte (GOÄ) wurden nicht optimal ausgeschöpft. Hier ist besonders auffällig, dass „Abrechnungsregeln" bzw. Leistungsbezeichnungen aus dem GKV-Katalog auf die private Leistungsbeschreibung übertragen werden. Dieses „BEMA-Denken" kann einer Praxis auf Dauer gesehen sehr teuer zu stehen kommen. Die folgenden Beispiele sollen dies verdeutlichen:

- Infiltrationsanästhesien, die laut GOZ je Einstichstelle abzurechnen sind, wurden – wie es der Leistungskatalog gesetzlich versicherter Patienten vorsieht – nur für 2 nebeneinanderstehende Zähne angesetzt.
- Die Trepanation wurde nur in Verbindung mit der Behandlung pulpatoter Zähne abgerechnet, obwohl die GOZ hier keinerlei Einschränkung macht, ob ein Zahn vital oder devital sein muss.
- Aus dem Sektor der GOÄ Teil B, in dem die Beratungsziffern stehen, fand lediglich die GOÄ 1 (kurze Beratung) regelmäßig Anwendung. Alle anderen Beratungs- und Untersuchungsziffern wurden bei keinem der abgerechneten Behandlungsfälle angesetzt. Dabei bieten sich hier zahlreiche Kombinationsmöglichkeiten von Untersuchungs- und Beratungsziffern. Die Regel, dass bei einem Privatpatienten eine Beratung immer mit einer Untersuchung einhergeht, wurde bei keinem Abrechnungsfall angewandt.
- Gewisse Abrechnungsziffern, wie z.B. die Füllungspolitur in Verbindung mit einer professionellen Zahnreinigung, sucht man vergebens.

Besonders auffällig ist, dass kaum Selbstzahlerleistungen für z.B. professionelle Zahnreinigung (PZR) oder Funktionsanalyse (FAL, gnathologische Maßnahmen im Zusammenhang mit Prothetik oder Schienen) angesetzt wurden. Legt man für eine professionelle Zahnreinigung einen Durchschnittswert von lediglich 50 Euro pro Patient zugrunde bei einer geschätzte Patientenanzahl von etwa 150 infrage kommenden Patienten, ergibt sich hier eine zusätzliche Honorareinbuße von etwa 7500 Euro.

Addiert man diese Beträge, ergibt sich eine Zahl von circa 18 000 Euro möglicher Umsatzsteigerung bezogen auf einen Abrechnungszeitraum von 3 Monaten. Bei optimaler Ausschöpfung der Gebührenordnung sowie konsequenter Abrechnung wäre dieser

Betrag sicher noch um ein paar tausend Euro steigerungsfähig gewesen.

> **Praxistipp:** Möchte man eine neue Leistung in einer bestehenden Praxis anbieten und sind die Patienten nicht daran gewöhnt, Zuzahlungen zu leisten (z.B. für PZR), kann man z.B. eine „Schnupperbehandlung" anbieten, die zu einem sehr geringen Preis oder vielleicht auch kostenlos durchgeführt wird. Auch Gutscheine zum Geburtstag oder bei Eingliederung eines großen Zahnersatzes sind eine gute Möglichkeit, den Patienten mit Recallbehandlungen vertraut zu machen. Eine regelmäßige Kontrolle verbunden mit einer PZR lässt sich für den Patienten gut als „Inspektion" verkaufen. Kleinere Beträge zur Vorsorge und zur Vermeidung von großen „Reparaturen" belasten den Patienten finanziell nicht so sehr. Bieten Sie Ihren Patienten an, dass bei regelmäßigen Besuchen die Garantiezeiten für Zahnersatz oder Implantate verlängert werden.

### 14.4.7 Konsequenzen und Veränderungen

Nach einer gründlichen Auswertung der vorhandenen Praxismittel vereinbaren wir in der Praxis einen erneuten Gesprächstermin. Herr Dr. Mustermann ist über das enorme finanzielle Ausmaß seiner Umsatzeinbußen sehr erschrocken; so gravierend hätte er die Lage doch nicht eingeschätzt.

Wir schlagen vor, eine individuelle Praxisschulung gezielt orientiert an den Vorgaben seiner Praxis durchzuführen. Hierbei sollen nicht nur sämtliche Defizite im Abrechnungsbereich aufgegriffen, sondern auch organisatorische Hilfen für einen reibungslosen Praxisalltag gegeben werden. Wir empfehlen, dass das gesamte Team von der Auszubildenden bis zum Zahntechniker an

dieser Veranstaltung teilnehmen soll. So kommen wichtige Informationen in der Praxis dort an, wo sie gebraucht werden, niemand kann sich der Verantwortung entziehen und alle Mitarbeiter haben den gleichen Wissensstand. Neuerungen und Änderungen lassen sich so viel leichter und erfolgreicher in der Praxis umsetzen.

**Schulungsbestandteile und Lösungswege**

◢ Grundlagen der zahnärztlichen Abrechnung mit Paragraphenteil, Schwerpunkt GOZ, GÖÄ. Wir setzen tief bei den Wurzeln an, nur wer sich mit den Bestimmungen der Gebührenordnung auskennt kann eine – auch aus forensicher Sicht – ordnungsgemäße Patientenabrechnung erstellen bzw. zusätzliche Vereinbarungen über außervertragliche Leistungen mit einem Patienten treffen. Die Abrechnung außervertraglicher Leistungen bietet für jede Praxis eine gute Möglichkeit, zusätzliches Honorar zu erzielen. Wichtig ist hierbei nur, dass Formvorschriften penibel eingehalten werden, um im Streitfall eine Forderung auch gerichtlich durchsetzen zu können, falls erforderlich. Wir werden in unserer Schulung insbesondere die verschiedenen Vereinbarungen (freie Vereinbarung der Vergütungshöhe GOZ § 2.1, Verlangensleistungen GOZ § 2.3), aber auch die Möglichkeiten der Analogberechnung nach GOZ § 6.2 aufzeigen.

◢ Individuelle Mustervereinbarungen und Patienteninformationen sowie Preislisten für Leistungen mit Zuzahlung, zugeschnitten auf das Leistungsspektrum der Praxis, werden in Form eines Nachschlagewerks mit in das Abrechnungshandbuch aufgenommen und diskutiert.

◢ Ergebnisse und Fehlerquellen der Praxisanalyse werden herausgefiltert und passende Lösungswege aufgezeigt.

◢ Die Musterabrechnungen, die uns bei dem ersten Termin ausgehändigt wurden, sind zwischenzeitlich überarbeitet und korrigiert worden; anhand der Karteikarten- bzw. Computereinträge „rollen wir die Behandlungsfälle" noch einmal auf und berichtigen die Schwachpunkte.

- ◢ Wie kann das außervertragliche Leistungsspektrum der Praxis besser umgesetzt und an „den Mann gebracht" werden? Auch diese Frage wird in unserem Intensivseminar beantwortet.

- ◢ Spezielle Abrechnungshilfen und Tipps, angelehnt an die Fachbereiche der Praxis, werden in Form von Beispielen und Musterfällen näher gebracht.

- ◢ Das Vereinfachen organisatorischer Abläufe, vorbereitete Checklisten und Verbesserungsvorschläge runden das Seminar inhaltlich ab.

Sehr hilfreich und wichtig ist ein gut funktionierendes Abrechnungsprogramm. Die meisten Programme bieten die Möglichkeit des Einrichtens von Leistungsketten oder die Abfrage von verknüpften Leistungen. Hier können ganze Abrechnungskomplexe für einzelne Behandlungen individuell nach den Bedürfnissen der Praxis angelegt werden. Man stellt es sich so vor, dass eine „Schlüsselleistung" eingegeben wird und weitere im Zusammenhang mögliche Leistungen zur Abrechnung vorgeschlagen werden. Verbrauchsmaterialien können an dazugehörige Leistungen „angebunden" werden. So wird das Risiko, dass eine Leistung vergessen wird, deutlich geringer. Auch das Abrechnungsprogramm in der Praxis von Herrn Dr. Mustermann verfügt über solche Möglichkeiten. Aus Unkenntnis jedoch wurde davon nie Gebrauch gemacht und die Stammdaten müssen, um diese doch ganz erhebliche Arbeitserleichterung einzurichten, teilweise neu erfasst bzw. überarbeitet werden. Da wir uns aufgrund unserer langjährigen Praxiserfahrung mit den gängigen Programmen auskennen, stellt dies kein Problem dar. Deshalb bieten wir an, diesen

Punkt als zusätzlichen Bestandteil mit in unsere Schulungsmaßnahme einzuflechten. Da wir sowieso einmal in der Praxis sind, ist diese Lösung günstiger, als jemanden der Softwarehäuser zu Schulungszwecken in die Praxis zu ordern.

Wir haben zusätzlich zu dem Paragrafenteil auch einen Abrechnungsteil zusammengestellt, der sich an dem Leistungsumfang bzw. dem Leistungsangebot der Praxis orientiert. Hierbei haben wir ein besonderes Augenmerk auf den konservierend-chirurgischen Bereich mit Schwerpunkt Endodontie gelegt. Des Weiteren beschäftigen wir uns natürlich mit allen wichtigen Ziffern und Bestandteilen aus den Bereichen Parodontologie als Abrechnungsgrundlage für die professionelle Zahnreinigung bzw. die Vorbehandlung vor systematischer PAR-Behandlung (dieser Bereich ist insbesondere für die ZMP von großer Bedeutung). Auch zu dem Thema Zahnersatzbehandlung sowie zu allen wichtigen Umfeldpositionen geben wir wichtige Tipps und Informationen. Darüber hinaus erfolgt eine genaue Auflistung und Erklärung der Leistungen, die wir hier in der Praxis gar nicht vorfinden konnten. Aus den Vorgesprächen konnten wir jedoch entnehmen, dass gerade diese Maßnahmen im Praxisalltag oftmals erbracht wurden. Lediglich aus Unkenntnis wurde hier oftmals ein großer Batzen Honorar verschenkt. Bei der Erklärung aller Leistungen wird der Unterschied zwischen BEMA und GOZ/GOÄ deutlich hervorgehoben. Beispiele und Musterrechnungen runden diesen Teil der Schulung ab.

Einen anderen Teil der Schulung macht die Abrechnung zahntechnischer Leistungen nach der BEB aus. Wie schon oben angeführt, wird aus Unkenntnis diesen Bereich betreffend erfahrungsgemäß sehr viel Honorar verschenkt. Die BEB als Abrechnungsgrundlage für zahntechnische Berechnungen beim Privatpatienten versucht zwar alle zahntechnischen Einzelleistungen bzw. alle notwendigen Arbeitsschritte zu erfassen, jedoch stellt sie kein abschließendes Werk dar. Das bedeutet, dass jede Praxis für sich nach einer Betriebsstundenermittlung ergänzende Arbeitsschritte bzw. Leistungen in diesen Katalog einfügen kann.

---

**Beispiel:** Ein Patient stellt sich mit einer gelösten Krone in der Praxis vor. Die Krone ist von Zementresten verunreinigt und weist eine scharfe Kante auf. Für das „Überarbeiten" und für die „Vorbereitung dieser Krone" für die Wiedereingliederung (Reinigung, Politur, Entfettung) kann eine Ziffer im BEB-Katalog erfasst werden. Wie hoch das zahntechnische Honorar für eine entsprechende Leistung ist, ergibt eine Ermittlung des Betriebsstundensatzes der Praxis.

---

Dieses Vorgehen ist übertragbar auf eine Vielzahl von Leistungen, die uns tagtäglich im Praxisablauf begegnen. Hier ein kurzer Auszug:

- Individualisierung eines konfektionierten Abdrucklöffels
- Herstellung von provisorischen Kronen
- Herstellung von provisorischen Inlays
- Reparaturmaßnahmen an provisorischen Versorgungen
- Verschluss eines Sekundärteleskops in der Prothese nach Zahnextraktion
- Verschluss eines Schraubenkanals
- Erneuerung einer Verblendung im Mund des Patienten

Die BEB ist auch Abrechnungsgrundlage für alle „Mehrleistungen" bzw. „Zusatzleistungen" beim Kassenpatienten. Wählt also ein GKV-Patient eine Versorgung, die über die Regelleistung hinausgeht, werden alle erforderlichen Maßnahmen nach GOZ/GOÄ bzw. bei zahntechnischen Leistungen nach BEB abgerechnet. Wir können das an dem nachfolgenden Beispiel verdeutlichen:

Ein Patient wählt anstatt der Regelversorgung „Kronen" eine hochwertige Teleskop-versorgung. Die Teleskopkronen werden nach GOZ abgerechnet. Alle weiteren Maßnahmen, die nur in Verbindung mit dieser Wahlleistung stehen, werden auch nach GOZ/GOÄ bzw. BEB abgerechnet. Der erforderliche „Überabdruck mit einem individuellen Löffel (GOZ 517)" wird privat abgerechnet. Wie im Leistungstext der GOZ 517 genannt, ist ein individueller Löffel zwingender Bestandteil. Dieser kann

- im Fremdlabor gefertigt werden (Kosten werden an den Patienten weiterberechnet) oder
- im tatsächlichen Eigenlabor gefertigt werden (Kosten werden an den Patienten weiterberechnet) oder
- ein konfektionierter Löffel kann vom Zahnarzt *individualisiert* werden, das heißt, der vorhandene konfektionierte Löffel, der allein nicht zur Abrechnung der GOZ 517 ausreicht, wird mit entsprechenden Hilfsmitteln zu einem „individuellen Löffel gemacht". Das ist z.B. der Fall, wenn man den Abdrucklöffel mit Kerr verlängert, ihn aufbiegt oder ausschleift. Für diese Maßnahmen kann der *Zahnarzt* eine Ziffer im BEB-Katalog einrichten.

Wie oben angeführt, trifft diese Möglichkeit für viele Arbeitsschritte, die der Zahnarzt erbringt, zu.

Damit es die Abrechnungshelferin von Herrn Dr. Mustermann einfacher hat, erklären wir ihr den Umgang mit den BEB-Ziffern und pflegen diese gleich an Ort und Stelle im Praxiscomputer ein. Laufende Fälle, die nicht zur Abrechnung vorbereitet sind, werden durchgesehen und um fehlende Positionen ergänzt. Herr Dr. Mustermann ist begeistert, wie schnell und unproblematisch das neu erlernte Wissen umgesetzt werden kann. Etwas traurig ist er, dass er nicht schon eher etwas unternommen hat. Besonders an dieser Stelle der Schulung zeigt sich, dass das Team sehr motiviert ist. Man hat das Gefühl, dass frischer Wind in die Praxis gekommen ist.

Betreffend der Unstimmigkeiten und Unsicherheiten bei dem „Verkauf" von außervertraglichen Leistungen haben wir in der Zwischenzeit einige Vorbereitungen getroffen: Eine Infomappe mit allen in der Praxis angebotenen Leistungen, Therapieinformationen und Preisen kann ab sofort im Wartezimmer ausgelegt werden. Alle Leistungen sind für den Patienten verständlich erklärt und teilweise mit Fotomaterial versehen. So kann sich der Patient schon im Wartezimmer über alle angebotenen Leistungen und die Preise informieren.

Für die Behandlungszimmer haben wir entsprechende, notwendige „Vereinbarungsformulare" vorbereitet. Hier sind auf den ersten Blick die gewünschte Leistung und das entsprechende zahnärztliche Honorar zu entnehmen. Da die Formulare inhaltlich vorbereitet sind, müssen lediglich noch die Patientendaten sowie die Unterschrift ergänzt werden. Wir vermeiden so ein Finanzchaos, da die Formulare direkt als Abrechnungsgrundlage dienen und die Sicherheit gegeben ist, dass der Patienten entsprechend über Therapieform und Kosten aufgeklärt wurde.

Was den Verkauf von Selbstzahlerleistungen angeht, haben wir die Erfahrung gemacht, dass die meisten Patienten bereit sind, etwas „tiefer in die Tasche zu greifen", um sich den Wunsch nach schönem Aussehen und gesunden Zähnen erfüllen zu können. Hier bieten sich für die Zahnarztpraxis gute Ansatzpunkte, Leistungen bzw. Therapievorschläge einfließen zu lassen, deren Kosten eventuell nur teilweise oder unter Umständen auch gar nicht von der Krankenkasse übernommen werden. Denn dass qualitativ hochwertige Leistungen in der heutigen Zeit grundsätzlich nicht mehr zu Kassensätzen angeboten werden können, hat sich in Patientenkreisen längst herumgesprochen. Wer sich etwas Schönes und Wertvol-

les leisten möchte, fragt in aller Regel auch nach dem Preis dafür. Hier sollte dann auch ganz selbstverständlich und souverän eine Preisnennung erfolgen. Stellen Sie sich hierzu kurz folgenden Fall vor: Sie möchten einen schönen Wagen kaufen, der mit sehr viel Zubehör ausgestattet ist. Der Verkäufer informiert Sie umfassend, zeigt Ihnen alles an Ihrem neuen Wunschauto und Sie sind begeistert. Jetzt stellen Sie wie selbstverständlich die Frage nach dem Preis. Der Verkäufer errötet womöglich, wird sichtlich verlegen und nennt nur zögernd und mit leiser Stimme die Kosten für das Auto. Was würden Sie an dieser Stelle denken? Der Patient würde diese Unsicherheit sofort spüren und Zweifel bekommen. Eine überzeugte Preisangabe wäre hier sicherlich von Vorteil gewesen.

Bringen Sie immer den Nutzen der vorgeschlagenen Behandlung gezielt in den Vordergrund des Beratungsgespräches und achten Sie dabei stets auf eine positive Ausdrucksweise. Der Patient „möchte etwas haben" und Sie können es ihm geben. Nur wenn Sie selber den Preis für diese Leistung als korrekt empfinden, wird diese Vorgabe von ihrem Gesprächspartner akzeptiert. Das gesamte Personal sollte in jedem Fall diesbezüglich in der Lage sein, „Rede und Antwort" zu stehen und verbindliche Auskünfte zu geben.

Der Patient sollte immer die Möglichkeit haben, zwischen verschiedenen Varianten der Behandlung zu wählen. Empfehlenswert ist eine Standardleistung, deren Kosten in der Regel von der gesetzlichen Krankenkasse getragen werden, einer Mittelklasseversorgung verbunden mit einer Zuzahlung oder eine Luxusversorgung verbunden mit einer hohen Zuzahlung oder komplett privaten Kosten.

Abschließend empfehlen wir Herrn Dr. Mustermann, mit einen Blick auf seine Abrechnungen zu werfen. Dies kann z.B. mithilfe eines Tagesprotokolls erfolgen. Fehlende Leistungen oder Besonderheiten fallen dann direkt auf und können nachgetragen werden. Die Abrechnungshelferin ist froh, denn so wird ihr auch ein Stück der Arbeit und der Verantwortung abgenommen.

Da wir an unserem Schulungstag eine Menge neuer Informationen und Anregungen für die Praxis gegeben haben, beschließen wir, nun zunächst ein paar Wochen ins Land gehen zu lassen. Herr Dr. Mustermann und sein Team müssen jedoch versprechen, alle erwähnten Punkte zu beherzigen. Gelerntes soll direkt umgesetzt werden. Sich er-

gebende Probleme oder Schwierigkeiten sollen kurz stichpunktartig dokumentiert werden. Wir räumen natürlich die Möglichkeit ein, sich bei Fragen direkt mit uns in Verbindung zu setzen. Ein neuer Termin – eine Teambesprechung im lockeren Rahmen – wird für in 4 Wochen anberaumt. Wir werden dann einen Blick auf die Ereignisse der Zwischenzeit werfen und sind uns sicher, dass wir eine deutliche Verbesserung feststellen werden. Ein genaues Ergebnis liefert uns jedoch erst die nächste Quartalsstatistik.

# 15  Praxissuche

Bei der Frage nach der richtigen Praxis sollten Sie bei sich selbst beginnen und sich fragen: Möchten Sie Ihre Praxis allein führen oder streben Sie eher eine Kooperation an? Haben Sie sich gedanklich auch schon einmal mit den bestehenden Möglichkeiten der Tätigkeit in einer Praxis im Angestelltenverhältnis beschäftigt? Anhaltspunkte zu diesen Fragestellungen will Ihnen das folgende Kapitel geben.

Mit Wirkung vom 01.04.2007 sind die Zulassungssperren für Vertragszahnärzte vollständig entfallen. Insoweit beeinflusst die Frage nach gesperrten Planungsbereichen – anders als bei Ihren ärztlichen Kollegen – Ihre freie Entscheidung, an welchem Ort Sie sich niederlassen möchten, seitdem nicht mehr. In der Folge beschränken sich die Informationen zur Zulassungsthematik in diesem Kapitel auf das formale Prozedere.

Es steht auch zur Debatte, ob die Einzelpraxis wirklich zukunftsfähig ist und warum Sie sich den durch den Gesetzgeber geschaffenen Möglichkeiten zur Kooperation mit Kollegen nicht grundsätzlich verschließen sollten.

Wenn es dann soweit ist, dass Sie in konkrete Verhandlungen mit einem Praxisabgeber treten können, sollten Sie sich auf die anstehenden Gespräche gut vorbereiten. Damit „die Chemie stimmt" und Sie zu einem positiven Verhandlungsergebnis kommen, sollten Sie die Hinweise in dem Kapitel 15.6 „Stimmt die Chemie? Kontakt mit dem Praxisabgeber" beachten.

## 15.1  Neugründung oder Übernahme/Einstieg – eine kritische Betrachtung lohnt

Neugründung oder Übernahme bzw. Einstieg in eine bestehende Praxis? Diese Frage werden Sie sich als niederlassungswilliger Zahnarzt sicherlich stellen. Und das umso mehr, seit die Zulassungsbeschränkungen im vertragszahnärztlichen Bereich zum 01.04.2007 entfallen sind. Seitdem sind Sie – zumindest was das Thema Zulassungssperren anbelangt – in der Wahl Ihres Niederlassungsortes wieder frei. Ob möglicherweise in Ballungsgebieten von anderer Seite – nämlich den kreditgebenden Banken – quasi eine „indirekte Zulassungssperre" erfolgt, steht auf einem anderen Blatt.

Bei der Frage, welche der Alternativen die „richtige" ist, spielen viele unterschiedliche Gesichtspunkte eine Rolle. In der Regel sind dabei die individuellen Gegebenheiten vor Ort und Ihre persönlichen Vorstellungen und Präferenzen ausschlaggebend. Es gilt, sich die Vor- und Nachteile verschiedenartiger Einzelpunkte vor Augen zu führen und sie gegeneinander abzuwägen. Nachfolgend wollen wir Ihnen daher Aspekte an die Hand geben, die Sie bei Ihrer Entscheidung mit berücksichtigen sollten (s. Tab. 15.1).

Einen ersten Unterschied gibt es bereits bei der Frage des Praxispersonals und der Praxisorganisation. Bei einer Praxisübernahme treten Sie in die Verträge des bisherigen Praxisinhabers ein; das gilt auch für die Arbeitsverträge. Sie übernehmen also in der Regel auch das vorhandene Personal. Das kann – je nach Sichtweise und individuellen Gegebenheiten – von Vorteil sein oder auch nicht.

**Tab. 15.1:** Vorteile und Nachteile bei Übernahme/Einstieg oder Neugründung

| Übernahme/Einstieg | Neugründung |
| --- | --- |
| Eingespieltes, erfahrenes Praxisteam vorhanden; keine oder nur geringe Anfangsprobleme | Praxisteam muss neu aufgestellt werden und sich aneinander gewöhnen; Anlaufprobleme. |
| Ggf. Probleme, alt eingefahrene Strukturen zu ändern | Team kann nach den Vorstellungen des Praxisinhabers zusammengestellt und „geformt" werden. |
| Eventuell zu viele Angestellte mit zu hohen Gehältern | Praxisinhaber stellt Team nach erforderlicher Anzahl und Berufserfahrung zusammen. |
| Patientenstamm vorhanden | Patientenstamm muss aufgebaut werden. |
| Patienten gehen nicht immer mit. | Patientenstamm kann nach dem eigenen Angebotsspektrum aufgebaut werden. |
| Standort und Räume vorgegeben | Standort und Räume können nach eigenen Vorstellungen gewählt werden. |
| Im Durchschnitt geringeres Finanzierungsvolumen als bei Neugründung | Im Durchschnitt höheres Finanzierungsvolumen als bei Übernahme/Einstieg |

Schätzen Sie es eher, sofort auf ein eingespieltes Praxisteam zurückgreifen zu können oder würden Sie lieber eine ganz neue „Mannschaft" aufstellen? Das eingespielte Team bringt mit Sicherheit den großen Vorteil mit sich, dass es die Arbeitsabläufe genau kennt und Sie ohne Verzögerungen mit dem Praxisbetrieb fortfahren können. Hier sind Sie es, der sich „eingewöhnen" muss. Wie sieht es aber aus, wenn Sie hier und da andere Vorstellungen von den Arbeitsabläufen haben? Können Sie als „Neuer" diese Vorstellungen ohne größere Probleme oder gar Widerstände durchsetzen? Wäre es eventuell besser, im Rahmen einer Praxisneugründung ein neues Team nach seinen eigenen Vorstellungen zusammenzustellen und zu formen, was natürlich mit einem nicht zu unterschätzenden Anlaufaufwand verbunden ist?

Wie steht es mit den Personalkosten – einer der „größten" Positionen im Rahmen der Praxiskosten? Brauchen Sie so viele zahnmedizinische Fachangestellte, wie Sie übernehmen müssen? Wiegt die Berufserfahrung möglicherweise langjährig beschäftigter Mitarbeiter und Mitarbeiterinnen die zwangsläufig gegenüber jüngeren Angestellten höheren Gehälter auf?

Bei Praxisübernahme/Einstieg ist bereits ein Patientenstamm vorhanden, auf den Sie zurückgreifen können, während Sie bei einer Neugründung darauf angewiesen sind, dass Sie aufgrund von Standortvorteilen oder Ihres Leistungsangebots neue Patienten auf sich aufmerksam machen und an sich binden. Die Übernahme einer alteingesessenen Praxis bietet Ihnen auf der einen Seite Chancen, birgt für Sie als Übernehmer aber auch Gefahren. So können Sie auf die Situation stoßen, dass der Vorgänger einen Patientenstamm hat, der Ihnen als neuem Zahnarzt skeptisch gegenübersteht. Gerade wenn Sie als junger Nachfolger die Praxis eines älteren Kollegen übernehmen, kann es sein, dass ein Teil der früheren, oft der älteren Generation angehörenden Patienten, es ablehnen, sich von einem „jungen, unerfahrenen Neuling" behandeln zu lassen. Die bisherigen Patienten „gehen also nicht immer mit". Sie können aber auch das genaue Gegenteil erfahren, nämlich dass viele Patienten Ihnen von vornherein offen und vertrauensvoll gegenüberstehen. Sie sollten bei der „Gewichtung" des Patientenstammes aber beide Möglichkeiten in Erwägung ziehen. Als vorteilhaft hat es sich dabei erwiesen, im Vorfeld einer

Praxisübernahme bereits Urlaubsvertretungen in der Praxis durchzuführen, um die Patienten, die Struktur und die Abläufe der Praxis im laufenden Betrieb kennenzulernen. Für einen begrenzten Zeitraum kann es auch sinnvoll sein, dass Sie und der Abgeber zu diesem Zweck den Patienten gemeinsam zur Verfügung stehen. Dazu können Sie sich bei dem abgabewilligen Kollegen anstellen lassen.

Bei einer Praxisübernahme müssen Sie natürlich auch abwägen, ob Ihnen der Standort und die zur Verfügung stehenden Räume gefallen oder nicht. Können Sie dort möglicherweise Umbauten nach Ihren Vorstellungen vornehmen? Bei einer Praxisneugründung sind Sie hier deutlich freier in Ihren Entscheidungen.

Schließlich stellt sich noch die Frage, ob es bei einer Neugründung im Vergleich zu einer Übernahme Unterschiede in dem Finanzierungsvolumen gibt. Da Sie bei einer Praxisneugründung quasi bei „Null" anfangen, lässt sich hier die Finanzierungshöhe relativ unproblematisch ermitteln. In der Regel werden Sie sich die Medizintechnik und das Mobiliar dann neu anschaffen. Hinzu kommen gegebenenfalls Bau- oder Umbaukosten für die Praxisräumlichkeiten. Da Einnahmen und Ausgaben normalerweise zeitlich versetzt auf Sie zukommen und – insbesondere in der Anlaufphase – aufgrund der anfänglich geringen Abschlagszahlungen der Kassenzahnärztlichen Vereinigung zunächst höhere Ausgaben zu verzeichnen sind, benötigen Sie einen sogenannten Betriebsmittelkredit zur Finanzierung dieses Liquiditätsbedarfs. Bei einer Übernahme zahlen Sie für die Medizintechnik und das Mobiliar einen Übernahmepreis. Möglicherweise müssen Sie auch Umbaukosten einkalkulieren. Ein Betriebsmittelkredit wird ebenfalls erforderlich sein. Anders als bei der Neugründung kommt hier jedoch ein weiterer Faktor hinzu: Da Sie eine bestehende, funktionierende Praxis mit einem bereits existierenden Patientenstamm übernehmen, kommt noch der sogenannte immaterielle Wert (Goodwill) zum Tragen.

Periodisch erfolgende Untersuchungen des Instituts der Deutschen Zahnärzte (IDZ) in Zusammenarbeit mit der Deutschen Apotheker- und Ärztebank ergeben, dass das erforderliche Finanzierungsvolumen bei Praxisneugründungen höher ausfällt als bei Praxisübernahmen. Die zuletzt durchgeführte Untersuchung zeigt für die alten Bundesländer folgendes Bild (für die neuen Bundesländer liegen keine aussagefähigen Daten vor): Im Jahr 2006 betrug das durchschnittliche Finanzierungsvolumen bei der Neugründung einer zahnärztlichen Einzelpraxis rund 316 000 Euro, bei einer Praxisübernahme waren es 246 000 Euro. Davon entfielen bei einer Neugründung 75 000 Euro (Übernahme: 55 000 Euro) auf den Betriebsmittelkredit. Somit lagen die Praxisinvestitionen bei einer Neugründung bei 241 000 Euro und bei einer Übernahme bei 191 000 Euro. Diese setzten sich bei der Neugründung aus 205 000 Euro für Medizintechnik und Einrichtungen sowie 36 000 Euro für Bau- bzw. Umbaumaßnahmen zusammen. Bei der Übernahme waren als Praxisinvestitionen 101 000 Euro für den Subtanzwert (materieller Wert) zu zahlen, 76 000 Euro für den Goodwill (immaterieller Wert) und 14 000 Euro für Bau- bzw. Umbaukosten.

## 15.2 Einzelkämpfer oder Teamplayer?

Die Gesetzgebung der letzten Jahre hat dazu geführt, dass die klassische Einzelpraxis zunehmend Konkurrenz bekommt. Den gesetzlichen Vorgaben und Gestaltungsmöglichkeiten (ÄndG und GKV-WSG), aber auch der wachsenden Erwartungshaltung der Patienten an den Zahnarzt als „Serviceleister" in der Zahnarztpraxis können Sie sich als potenzieller Existenzgründer nicht verschließen. Der Anteil der Gemeinschaftspraxen an der Gesamtanzahl der Praxen hat sich laut KZBV Jahrbuch 2006 in dem Zeitraum von 1976–2005 von 3,5% auf fast 19% erhöht. Dabei ist auch die Anzahl der in Gemeinschaftspraxen tätigen Praxisinhaber gestiegen. Nach wie vor überwiegen zwar die Praxen mit 2 Inhabern (2005 waren dies 86%), der Anteil hat jedoch stetig zugunsten einer Anzahl von mehr als 2 Inhabern abgenommen (1976 waren 97,7% zu verzeichnen).

Das Anfang 2007 in Kraft getretene Vertragsarztrechtsänderungsgesetz (VÄndG) bietet Ihnen vielfältige Möglichkeiten, Ihre zahnärztliche Berufsausübung zu flexibilisieren. Das Bestreben, die zahnärztliche Tätigkeit mit anderen zusammen auszuüben, hat insbesondere wirtschaftliche Hintergründe: Kosteneinsparungsmöglichkeiten ebenso wie die Ausweitung des medizinischen Leistungsspektrums, die Steigerung der Attraktivität für die Patienten und damit die Realisierung von Einkommenschancen. Nicht zuletzt erhofft sich eine Kooperation einen Vorteil gegenüber dem „Einzelkämpfer" im härter gewordenen Wettbewerb (s. Tab. 15.2).

Der Gesetzgeber hat dieser Entwicklung in den letzten Jahren steten Vorschub geleistet, wie z.B. durch die Eröffnung der Möglichkeit, auch überörtliche Kooperationen oder Medizinische Versorgungszentren (Näheres in Kap. 16 „Kooperationen als Chance im Gesundheitsmarkt") zu gründen. Es geht hier also nicht mehr nur um die seit langem praktizierte Form der Gemeinschaftspraxis oder der Praxisgemeinschaft: Die ambulante Versorgung wird mehr und mehr von multidisziplinären Formen der Zusammenarbeit von Medizinern geprägt, die Anzahl von Partnern bei Zusammenschlüssen wächst, auch die Möglichkeiten der Zusammenarbeit mit anderen, nicht zahnärztlichen Leistungserbringern im Gesundheitswesen wurden vom Gesetzgeber erweitert.

Die Versorgungslandschaft wird immer mehr auch von den Kostenträgern mitgestaltet (z.B. durch den Abschluss von Einzelverträgen); die Leistungserbringer müssen sich anpassen, um konkurrenzfähig zu bleiben. Die Einzelpraxis wird zwar auch in der Zukunft als Praxisform Bestand haben, sowohl Berufsausübungsgemeinschaften als auch Verbünde organisatorischer Art wie Einkaufs- oder Apparategemeinschaften werden aber weiter zunehmen.

Trotz aller guten rationalen Gründe für die Teilnahme an den genannten Verbünden oder Kooperationen sollten Sie diese Schritte gründlich vorbereiten und sich auch emotional mit den Konsequenzen vertraut machen,

**Tab. 15.2:** Vorteile und Nachteile einer Kooperation

| Vorteile | Nachteile |
| --- | --- |
| Aufrechterhaltung des Praxisbetriebs bei Krankheit und Fortbildung des Partners | Einschränkung der Entscheidungsfreiheit und Unabhängigkeit |
| Gemeinsame Beschäftigung von Personal | Vertragliche Bindung |
| Gemeinsame Nutzung von Räumlichkeiten | Haftung (gemeinschaftliche Haftung bei Gemeinschaftspraxen) |
| Gemeinsame Nutzung von medizinisch-technischen Geräten | |
| Erweiterung des zahnärztlichen Leistungsangebots | |
| Optimierung des Services, z.B. durch Erweiterung der Praxisöffnungszeiten | |
| Kollegiale Unterstützung bei fachlichen Fragen | |
| Möglichkeit zu mehr Freizeit für den einzelnen Partner | |

die der sofortige Gang in ein Medizinisches Versorgungszentrum (MVZ) ohne eigene Zulassung bzw. die Anstellung in oder der Erwerb einer Praxis und deren schnellstmögliche Überführung in eine Berufsausübungsgemeinschaft mit sich bringen. Hier geht es weniger um den finanziellen Aspekt als vielmehr um Ihre persönliche Arbeitszufriedenheit und Ihr selbst erlebtes „Standing" innerhalb der Partner. Der Eintritt in eine Kooperation bedeutet immer ein gewisses Maß an Bereitschaft zu Konzessionen. Der Arbeitsalltag muss gemeinsam gemeistert werden, die „Chemie" zwischen den Partnern muss deshalb von Anfang an stimmen. Auch die Möglichkeit des Scheiterns sollten Sie einkalkulieren: Grund für die Auflösung von Kooperationen ist meist nicht eine Auseinandersetzung um finanzielle oder fachliche Dinge, sondern die Schwierigkeit, im Alltag dauerhaft miteinander zu arbeiten. Gemeinsamkeit bedeutet auch Rücksichtnahme und Konzessionen zu machen.

Prüfen Sie am besten in Ruhe, welche Option für Sie persönlich zu welchem Zeitpunkt infrage kommt. Eine Entscheidungsgrundlage bietet der Überblick über die verschiedenen Kooperationsformen in dem Kapitel 16 „Kooperationen als Chance im Gesundheitsmarkt". Auch eine „Übergangslösung" bietet sich möglicherweise durch die neuen Versorgungsformen an. In einem MVZ finden Sie als Zahnarzt krankenhausähnliche Strukturen vor, haben aber größeren Einfluss als in einem Krankenhaus. Deshalb kann die Anstellung in einem MVZ eine erste Alternative sein, bevor Sie sich zur Gründung einer eigenen Praxis entschließen.

Bevor es losgehen kann, müssen Sie allerdings eine Grundvoraussetzung erfüllen: die Zulassung. Abgesehen von dem Modell der Tätigkeit als angestellter Zahnarzt in einer Vertragszahnarztpraxis oder in einem Medizinischen Versorgungszentrum ist für jede Kooperationsform im vertragszahnärztlichen Bereich die Zulassung zur vertragszahnärztlichen Versorgung zwingende Voraussetzung.

## 15.3 Selbstständig oder nicht? Alternativen zur eigenen Praxis

Nachfolgend werden die wesentlichen Regelungen zur Tätigkeit als angestellter Zahnarzt im Überblick dargestellt, stellen sie doch einen gewichtigen Teil der durch das VÄndG geschaffenen Flexibilisierungsmöglichkeiten zahnärztlicher Berufsausübung dar. Möglicherweise ist die Anstellung auch eine Übergangslösung, die von Ihnen als Zwischenschritt auf dem Weg zur Selbstständigkeit gewählt wird.

### 15.3.1 Anstellung als Zahnarzt in einer Vertragszahnarztpraxis

Die Anstellung als Zahnarzt (außerhalb der Ableistung der Vorbereitungszeit) in einer Vertragszahnarztpraxis ist seit geraumer Zeit möglich, sei es vorübergehend oder auch auf Dauer. Wesentliche Merkmale der Anstellung als Zahnarzt in einer Praxis sind:

- Sie können sich bei einem Vertragszahnarzt mit Genehmigung des Zulassungsausschusses anstellen lassen.
- Sie müssen dazu in ein Zahnarztregister eingetragen sein, also die Approbation als Zahnarzt haben und die Ableistung einer mindestens 2-jährigen Vorbereitungszeit vorweisen.
- Der anstellende Kollege muss dem Zulassungsausschuss mit Beantragung der Genehmigung den schriftlichen Arbeitsvertrag unter Angabe des Anstellungsortes und Ihrer Arbeitszeiten vorlegen.
- Ihre Arbeitszeit können Sie mit dem Praxisinhaber – im Rahmen der zahnarztrechtlichen Vorgaben – arbeitsvertraglich flexibel gestalten.

**Praxistipp:** Nicht unumstritten ist die Frage, was im Fall einer Anstellung geschieht, wenn der anstellende Zahnarzt unerwartet verstirbt oder die Praxis aus einem anderen Grund an einen Nachfolger übergeben wird. Arbeitsrechtlich liegt ein Betriebsübergang vor, bei dem die bestehenden Arbeitsverträge auf den neuen Praxisinhaber übergehen. Zulassungsrechtlich ist die Anstellungsgenehmigung jedoch an den ehemaligen Praxisinhaber gebunden und endet also mit dessen Zulassung. Als vorteilhaft kann sich in solchen Fällen z.B. erweisen, wenn Sie als anzustellender Zahnarzt im Arbeitsvertrag mit dem Arbeitgeber vereinbaren, dass er bzw. seine Erben bei einer Praxisübergabe den Nachfolger verpflichten, einen Antrag auf Fortführung der Anstellung zu stellen.

Nach den Möglichkeiten, die das VÄndG bietet, ist auch eine Anstellung bei verschiedenen Arbeitgebern möglich. So sind 2 Beschäftigungsverhältnisse denkbar, z.B. bei 2 verschiedenen Vertragszahnärzten, bei einem Vertragszahnarzt und an einem MVZ oder bei einem Vertragszahnarzt und in einem Krankenhaus. Sofern Sie mindestens halbtags bei einem Vertragszahnarzt oder MVZ tätig sind, werden Sie als angestellter Zahnarzt Mitglied der zuständigen Kassenzahnärztlichen Vereinigung.

Bekanntlich hat jede Medaille 2 Seiten: Während bisher der Fall betrachtet wurde, dass Sie sich auf Dauer oder vorübergehend von einem Kollegen in dessen Praxis anstellen lassen, besteht natürlich umgekehrt auch die Möglichkeit, dass Sie als Praxisinhaber Kollegen bei sich anstellen. Dabei sind die oben genannten Voraussetzungen analog zu beachten.

Als Praxisinhaber müssen Sie Ihre Praxis persönlich leiten. Das gilt auch, wenn Sie Kollegen anstellen. Die von bei Ihnen angestellten Zahnärzten gegenüber Versicherten erbrachten Leistungen gelten als von Ihnen erbrachte Leistungen. Im VÄndG ist keine quantitative Begrenzung der Anstellungsmöglichkeiten genannt. Da aber das Erfordernis der persönlichen Leitung bei unbegrenzter Anstellungsmöglichkeit sicher nicht mehr erfüllt werden könnte, setzt der aktualisierte Bundesmantelvertrag Zahnärzte (BMV-Z) hier Grenzen. Sie dürfen grundsätzlich 2 vollzeitbeschäftigte angestellte Zahnärzte oder bis zu 4 halbzeitbeschäftigte Zahnärzte einstellen. Sofern Sie über eine Teilzulassung (s. Kap. 15.3.3 „Teilzulassung: Möglichkeit der Kombination von Anstellung und Selbstständigkeit") verfügen, dürfen Sie entweder 1 vollzeitbeschäftigten Zahnarzt, 2 halbzeitbeschäftigte Zahnärzte oder 4 teilzeitbeschäftigte Zahnärzte anstellen, deren Arbeitszeiten sich höchstens auf eine Vollzeitstelle summieren.

### 15.3.2 Anstellung als Zahnarzt in einem Medizinischen Versorgungszentrum (MVZ)

Infolge des GKV-Modernisierungsgesetzes (GMG) sind zur ambulanten vertrags(zahn-)ärztlichen Versorgung der GKV-Versicherten neben freiberuflich tätigen Ärzten, Zahnärzten und Psychotherapeuten seit einigen Jahren auch sogenannte Medizinische Versorgungszentren (MVZ) zugelassen. MVZ sind fachübergreifende (zahn)ärztlich geleitete Einrichtungen, in denen Ärzte und Zahnärzte, die in das Arzt- bzw. Zahnarztregister eingetragen sind, als Angestellte oder Vertrags(zahn)ärzte tätig sind. Beachten Sie in diesem Zusammenhang auch das Kapitel 16.2.6 „Das Medizinische Versorgungszentrum".

### Halbtagsjob gesucht?

Ein MVZ kann Ihnen eine vom Umfang her begrenzte Beschäftigung anbieten. Das macht z.B. Sinn, wenn die Einrichtung – z.B. für eine hoch spezialisierte Aufgabenstellung – keinen vollzeitbeschäftigten Zahnarzt benötigt.

Für Sie kann ein solches Angebot aus verschiedenen Gründen attraktiv sein. Möglicherweise wollen oder können Sie – gegebenenfalls auch nur vorübergehend – keiner vollen Beschäftigung nachgehen, z.B. wegen der Betreuung kleinerer Kinder. Eventuell suchen Sie eine weitere Beschäftigung, wenn Sie bereits anderweitig teilzeitbeschäftigt in einer Vertragszahnarztpraxis oder in einem Krankenhaus tätig sind. Oder Sie sind selbst Vertragszahnarzt und möchten die Möglichkeiten einer Nebenbeschäftigung nutzen bzw. verfügen über eine reine Teilzulassung (s. dazu das nachfolgende Kapitel). Voraussetzung in all diesen Fällen ist, dass das MVZ beabsichtigt, die verfügbare Stelle aufzuteilen.

**Angestellt im MVZ – Sprungbrett in die Selbstständigkeit?**

In der Tat stellte die Anstellung in einem MVZ für einige Zeit die Möglichkeit dar, über diesen Weg eine Vollzulassung zu erlangen. Wer im Rahmen der Neugründung oder Erweiterung um eine zusätzliche Fachgruppe an einem MVZ angestellt wurde (nicht jedoch im Rahmen der Nachbesetzung für einen ausgeschiedenen [Zahn-]arzt), hatte früher nach 5-jähriger Tätigkeit in diesem MVZ einen Anspruch auf Erteilung einer eigenen Zulassung in demselben Planungsbereich, auch wenn dieser für die betreffende Fachgruppe gesperrt war.

Dieses Privileg wurde zwischenzeitlich für Anstellungen, die seit dem 01.01.2007 erfolgen, gestrichen. Eine eigene Zulassung auf diesem Weg kann nunmehr nur noch derjenige erhalten, der vor dem oben genannten Stichtag an einem MVZ angestellt wurde und mit seiner Anstellung zu dessen Gründung oder Erweiterung beigetragen hat. Ungeachtet der grundsätzlichen Bedeutung dieser Gesetzesänderung hatte diese für Zahnärzte lediglich kurzfristige Bedeutung. Mit dem Inkrafttreten des GKV-WSG zum 01.04.2007

und dem Wegfall der Zulassungssperren im vertragszahnärztlichen Bereich besteht für den Zahnarzt nunmehr die unbeschränkte Möglichkeit, in dem von ihm gewünschten Planungsbereich eine Zulassung zu erlangen. Eines „Umweges" über die Anstellung in einem MVZ bedarf es – zumindest für den Erhalt einer Zulassung – nach der aktuell gültigen Gesetzeslage also nicht mehr. Weitere Informationen zum MVZ finden Sie in dem Kapitel 16.2.6 „Das Medizinische Versorgungszentrum".

### 15.3.3 Teilzulassung: Möglichkeit der Kombination von Anstellung und Selbstständigkeit

Die Tätigkeit als Vertragszahnarzt und als angestellter Zahnarzt an einem Krankenhaus in einer Person war lange ein absolutes Tabu, da beides als nicht miteinander vereinbar angesehen wurde. Diese strikte Trennung wurde aufgehoben. Als Vertragszahnarzt dürfen Sie nun zugleich als Angestellter im Krankenhaus tätig werden. Der Umfang des Anstellungsverhältnisses ist bei einer vollen Zulassung des Vertragszahnarztes ebenso wie bei jeder anderen Nebentätigkeit zeitlich einzuschränken. Die Rechtsprechung geht hier von einer zulässigen maximalen Wochenarbeitszeit von 13 Stunden aus.

Grundsätzlich verpflichtet die Zulassung als Vertragszahnarzt Sie, Ihre vertragszahnärztliche Tätigkeit vollzeitig auszuüben. Sie haben aber auch die Möglichkeit, dem Zulassungsausschuss gegenüber Ihren Versorgungsauftrag auf die Hälfte zu beschränken; man spricht dann von einer sogenannten Teilzulassung. Diese Einschränkungsmöglichkeit bietet Ihnen die Chance, Ihren beruflichen Tätigkeitsspielraum zu flexibilisieren oder bei Bedarf Beruf und Familie besser zu koordinieren.

Sie können die Teilzulassung bereits mit Aufnahme der selbstständigen Tätigkeit als

Zahnarzt beantragen oder zunächst eine Vollzulassung erlangen und diese zu einem späteren Zeitpunkt in eine Teilzulassung umwandeln lassen.

Mit einer Teilzulassung können Sie z.B. eine Tätigkeit als niedergelassener und als angestellter Zahnarzt kombinieren, ohne dass damit die Eignung als Vertragszahnarzt infrage gestellt würde. So können Sie beispielsweise „halbtags" Ihre Vertragszahnarztpraxis führen und in der übrigen Zeit einer Anstellung an einem Krankenhaus, in einer Praxis eines Kollegen oder in einem Medizinischen Versorgungszentrum nachgehen. Sollten Sie sich für eine vertragszahnärztliche Tätigkeit auf der Grundlage einer Teilzulassung entscheiden, wird die zeitliche Höchstgrenze für Ihre Nebentätigkeit voraussichtlich höher anzusetzen sein als bei einer Tätigkeit als voll zugelassener Zahnarzt. Hier bleibt abzuwarten, inwieweit die Rechtsprechung die bislang geltende Grenze von 13 Wochenstunden für Teilzulassungen neu festlegen wird. Bisher scheint sich die Ansicht durchzusetzen, dass die zulässige Höchstgrenze mit 26 Stunden bemessen wird.

## 15.4 Wie erhalte ich die Zulassung als Vertragszahnarzt?

Die Zulassung als Vertragszahnarzt benötigen Sie, um an der Versorgung gesetzlich krankenversicherter Patienten teilnehmen zu können und die erbrachten Leistungen abrechnen zu dürfen.

Nach den Regelungen der Zulassungsverordnung für Vertragszahnärzte (Zahnärzte-ZV) müssen Sie Ihre Zulassung schriftlich beim Zulassungsausschuss der Kassenzahnärztlichen Vereinigung (KZV) beantragen, in deren regionalem Zuständigkeitsbereich die Niederlassung erfolgen soll. Sie müssen bei Antragstellung angeben, für welchen Vertragszahnarztsitz und gegebenenfalls unter welcher Gebietsbezeichnung die Zulassung beantragt wird. Selbstredend sind dem Antrag bestimmte Unterlagen beizufügen (s. Tab. 15.3); diese müssen Sie im Original oder als beglaubigte Abschriften einreichen.

Aus der Tabelle 15.3 ist unter anderem zu ersehen, dass ein Auszug aus dem Zahnarztregister vorgelegt werden muss. Eingetragen werden Sie in das Zahnarztregister des Zulas-

**Tab. 15.3:** Dem Antrag auf Zulassung beizufügende Unterlagen ⊘

Auszug aus dem Zahnarztregister, aus dem der Tag der Approbation, der Tag der Eintragung in das Zahnarztregister und ggf. der Tag der Anerkennung des Rechts zum Führen einer bestimmten Gebietsbezeichnung hervorgehen müssen.

Bescheinigungen über die seit der Approbation ausgeübten zahnärztlichen Tätigkeiten

Ggf. Erklärung, mit der der aus der Zulassung folgende Versorgungsauftrag auf die Hälfte beschränkt wird.

Lebenslauf

Polizeiliches Führungszeugnis

Ggf. Bescheinigungen der KZVen, in deren Bereich Sie bisher niedergelassen oder zur Kassenpraxis zugelassen waren, aus denen sich Ort und Dauer der bisherigen Niederlassung oder Zulassung und der Grund einer etwaigen Beendigung ergeben.

Ggf. Erklärung über zum Zeitpunkt der Antragstellung bestehende Dienst- oder Beschäftigungsverhältnisse unter Angabe des frühestmöglichen Endes des Beschäftigungsverhältnisses

Erklärung, ob Sie rauschgiftsüchtig sind oder innerhalb der letzten 5 Jahre gewesen sind, ob Sie sich innerhalb der letzten 5 Jahre einer Entziehungskur wegen Trunk- oder Rauschgiftsucht unterzogen haben und dass gesetzliche Hinderungsgründe der Ausübung des zahnärztlichen Berufs nicht entgegenstehen.

sungsbezirks, in dem Sie Ihren Wohnort haben. Zur Eintragung müssen Sie gewisse Voraussetzungen erfüllen. Laut Zulassungsverordnung sind nachzuweisen:

⊿ Approbation als Zahnarzt
⊿ Ableistung einer mindestens 2-jährigen Vorbereitungszeit

Wo Sie diese Vorbereitungszeit ableisten können und wie sie strukturiert werden kann, ist ebenfalls in der Zahnärzte-ZV geregelt. Die Tabelle 15.4 bildet dies ab.

Gegebenenfalls werden Assistenzzeiten, die im Ausland an Universitätszahnkliniken, Zahnkliniken und Zahnstationen eines Krankenhauses oder des öffentlichen Gesundheitsdienstes abgeleistet wurden, für die Eintragung in das Zahnarztregister anerkannt. Dies gilt jedoch nicht für die erforder-

liche Tätigkeit als Assistent oder Vertreter eines Vertragszahnarztes. Informieren Sie sich bei Bedarf über die konkreten Regelungen bei Ihrer zuständigen KZV.

## 15.5  Wie finde ich eine geeignete Praxis? Kontaktsuche

Wenn Sie nicht bereits eine bestimmte Praxis „im Auge" haben, stehen Sie vor der Frage, wo und zu welchem Zeitpunkt es Ihren Vorstellungen entsprechende Angebote zur Praxisübernahme oder Kooperation gibt. Dabei spielen vor allem auch Ihre individuellen Präferenzen eine besondere Rolle. So können Sie, wenn Sie Familie haben, in Ihrer Suche z.B. regional festgelegt oder doch stark eingegrenzt sein, wenn z.B. Ihr Ehegatte aufgrund

**Tab. 15.4** Dauer und Strukturierung der Vorbereitungszeit

| Vorgeschriebene Dauer | Mind. 2 Jahre | |
|---|---|---|
| **Wo?** | Assistent oder Vertreter eines oder mehrerer Vertragszahnärzte | Tätigkeiten in unselbstständiger Stellung in:<br>• Universitätszahnkliniken<br>• Zahnkliniken<br>• Zahnstationen eines Krankenhauses<br>• Zahnstationen des öffentlichen Gesundheitsdienstes<br>• Zahnstationen der Bundeswehr |
| **Wie lange?** | „Mind. 6-monatige Tätigkeit" | „Für die übrige Zeit" |
| **Zu beachten** | Bei Vertretung ist eine vorherige mind. 1-jährige Tätigkeit in unselbstständiger Stellung als Assistent eines Vertragszahnarztes oder in einer der oben aufgeführten Einrichtungen obligatorisch. | |
| | Bis zu 3 Monate können durch eine gleich lange Tätigkeit an einer Universitätszahnklinik ersetzt werden. | |
| | Tätigkeitsabschnitte mit einer Dauer von weniger als 3 Wochen sind nicht anrechnungsfähig. | |
| | Tätigkeiten bei gleichzeitiger Ausübung einer eigenen Praxis sind nicht anrechnungsfähig. | |

seiner eigenen Berufstätigkeit gebunden ist oder aber partout die Ansiedlung in bestimmten Landstrichen für die Familie ausschließt. Möglicherweise sind Sie aber auch regional ungebunden und können Ihre Suche flächendeckend anlegen. Auch Ihr Fachgebiet spielt in diesem Zusammenhang eine nicht unwesentliche Rolle.

Als Informationsquellen sollten Sie alle Medien nutzen, in denen solche zahnarztspezifischen Angebote unterbreitet werden. Dazu gehört als Pflichtlektüre das offizielle Mitteilungsorgan Ihrer regionalen Zahnärztekammer und der Kassenzahnärztlichen Vereinigung – das Zahnärzteblatt. Wenn Sie Ihren Wirkungskreis regional verändern möchten, gilt das gleichermaßen für das dortige Zahnärzteblatt. Auch ein regelmäßiger Blick in das Mitteilungsorgan der Bundeszahnärztekammer und der Kassenzahnärztlichen Bundesvereinigung „Zahnärztliche Mitteilungen" (zm) ist quasi Pflicht.

Zahnmedizinische Fachzeitschriften sollten Sie – wenn Sie sie nicht ohnehin regelmäßig lesen – während der Suchphase zur Lektüre nutzen. Im Zeitalter immer rasanter fortschreitender Informationstechnologie gehört heute auch das Internet zu einem immer wichtiger werdenden Informationsmedium (z.B. Homepages der Kassenzahnärztlichen Vereinigungen).

Sehen Sie es in diesem Stadium als Ihre Aufgabe an, sich regelmäßig bei der oder den Kassenzahnärztlichen Vereinigungen, in deren Zuständigkeitsbereich Ihre Existenzgründung angedacht ist, nach zu verkaufenden Praxen zu erkundigen.

Einen sowohl für Übernahme- als auch Abgabeinteressenten wertvollen Service bieten sogenannte Praxisbörsen. Hier werden Übernahmewünsche und Abgabeangebote zusammengeführt. Anhand von Fragebögen werden wichtige Daten und Einflussfaktoren ermittelt und ausgewertet, die beiden Seiten bereits frühzeitig einen recht detaillierten Ersteindruck vermitteln können.

> **Praxistipp:** Last but not least sollten Sie auch einfach nur „die Ohren offenhalten". Manche Dinge ergeben sich rein zufällig vom „Hörensagen", z.B. anlässlich persönlicher Kontakte bei Fortbildungsveranstaltungen.

## 15.6 Stimmt die Chemie? Kontakt mit dem Praxisabgeber

### 15.6.1 Die halbe Miete: eine positive Gesprächsatmosphäre

Die Gespräche und Verhandlungen zur Übernahme einer Praxis sind ein wesentlicher Schritt auf Ihrem Weg zum Aufbau einer eigenen Existenz. Hierbei spielen neben den ökonomischen Faktoren auch persönliche Momente der Beziehung zwischen Ihnen und dem abgebenden Kollegen eine prägende Rolle. Verhandlungsführung stellt einen kommunikativen Prozess dar. Jedoch geht es keinesfalls nur darum, die „richtigen Worte" zu finden und geschickt zu argumentieren: Kommunikation lebt von der persönlichen Ausstrahlung: Nahezu 85% der Kommunikation finden nonverbal, das heißt nicht mit dem gesprochenen Wort, sondern mit dem gesamten Auftreten der Person statt. Erfahrungsgemäß ist die Verhandlung zwischen 2 Verhandlungspartnern zu wesentlichen Teilen von der bilateralen Atmosphäre bzw. dem Sympathie- oder Antipathiefaktor geprägt. In diesem Sinn ist es wichtig, dass der Verhandlungsablauf in einer positiven und konstruktiven Gesamtatmosphäre abgewickelt wird. Deshalb ist es hilfreich, in diesem Zusammenhang einige wesentliche Grundregeln zu beachten.

**Deutliches Interesse signalisieren**
Ernsthafte und tiefer gehende Verhandlungen zur Übernahme einer Praxis sollten Sie nur dann führen, wenn tatsächlich begrün-

detes Interesse an der Praxis besteht, welches Sie auch persönlich vertreten. Wenn Sie ausführliche Verhandlungen ohne konkrete Kaufabsicht und lediglich mit dem Ziel beginnen, weitergehende Möglichkeiten auszuloten oder potenzielle Alternativen abzuwägen, führt dies in der Regel zu keinem guten Ergebnis. Denn dann fühlt sich der Verkäufer schnell nicht ausreichend ernst genommen. Er wird die ihm möglichen Spielräume bei der Verhandlung nicht in dem Maße zugunsten des Käufers nutzen, wie es in einer konstruktiven und auf der persönlichen Seite geklärten Beziehung der Fall sein kann. Es gilt nämlich der Grundsatz, dass zu einer erfolgreichen Verhandlung eine gemeinsame Basis gehört. Diese kann im Fall des Kaufprozesses von Seiten des Käufers aufgrund des klar gegebenen Signals zur Übernahmebereitschaft der Praxis gesetzt werden. Auf dieser gemeinsamen Basis lässt sich ein konstruktiver Übernahmeprozess entwickeln.

**Praxistipp:** Signalisieren Sie dem abgebenden Kollegen zunächst klar Ihr Interesse an dem Kauf der Praxis und schaffen Sie eine gemeinsame Basis für die Verhandlungen, um dann in einem zweiten Schritt in detaillierte Gespräche einzusteigen.

### Persönliche Wertschätzung zeigen

Das klare Signal zur Übernahmebereitschaft ist besonders in Verbindung mit der persönlichen Wertschätzung für den abgebenden Kollegen eine wesentliche Voraussetzung für den Verhandlungserfolg. Als Kaufinteressent stehen für Sie möglicherweise die wirtschaftlichen Koordinaten der Übernahme im Vordergrund, denn Sie müssen weitreichende Investitionsentscheidungen treffen. Versuchen Sie aber doch einmal unabhängig von diesen ökonomischen Betrachtung, sich in den abgebenden Kollegen hineinzuversetzen: Für Ihren Verhandlungspartner stellt die

Abgabe der eigenen Praxis nicht selten einen sehr einschneidenden und auch schmerzhaften Prozess dar, da sich seine gewohnten Lebensumstände grundlegend verändern. Die Praxisabgabe erfolgt in der Regel zum Ende der Berufstätigkeit und bedeutet damit auch den Abschied von einem bedeutenden Lebensabschnitt. Der abgebende Zahnarzt kann zum Zeitpunkt der Abgabe meist auf eine erfolgreiche persönliche Vergangenheit zurückblicken und schätzt seine Praxis daher oftmals jenseits der wirtschaftlich objektiv nachvollziehbaren Kriterien sehr hoch im Sinne eines Lebenswerkes. Dabei wird deutlich, dass es sich bei der Abgabe einer Praxis für beide Seiten nicht nur um eine rein wirtschaftliche Angelegenheit handelt. Persönliche Wertschätzung für den abgebenden Zahnarzt und seine berufliche Leistung muss auf jeden Fall als Grundtenor der gemeinsamen Diskussion gegeben sein.

**Praxistipp:** Wenn Sie als Übernehmer diese emotionale Komponente der Praxisabgabe berücksichtigen, können Sie nicht nur den Standpunkt Ihres Verhandlungspartners besser einschätzen, sondern auch eher den abgebenden Zahnarzt durch den bezeugten Respekt vor seinem beruflichen Lebenswerk persönlich für sich gewinnen.

### Eigene Ziele formulieren

Die persönliche Betrachtungsweise des abgebenden Zahnarztes ist verständlicherweise eher vergangenheitsorientiert. Für Sie als Käufer stehen dagegen nicht nur weitreichende Investitionsentscheidungen im Raum, sondern Sie verbinden mit der Praxisübernahme persönliche Erwartungen und Perspektiven, Hoffnungen und möglicherweise auch Ängste und Befürchtungen für die eigene Zukunft, die berufliche Entwicklung, die gesamte weiterführende berufliche Existenz. Um eine Praxis sinnvoll für sich selbst bewerten zu können und sich entsprechend klar in der Verhandlung mit dem Kollegen zu positionieren, ist es indes notwendig, sowohl die eigenen persönlichen Präferenzen, Interessen und Erwartungen an die Möglichkeiten einer solchen Praxis auszuloten als auch sich die eigenen ökonomischen Spielräume klarzumachen. Dies bedeutet eine „Gewissenserforschung" in 2 Richtungen:

- ◢ Welche Ziele verfolgen Sie mit der Praxis in medizinisch-fachlicher Hinsicht? In welche Richtung wollen Sie Ihr zahnärztliches Leistungsspektrum ausgestalten, welche Patientenzielgruppen erreichen?
- ◢ Auf der anderen Seite steht die Frage der ökonomischen Positionierung: Welche Ergebniserwartungen verknüpfen Sie mit der Praxis? Welchen Lebensstandard möchten Sie mit den Erträgen der Praxis für sich realisieren bzw. auf welche Erträge sind Sie im Rahmen Ihrer aktuellen wirtschaftlichen und möglicherweise auch familiären Situation angewiesen?

Auf der einen Seite sind neben persönlichen Präferenzen und zahnmedizinischen Schwerpunkten in Aus- und Weiterbildung Faktoren wie der Standort der zukünftigen Praxis wichtig, auf der anderen Seite spielen Themen wie Eigenkapital, notwendige Investitionen für die medizinisch-technische Ausstattung der Praxis usw. eine wesentliche Rolle.

**Praxistipp:** Als Interessent sollten Sie Ihre persönlichen Erwartungen im Gespräch mit dem abgebenden Kollegen auch deutlich machen. Dies ist durchaus sinnvoll und legitim, denn letztendlich geht es bei der Verhandlung um die Übernahme einer Existenz und damit den Vollzug der Übernahme zu wirtschaftlich für Sie tragbaren und angemessenen Bedingungen.

### 15.6.2 Der persönliche Eindruck zählt: Rahmenbedingungen der Gespräche

Zu dem Thema der Wertschätzung gehört es auch, dass Verhandlungen stets in einer korrekten Form stattfinden. Der formale Rahmen der Gespräche (z.B. Ort und Zeitpunkt) sollte der Wichtigkeit der Situation angepasst sein. Deshalb ist von überraschenden Besuchen des Interessenten in der Praxis des abgebenden Zahnarztes ohne eine vorhergehende Terminvereinbarung und eine entsprechende Vorbereitung des Gespräches deutlich abzuraten.

Auch in seinem äußeren Auftreten sollte sich der Interessent an den Erwartungen des abgebenden Zahnarztes an einen „würdigen" Nachfolger für „seine" Praxis orientieren. Es geht dabei nicht darum, sich zu verbiegen oder anzupassen. Vielmehr handelt es sich im Sinn der nonverbalen Kommunikation um ein Zeichen der Wertschätzung, dass Sie die von dem abgebenden Kollegen gesetzten „Spielregeln" des Prozederes einhalten und sich auf dieses persönlich einlassen. Damit können Sie geschickt „Verhandlungsmasse" schaffen.

**Praxistipp:** Es macht auch auf die Patienten im Wartezimmer keinen guten Eindruck, wenn Sie im Hochsommer mit kurzer Hose und verschwitztem T-Shirt auf dem Heimweg vom Einkaufen mit dem Fahrrad „schnell mal bei dem Kollegen vorbeischauen". Denselben Patienten stehen Sie, wenn die Übernahme erfolgreich verläuft, in naher Zukunft im weißen Kittel als zahnärztliche Vertrauensperson gegenüber!

### 15.6.3  So kommen Sie zum Ziel: Verhandlungsführung

Die Bewertung einer Praxis erfolgt nicht nur über den Kaufpreis, sondern aus der umfassenden Idee der wirtschaftlichen Tragfähigkeit der Praxis als Ganzes. Damit ist gemeint, dass die wirtschaftlichen Daten einer Praxis individuell je nach Interesse des Käufers unterschiedlich bewertet werden können. Es gibt deshalb an dieser Stelle kein objektives Maß eines „wahren Wertes" einer Praxis. Standort, Patientenstruktur, medizinisch-technische Möglichkeiten, Umfeld und anderes spielen eine wesentliche Rolle bei der Bewertung (s. auch Kap. 18 „Praxisbewertung – Praxiswert gerecht für beide Seiten ermitteln"). Diese Faktoren können aber auch neben den objektiven Daten persönlich von dem Interessenten unterschiedlich bewertet werden. Auf der Basis dieser persönlichen Positionierung gilt es, eine abgestimmte Argumentationslinie zu entwickeln, mittels derer Sie mit dem abgebenden Zahnarzt in die Verhandlung eintreten. Dabei steht der Erhalt der positiven und konstruktiven Atmosphäre im Vordergrund, denn der abgebende Kollege hat – wie geschildert – oft eine ganz andere Sicht auf die Dinge. Deshalb sollten Sie auf jeden Fall von Pauschalurteilen über die Praxis, insbesondere von emotional abwertenden, diskreditierenden und nicht wertschätzenden Äußerungen über die Ausstattung, den Zustand und/oder das vorhandene Personal der Praxis absehen.

Wenn Sie Ihre Einwände als „Ich-Botschaften" formulieren, sind Sie kommunikativ im Vorteil, denn bei allen Einwänden gegen die von dem abgebenden Kollegen erwartete Wertstellung der Praxis steht Ihre persönliche Erwartung und Perspektive im Vordergrund (s. Tab. 15.5). Dies macht es dem abgebenden Zahnarzt einfacher, auf Ihre Bedürfnisse bzw. Argumente einzugehen. Mit einer solchen Kommunikation gelingt es, statt eines aggressiven einen eher vermittelnden Grundton der Verhandlungsführung zu schaffen, der auf ein gemeinsames Ergebnis und ein gemeinsames Ziel hin ausgerichtet ist.

Zugleich ist es von Bedeutung, dass der Interessent nicht nur einseitig Forderungen an den abgebenden Zahnarzt im Sinn von erwarteten Abschlägen vom Kaufpreis formuliert. Vielmehr geht es um den Aufbau von „Verhandlungsmasse", mittels derer der abgebende Partner in seiner Rolle gestärkt und unterstützt wird. Selbstverständlich soll es dabei nicht um ein Übermaß an ökonomischen Zugeständnissen gehen. Verhandlungsmasse aufbauen bedeutet hier eine eher psychologische Dimension: Es geht um Interesse an der Historie der Praxis und der deutlich erkennbaren, nachvollziehbaren Bereitschaft des Interessenten, sich mit der Entwicklung der Praxis zum aktuellen Status quo hin auseinanderzusetzen und dabei die Rolle des bisherigen Praxisinhabers positiv zu wertschätzen und zu akzeptieren. Darüber hinaus stellt Verhandlungsmasse im psycho-

**Tab. 15.5:** Ich-Botschaften

| So besser nicht! | So nicht besser? |
|---|---|
| „Die Praxis befindet sich in einem schlechten Zustand. Mit diesem Wartezimmer kann man bei Privatpatienten keinen Eindruck machen." | „Ich wünsche mir für die Praxis eine stärkere Entwicklung in Richtung Serviceorientierung. Hierzu müsste ich allerdings in den Bereichen der Geräteausstattung Investitionen vornehmen und gegebenenfalls im Wartezimmer Veränderungen herbeiführen. Dies bedeutet für mich in Zukunft mögliche Kosten, die aus meiner Sicht den aktuellen Wert der Praxis wesentlich beeinflussen." |

logischen Sinn auch das Signal dar, dass der Interessent die Praxis im Sinn des Vorgängers weiterführen und eine gewisse Kontinuität wahren will. Damit wird gewissermaßen das „Lebenswerk" des Kollegen gesichert und in die Zukunft hineingebracht.

**Praxistipp:** Ist es für Sie ein Problem, allein „Auge in Auge" mit dem abgebenden Kollegen über die Details der Übernahme zu verhandeln? Die Einbindung eines Wirtschaftsberaters in die Verhandlung kann den gesamten Prozess der Übernahme einfacher gestalten, denn der Berater kann in den Gesprächen die Rolle des kritisch Hinterfragenden, des Partners für beide Seiten übernehmen, der die Interessen beider Verhandlungspartien kennt, identifiziert und benennt. Ihm kommt damit eine Rolle als Moderator und im möglichen Konfliktfall auch als Vermittler zu. Ein Wirtschaftsberater sollte sich an dieser Stelle als Makler der Interessen beider Seiten verstehen, obschon er in der Regel von dem Interessenten beauftragt wird. Sollte der abgebende Zahnarzt von sich aus ebenfalls eigene Berater, beispielsweise seinen Steuerberater oder Anwalt, hinzuziehen, ist auf jeden Fall Offenheit anzuraten, um eine transparente und faire Verhandlungssituation zu schaffen.

# 16  Kooperationen als Chance im Gesundheitsmarkt

Die grundsätzliche Frage, ob Sie eher im Team einer Kooperation oder lieber in einer Einzelpraxis Ihre Tätigkeit als niedergelassener Zahnarzt aufnehmen wollen, haben Sie sich sicher bereits gestellt. Der zweite Teil dieses Kapitels hält hierzu relevante Entscheidungshilfen bereit. Diese Entscheidung wird Ihre weitere berufliche Zukunft ganz entscheidend bestimmen. Daher sollten Sie keinesfalls nur Ihrem „Bauchgefühl" oder den von Ihren Vorgängern vorgelebten Traditionen folgen, sondern Ihre Entscheidung durch Sachinformationen stützen. Sie finden in diesem Kapitel wichtige rationale Argumente, wieso Sie sich den Kooperationsformen der Zukunft nicht verschließen sollten. Ihr Überleben als zahnärztlicher Leistungsträger im Gesundheitsmarkt könnte zukünftig entscheidend davon abhängen, ob Sie sich von Beginn der Niederlassung an taktisch klug positionieren.

## 16.1 Moderne Versorgungsformen – Was erwartet Sie in der Zukunft?

Welche Versorgungsformen werden in der Medizin von den Patienten in Anspruch genommen? Traditionell unterscheiden wir zwischen der **ambulanten** und der **stationären Behandlung**. Entsprechend dem Grundsatz des Sozialgesetzbuch V (SGB V) werden Patienten in der Regel zunächst immer ambulant untersucht und/oder therapeutisch versorgt. Dieses Prinzip trifft sowohl für Patienten mit GKV- als auch für Patienten mit PKV-Versicherungsschutz zu. Ist eine ambu-

lante medizinische Versorgung im Interesse des Patienten nicht mehr vertretbar, dann wird der Patient solange stationär aufgenommen, bis eine ambulante Behandlung wieder fortsetzbar ist. Ergänzend sei noch die teilstationäre Patientenversorgung erwähnt.

Neben diesen sektorenbezogenen Versorgungsformen werden aus gesundheitspolitischer Sicht gerne die „sektorübergreifenden und interdisziplinären" Versorgungsformen in der Patientenbehandlung gefördert. Von besonderem Interesse sind in diesem Zusammenhang **Berufsausübungsgemeinschaften (BAG)**, **Medizinische Versorgungszentren (MVZ)** und die auch unter Einbeziehung des zahnärztlichen Bereichs denkbare **Integrierte Versorgung (IV)**. Darüber hinaus müssen niedergelassene Zahnärzte erkennen, dass sich auch das Leistungsangebot und die damit verbundenen Honoraranteile durch Gesundheitsreformgesetze in den kommenden Jahren anders verteilen werden, als dies der jahrelangen Erfahrung entspricht.

### 16.1.1 Integrierte Versorgung – Fluch oder Segen?

Seit dem 01.01.2000 bietet das SGB V durch die Etablierung der „Integrierten Versorgung" (IV) eine Möglichkeit, die verschiedenen medizinischen Versorgungsbereiche im ambulanten und stationären Sektor stärker zu vernetzen. Die Integrierte Versorgung kann demnach als eine verschiedene Leistungssektoren übergreifende oder **interdisziplinär fachübergreifende Versorgung** der

Versicherten definiert werden (§§ 140 a–d SGB V).

Abweichend von den übrigen Regelungen des 11. Kapitels des SGB V dürfen Krankenkassen und Leistungserbringer autonom Verträge über die Versorgung der Versicherten außerhalb des Sicherstellungsauftrags der Kassen(zahn-)ärztlichen Vereinigungen schließen. Die Versorgung wird also auf einzelvertraglicher Grundlage und nicht im Rahmen eines kollektivvertraglich vereinbarten Normensystems durchgeführt. Das Versorgungsangebot und die Voraussetzungen seiner Inanspruchnahme sollen sich aus den Verträgen zur Integrierten Versorgung ergeben (s. Kap. 16.1.3 „Rechtliche Grundlagen: Direkt- und Einzelverträge mit den Kostenträgern"), wobei die Verantwortung für die Abfassung der vertraglichen Rechte und Pflichten allein den Vertragspartnern obliegt. Die Krankenkassen begrüßen diese Entwicklung durch die größeren Verhandlungs- und Gestaltungsspielräume bei der Ausgestaltung der die Integration konstituierenden Verträge (s. http://www.aok-integrierte-versorgung.de/).

Auch wenn die Integrierte Versorgung heutzutage vielfach und in erster Linie mit dem ärztlichen Leistungsbereich in Verbindung gebracht wird, ist eine interdisziplinäre Behandlung in diesem Sinne auch als Kooperation verschiedener medizinischer Leistungserbringer und damit auch unter Einbeziehung von Zahnärzten denkbar. So können sich beispielsweise Zahnärzte mit Ärzten verschiedener Fachrichtungen (z.B. Kinderärzten, HNO-Ärzten, Internisten, Gynäkologen) zusammenschließen und über das Konstrukt der Integrierten Versorgung eine umfassende und ausgewogene Patientenbetreuung bei bereichsübergreifenden Erkrankungen gewährleisten.

Für Sie als niederlassungswilliger Zahnarzt ist vor allem entscheidend, wie die Zukunftsaussichten der Integrierten Versorgung im Hinblick auf den niedergelassenen Bereich einzuschätzen sind. Welche Chancen ergeben sich für Sie als Vertragszahnarzt, wenn Sie an der Integrierten Versorgung teilnehmen bzw. mit welchen Anbietern werden Sie sich den Gesundheitsmarkt zukünftig teilen müssen?

Es kommt für Vertragszahnärzte im Kontext der Integrierten Versorgung darauf an, ihre Interessen zu wahren, denn in der Regel werden die an vielen IV-Verträgen beteiligten Krankenhäuser sich in den Anbieterkonsortien mindestens zum Primus inter Pares machen können. Dieser Entwicklungstrend z.B. im Bereich der MVZ wurde durch die aktuelle Gesundheitsgesetzgebung mit den erweiterten Möglichkeiten der Kooperation ambulanter Leistungserbringer untereinander allerdings relativiert: Ausreichende logistische Unterstützung vorausgesetzt könnten Vertragszahnärzte und Vertragsärzte auch ohne direkte Beteiligung von Krankenhäusern, z.B. durch den Aufbau von MVZ oder BAG bis hin zu „Zahnärzte-Konzernen" in der Lage sein, 140er-Verträge abzuschließen und zu managen. Dies liegt im Interesse der Patienten und der Vertragszahnärzte gleichermaßen, denn Konzepte zur Veränderung der Anbieterstrukturen sowie des Versorgungsangebotes, die von den Krankenhäusern entwickelt werden, werden in erster Linie die ökonomischen Ziele des Krankenhauses bedienen. Allerdings ist an dieser Stelle hervorzuheben, dass zukünftig die abzuschließenden Direktverträge folgende wesentliche Ziele verfolgen:

- leitlinienorientierte ambulante Therapie
- Reduzierung stationärer Aufenthalte
- Generierung medizinökonomischer Vorteile für alle Beteiligten

Überwinden Vertragszahnärzte etwaige Benken und sind in der Lage, organisatorische Strukturen aufzubauen, die eine Umsetzung von Verträgen ermöglichen, liegt jedoch der strategische Vorteil bei ihnen. Die Krankenkassen werden kein Interesse daran haben, Krankenhäuser zu neuen Monopolanbietern aufzubauen. Sie befürchten außerdem, dass Krankenhäuser unter dem Stichwort „Integrierte Versorgung" im Schwerpunkt eine Externalisierung ihrer Leistungen in den ambulanten Bereich hinein betreiben wollen. Gelänge es also den Vertragszahnärzten, managementfähige Versorgungsstrukturen aufzubauen, könnten sie trotz eines Vorsprungs der Krankenhäuser ein maßgebliches Wort bei dem Aufbau und der Weiterentwicklung integrierter Versorgungsformen mitreden.

Neben diesen leistungsbezogenen Betrachtungen des Gesundheitsmarktes der kommenden Jahre sollten Sie als niederlassungswilliger Zahnarzt zudem gründlich prüfen, inwieweit Sie ihre Berufstätigkeit weiter in der konventionellen Form der Einzelpraxis fortsetzen wollen und betriebswirtschaftlich können. Nach Einschätzung der Mehrzahl der Experten sollte eine weitreichende Kooperation bis hin zur gesellschaftsrechtlichen Vernetzung in den kommenden 2–3 Jahren verstärkt ins Auge gefasst werden. Eine solche Entwicklung ist unter anderem in Anbetracht der folgenden Aspekte zu würdigen:

- zunehmende Managementanforderungen
- Frage der eigenen medizinischen Kernkompetenz
- betriebswirtschaftliche Kosten- und Ertragsstruktur
- Praxisöffnungszeiten
- angebotenes Leistungsspektrum
- Lebensqualität

## 16.1.2 Voraussetzungen der Integrierten Versorgung

Um eine Integrierte Versorgung aufzubauen, müssen mindestens 4 Voraussetzungen erfüllt sein:

- Leistungserbringer müssen sich auf **praxis-, disziplinen- und/oder sektorübergreifende Versorgungsprozesse** einigen. Damit diese Versorgungsprozesse nicht nur auf dem Papier stehen, sondern im Praxisalltag gelebt werden, müssen organisatorische und informationstechnische Voraussetzungen für ein übergreifendes Qualitätsmanagement geschaffen werden.
- Die beteiligten Leistungserbringer müssen sich **verbindlich an vereinbarten Zielen bezüglich Qualität und Wirtschaftlichkeit** der Leistungen orientieren. Dies kann nur gelingen, wenn es eine gemeinsame Behandlungsphilosophie gibt. Auf dieser Basis haben die beteiligten Behandler in Verbindung mit dem definierten Behandlungspfad ein Instrument an der Hand, um die für die Patientenbehandlung benötigten Ressourcen zu bewerten (Personal- und Sachkosten). Die Summe dieser Kosten bildet das Honorar ab, das als Mindesthonorar vergütet werden muss, um die eigenen Kosten zu decken. Anhand dieser Kalkulationsebene vereinbaren die Behandler in der Regel eine Komplexpauschale, mit der alle Leistungen eines Behandlungsprozesses oder der umfassenden Versorgung eines Versicherten abgegolten sind. Damit gehen die Behandlungspartner der Integrierten Versorgung eine „Wirtschaftsgemeinschaft" ein.
- Durch die Umsetzung dieses Konzeptes entsteht eine **übergreifende Behandlungs-Management-Verantwortung**. Das Denken in Versorgungsprozessen setzt voraus, dass solche Abläufe einheitlich definiert (s.o.) und erstattet werden. Pauschalierte Vergütung, also morbiditätsorientierte Kopfpauschalen oder zumindest indikationsspezifische sektorübergreifende Fallpauschalen, setzen intern allerdings ein hohes Maß an Transparenz und Kooperationsfähigkeit im Interesse der Patientenversorgung voraus. Somit werden nur Leistungen, die in dem Behandlungspfad abgebildet sind, den Leistungserbringern vergütet. Im Umkehrschluss heißt dies aber auch,

dass diese Leistungen immer dann zu erbringen sind, wenn keine Kontraindika-
tionen bestehen.

⊿  IV-Verträge, die nach dem 01.04.2007 abgeschlossen werden, müssen so konzipiert sein, dass diese Versorgungsmodelle
unter medizinökonomischen Gesichtspunkten nicht nur lokal, sondern auch
überregional zu einer Verbesserung der
Behandlungsqualität bei gleichzeitiger
Optimierung der Versorgungsaufwen-
dungen führen.

In den fraktionierten und segmentierten Anbieterstrukturen des deutschen Gesundheitssystems wächst die Einsicht nur langsam,
dass die Integrierte Versorgung nur möglich
sein wird, wenn die oben genannten 4 Voraussetzungen erfüllt sind.

### 16.1.3  Rechtliche Grundlagen: Direkt- und Einzelverträge mit den Kostenträgern

Die Verträge zur Integrierten Versorgung
werden als Direkt- oder Einzelverträge zwischen den Leistungserbringern und den
Krankenkassen geschlossen. Landesverbände
der Krankenkassen werden als Vertragspartner nicht genannt, das heißt, es kommt zu
Direktverträgen zwischen einzelnen Krankenkassen und den aufgeführten Leistungserbringern (§ 140 b SGB V). Zu diesen Leistungserbringern gehören neben einzelnen
Vertragszahnärzten und Vertragsärzten oder
Krankenhäusern auch MVZ sowie explizit für
die Integrierte Versorgung gegründete Managementgesellschaften, deren Träger selber
keine zugelassenen Leistungserbringer sein
müssen. Anbieter der Integrierten Versorgung können zwischen sämtlichen Rechts-
und Gesellschaftsformen wählen. Da es sich
um Direktverträge handelt, ist die KZV nicht
mehr verpflichtender Vertragspartner. Auch
die bisherige Rahmensetzung der gemeinsa-

men Selbstverwaltung durch die Rahmenver-
einbarung nach § 140 d und e SGB V entfällt.

Die Vertragspartner der Integrierten Versorgung können im Binnenverhältnis auf
der Grundlage ihres jeweiligen Zulassungs-
status vom Zulassungs- oder Ermächtigungs-
status des jeweiligen Leistungserbringers abweichen.

### 16.1.4  Wer spielt mit in der Integrierten Versorgung?

Um Risiken und Chancen der neuen Versorgungsformen für sich richtig einschätzen zu
können, lohnt es sich, die Rollen und Interessen der weiteren Beteiligten kennenzulernen.

Für Versicherte entsteht mit der neuen
Fassung des § 140 c SGB V bei der Einschreibung in eine Integrierte Versorgung eine größere Bindungswirkung. Nehmen Versicherte
Leistungserbringer in Anspruch, die nicht an
der Integrierten Versorgung teilnehmen, so
wird diese Leistungsinanspruchnahme aus
der für die Integrierte Versorgung vereinbarten Vergütung nur finanziert, wenn die Versicherten von an der Integrierten Versorgung
teilnehmenden Leistungserbringern überwiesen wurden oder aus sonstigen, in dem
Vertrag zur Integrierten Versorgung geregel-
ten Gründen berechtigt waren, nicht teil-
nehmende Leistungserbringer in Anspruch
zu nehmen.

Die Krankenkassen begrüßen für die am
Aufbau der Integrierten Versorgung Beteiligten die Verhandlungs- und Gestaltungsspielräume durch die in dem Kapitel 16.1.2 „Voraussetzungen der Integrierten Versorgung“
erwähnten Möglichkeiten der Vertragsgestaltung mit den Leistungserbringern. Sinn der
Integrierten Versorgung aus Sicht der AOK
Rheinland-Pfalz ist beispielsweise „vor allem,
die bisherige Abschottung der einzelnen
Leistungsbereiche zu überwinden, Substitu-
tionsmöglichkeiten über verschiedene Leistungssektoren hinweg zu nutzen und

Schnittstellenprobleme so besser in den Griff zu bekommen. Damit sollen Doppeluntersuchungen, aber auch unnötige Wege für den Patienten durch die Verwirklichung einer notwendigen Behandlung – gleich, ob ambulant oder stationär – aus einem Guss realisiert werden" (http://www.aok-integrierte-versorgung.de/).

Krankenkassen haben die Möglichkeit, für eingeschriebene Versicherte einen Bonus im Sinn einer Ermäßigung der Zuzahlung zu gewähren (§ 65 a SGB V). Seit dem 01.04.2007 müssen die gesetzlichen Krankenversicherungen eingeschriebenen IV-Versicherten einen beitragsoptimierten Krankenversicherungs-Wahltarif anbieten. Dieser spezielle Tarif muss sich aus diesem „IV-Pool" selbst rechnen und darf nicht durch andere Tarife quersubventioniert werden.

Der Gesetzgeber erkennt an, dass die Integrierte Versorgung nicht kurzfristig zu Einsparungen führen kann, sondern dass zunächst Investitionen in den Aufbau entsprechender Anbieterstrukturen und Versorgungskonzepte notwendig werden.

In diesem Zusammenhang ist nachdrücklich auf die neue Art der zahnärztlichen „Praxisform", die örtliche und überörtliche Berufsausübungsgemeinschaft, hinzuweisen, die durch das VÄndG in den zahnärztlichen Alltag eingeführt wurde. Mit dieser gesetzlichen Regelung wird gesundheitspolitisch nicht nur ein Signal dahin gehend gesetzt, dass es sich bei der heute noch vorherrschenden Einzelpraxis wohl nicht um das zahnärztliche Ausübungsformat handelt, das gesundheitspolitisch gewünscht ist. Hier strebt man offensichtlich voluminösere Zusammenschlüsse – vergleichbar mit den größeren Wirtschaftsprüfungs- und Rechtsanwaltskanzleien – an. Es soll an dieser Stelle insbesondere darauf hingewiesen werden, dass nach der Einschätzung von Experten von folgendem Szenario auszugehen ist: In Anbetracht der gesetzlichen Regelungen des VÄndG und GKV-WSG wird die Zahl der gro-

ßen örtlichen und zeitlich folgend der überregionalen Berufsausübungsgemeinschaften stark zunehmen. Diese Entwicklung ist unter anderem darauf zurückzuführen, dass hierdurch wirtschaftliche Skaleneffekte zu erzielen sind. Es darf aber auch hinsichtlich der wachsenden Zahl an Direktverträgen nicht außer Acht gelassen werden, dass es für Krankenversicherungen nicht möglich sein wird, mit „der einzelnen Zahnarztpraxis" einen individuellen Direktvertrag zu schließen. So werden entsprechende Vereinbarungen aus heutiger Sicht insbesondere durch große BAG unterstützende (unabhängige und berufsverbandsgebundene) Managementgesellschaften und den KZVen geschlossen werden.

Aus heutiger Sicht haben die Berufsausübungsgemeinschaften einen wesentlichen Vorteil gegenüber der Berufsausübung in einem MVZ: Sofern der KZV-sitzeinbringende Gesellschafter sich aufgrund von Streitereien wieder „aus der BAG verabschiedet", bleibt ihm der KZV-Sitz erhalten. Auch wenn nach derzeitiger Rechtslage keine Zulassungsbeschränkungen für Zahnärzte existieren, wird hierdurch gleichwohl das grundsätzliche betriebswirtschaftliche Risiko für „einen BAG-Gesellschafter" zukunftssicher limitiert.

Dabei lässt sich natürlich auch erkennen, dass auf diese Weise eine integrierte ambulante Versorgungsform gefördert werden soll. Somit kann man bereits heute vorsichtig postulieren, dass die Integrierte Versorgung eine der favorisierten Versorgungsformen von morgen sein wird! Allerdings bleibt abzuwarten, in welchem Umfang die MVZ in entsprechende Verträge eingebunden werden. Ergänzend wird sich zeigen müssen, inwiefern MVZ in den kommenden Jahren zu einer verbesserten Verzahnung zwischen einzelnen Leistungsbereichen sowie zwischen der ambulanten und der stationären Versorgung beitragen können.

## 16.2  Welche Organisationsformen stehen für Kooperationen zur Wahl?

### 16.2.1  Neue Gesetze – mehr Freiheiten

Die Möglichkeiten der Zahnärzte zur Kooperation wurden durch Aktualisierungen im zahnärztlichen Berufsrecht und im Vertragszahnarztrecht in den vergangenen Jahren zunehmend erweitert. Stationen dieser Entwicklung waren die Einführung Medizinischer Versorgungszentren, die Modifizierung der Vorschriften zur Integrierten Versorgung sowie die Änderung der Vorschriften zur beruflichen Kooperation in der (Muster-)Berufsordnung (MBO-Z). Diese Entwicklung führt im Zusammenhang mit den Regelungen des Vertragsarztrechtsänderungsgesetzes (VÄndG), in Kraft seit dem 01.01.2007, und den begleitend umgesetzten Neuerungen im Bundesmantelvertrag (BMV) zu einem bisher ungekannten Maß an organisatorischer Liberalisierung im Vertragszahnarztbereich.

> **Praxistipp:** Bei allen Kooperationsvorhaben sollten Sie immer auch die berufsrechtlichen Regelungen der MBO-Z berücksichtigen. Suchen Sie im Zweifel vorher das Gespräch mit der für Sie zuständigen Landeszahnärztekammer bzw. informieren Sie sich auf deren Homepage. Warum die Landeszahnärztekammer? Die (Muster-)Berufsordnung des Deutschen Zahnärztetages hat selbst keinen rechtlich bindenden Charakter, Voraussetzung für die Rechtswirkung ist eine entsprechende Umsetzung der MBO-Z in den Berufsordnungen der einzelnen Zahnärztekammern durch die jeweilige Kammerversammlung sowie die Genehmigung durch die regionale Aufsichtsbehörde. Hierbei ist besonders kritisch zu prüfen, ob und in welchem Umfang die Vorgaben der MBO-Z in den jeweiligen Landesberufsordnungen umgesetzt worden sind.

### 16.2.2  Welche Rechtsformen können einer Kooperation zugrunde gelegt werden?

Die Zusammenarbeit von Zahnärzten ist in verschiedenen – in den letzten Jahren erweiterten – Rechtsformen möglich, auf die hier nicht vertiefend eingegangen werden soll. Eine umfassendere Darstellung finden Sie z.B. bei: Riedel RR et al. (Hrsg) (2008) Wirtschaftlich erfolgreich in der Arztpraxis. Das Einmaleins der Betriebswirtschaft für Ärzte, 2. Aufl. Deutscher Ärzte-Verlag, Köln.

Man unterscheidet zwischen Personengesellschaften und Kapitalgesellschaften. Bei **Personengesellschaften** stehen einzelne Personen, die Gesellschafter, im Vordergrund, die die Geschäfte der Gesellschaft selbst führen und zudem grundsätzlich unbeschränkt, das heißt mit dem Gesellschaftsvermögen und mit ihrem Privatvermögen haften. Bei **Kapitalgesellschaften** steht die Gesellschaft – sie ist eine sogenannte juristische Person des Privatrechts – selbst im Vordergrund. Die Gesellschafter sind kapitalmäßig an der Gesellschaft beteiligt. Die Geschäftsführung kann grundsätzlich auch bei Nichtgesellschaftern liegen.

Die Wahl der Rechtsform hat Auswirkungen auf Fragen zur Gründung, Haftung, Unternehmensbezeichnung, Rechtspersönlichkeit, Geschäftsführung, Steuern usw. Der nachfolgende kurze Überblick beschränkt sich auf die Haftungsfrage.

Lange Zeit war die **Gesellschaft bürgerlichen Rechts** (GbR) – auch BGB-Gesellschaft genannt – die „klassische" Rechtsform für den Zusammenschluss von mehreren einzelnen Zahnärzten in einer Personengesellschaft. Die Gesellschafter haften hier für die Verbindlichkeiten der Gesellschaft neben dem Gesellschaftsvermögen persönlich in unbeschränkter Höhe.

Vor einigen Jahren wurde als Ergänzung speziell für die freien Berufe als weitere Rechtsform die **Partnerschaftsgesellschaft** eingeführt (s. Kap. 16.2.5 „Partnerschaftsgesellschaft"). Auch sie ist eine Personengesellschaft. Für Verbindlichkeiten der Partnerschaft haften neben dem Vermögen der Gesellschaft alle Partner grundsätzlich gesamtschuldnerisch. Hat allerdings nur einer der zahnärztlichen Partner einen Patienten fehlerhaft behandelt, so haftet neben der Partnerschaftsgesellschaft nur der die Behandlung durchführende Zahnarzt.

Eine vielfach anzutreffende Form einer Kapitalgesellschaft ist die **Gesellschaft mit beschränkter Haftung** (GmbH). Sie ist eine rechtsfähige Gesellschaft, bei der die einzelnen Gesellschafter nicht persönlich haften, sondern nur die Gesellschaft mit ihrem Gesellschaftsvermögen. Die Gesellschafter haften gegenüber der Gesellschaft mit ihrer jeweiligen Einlage. Auch die **Aktiengesellschaft** (AG) zählt zu den Kapitalgesellschaften. Die Gesellschafter sind mit Einlagen am Grundkapital beteiligt. Sie haften nicht persönlich für Gesellschaftsverbindlichkeiten, sondern in der Höhe beschränkt auf die jeweilige Einlage.

### 16.2.3 Organisationsgemeinschaft

**Was ist unter einer Organisationsgemeinschaft zu verstehen?**
In einer Organisationsgemeinschaft schließen sich 2 oder mehrere Zahnärzte mit der Absicht zusammen, gemeinsam bestimmte Ressourcen zum Vorteil der Beteiligten zu nutzen. Diese Form der zahnärztlichen Kooperation ist im Sprachgebrauch auch unter der Bezeichnung **Praxisgemeinschaft** bekannt. In der Regel erfolgt der Zusammenschluss zur gemeinsamen Nutzung von Praxisräumen und -einrichtung sowie zur gemeinsamen Beschäftigung von Personal. Im Gegensatz zur Berufsausübungsgemeinschaft von Zahnärzten ist Gegenstand einer Organisationsgemeinschaft jedoch nicht die gemeinschaftliche Ausübung der zahnärztli-

chen Tätigkeit (s. Kap. 16.2.4 „Berufsausübungsgemeinschaft"). Die Voraussetzungen zur Ausübung einer solchen Gemeinschaft unter Beteiligung von Vertragszahnärzten sind in der Zulassungsverordnung für Vertragszahnärzte (Zahnärzte-ZV, § 33 Abs. 1) geregelt. Zahnärzte gleicher oder verschiedener Fachrichtungen können sich derart zusammenschließen. Die gemeinsame Beschäftigung von Personal beschränkt sich bei der Organisationsgemeinschaft auf nicht zahnärztliches Hilfspersonal, da die gemeinsame Beschäftigung von Zahnärzten und Ärzten nicht gestattet ist.

Die Kooperation mit selbstständig tätigen und zur eigenverantwortlichen Berufsausübung berechtigten Angehörigen anderer Heilberufe oder staatlicher Ausbildungsberufe im Gesundheitswesen ist in der Form der Organisationsgemeinschaft nicht möglich. In diesem Fall kommt vielmehr die Gründung einer Medizinischen Kooperationsgemeinschaft im Sinne des § 17 MBO-Z in Betracht.

> **Praxistipp:** Die Errichtung einer Organisationsgemeinschaft sollte der Zahnärztekammer angezeigt werden. Der Erteilung einer Genehmigung durch den Zulassungsausschuss bedarf es insoweit jedoch nicht.

**Warum eine Organisationsgemeinschaft gründen?**
Die Motive zur Gründung einer Organisationsgemeinschaft sind in erster Linie wirtschaftlicher Natur; es geht dabei um die gemeinsame Finanzierung von Einrichtungen sowie die Verteilung von Kosten auf mehrere Schultern. So wird die Praxistätigkeit in aller Regel in gemeinschaftlichen Räumen ausgeübt. Hinzu kommen die gemeinschaftliche Nutzung von Praxiseinrichtung, Apparaten und Instrumenten sowie die gemeinsame Beschäftigung von nicht zahnärztlichem Personal. Anders als in einer Berufsausübungsge-

meinschaft wird also nicht die gemeinschaftliche Behandlung gemeinsamer Patienten angestrebt. Die zahnärztliche Leistung ist nicht austauschbar. In der Organisationsgemeinschaft wahrt der einzelne Zahnarzt für weite Bereiche seine Unabhängigkeit und kann Entscheidungen für die eigene Praxis ohne fremde Beeinflussung fällen.

Die Tätigkeit der Zahnärzte in einer Organisationsgemeinschaft unterscheidet sich bis auf die oben angesprochenen Charakteristika nicht von der Tätigkeit in einer Einzelpraxis (s. Abb. 16.1). Aus vertragsrechtlicher Sicht handelt es sich nicht um *eine* Praxis, sondern um 2 oder mehrere Praxen (s. Abb. 16.2). Dies bedeutet insbesondere:

◢ Die Praxispartner bleiben in ihrer zahnärztlichen Tätigkeit selbstständig. Jeder Zahnarzt unterhält seinen eigenen Patientenstamm und seine eigene Patientenkartei.
◢ Jeder Vertragszahnarzt in einer Praxisgemeinschaft rechnet seine Leistungen separat mit der Kassenzahnärztlichen Vereinigung ab, hat also seine eigene Abrechnungsnummer.
◢ Der einzelne Privatpatient schließt einen Behandlungsvertrag mit einem bestimmten Zahnarzt der Organisationsgemeinschaft ab, nicht aber mit der Gemein-

schaft. Daher rechnet der einzelne Zahnarzt auch mit seinen Privatpatienten individuell ab.
◢ Für Schadenersatzansprüche aus dem Behandlungsvertrag haftet nicht die Gemeinschaft, sondern der einzelne Zahnarzt, mit dem der Behandlungsvertrag besteht. Er ist auch für die von ihm veranlasste Tätigkeit des nicht zahnärztlichen Hilfspersonals verantwortlich.

**Praxistipp**: Treten die beteiligten Zahnärzte nach außen gemeinsam auf (z.B. gemeinsames Praxisschild, gemeinsames Briefpapier) und ist für Patienten hierbei nicht hinreichend erkennbar, dass jeder der Partner selbstständig arbeitet, besteht wegen des hierdurch bewirkten äußeren Anscheins einer gemeinsamen Berufsausübung die Gefahr der gesamtschuldnerischen Haftung.

**Sonderform der Organisationsgemeinschaft: Apparate- und Laborgemeinschaften**
Besondere Formen der Organisationsgemeinschaft stellen Apparate- und Laborgemeinschaften dar.

**Apparategemeinschaft.** In einer Apparategemeinschaft nutzen mehrere Zahnärzte ge-

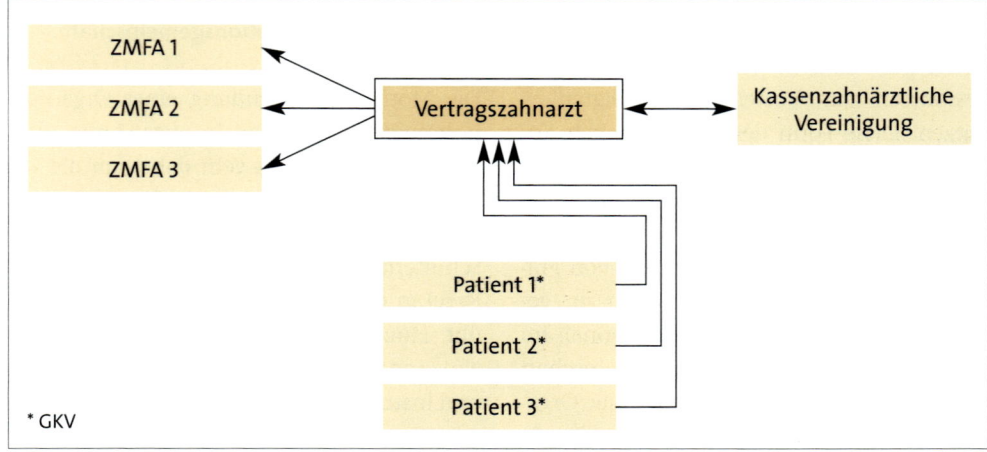

**Abb. 16.1:** Einzelpraxis

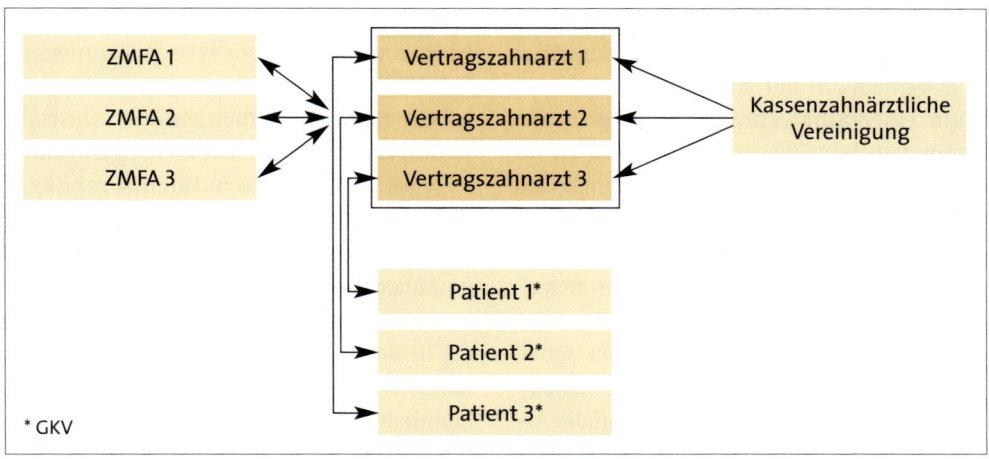

**Abb. 16.2:** Organisationsgemeinschaft

meinsam diagnostische und therapeutische medizintechnische Geräte. In aller Regel handelt es sich dabei um hochwertige Geräte (z.B. hochwertige Röntgenanlagen), die in Anschaffung und Betrieb für einen „Einzelkämpfer" zu aufwendig wären und für ihn keinen betriebswirtschaftlichen Nutzen brächten.

Apparategemeinschaften können sich im kleinen Rahmen bewegen und sich beispielsweise auf ein einzelnes Gerät beschränken, aber auch in großem Stil betrieben werden und komplette Geräteparks umfassen. Der Vorteil liegt in der Aufteilung der Kosten für die Anschaffung und laufende Nutzung dieser Geräte. Ob die Partner einer Apparategemeinschaft selbst in einer Kooperation tätig sind oder eine Einzelpraxis betreiben, ist unerheblich.

**Praxislaborgemeinschaft.** Häufig und insbesondere im zahnärztlichen Bereich als spezielle Form der Apparategemeinschaft anzutreffen sind die sogenannten Laborgemeinschaften. Für die im Zusammenhang mit seiner täglichen zahnärztlichen Arbeit notwendige Erbringung zahntechnischer Leistungen kann der Zahnarzt sich grundsätzlich zwischen der Zusammenarbeit mit einem externen, gewerblichen Fremdlabor und dem Betrieb eines Eigenlabors entscheiden.

Beauftragt der Zahnarzt mit der Durchführung entsprechender Arbeiten ein selbstständig tätiges Fremdlabor, dann ist er in sowohl zeitlicher als auch organisatorischer Hinsicht auf die ordnungsgemäße Erledigung durch dieses angewiesen. Der Zahnarzt händigt dem Labor die erforderlichen Arbeitsunterlagen aus und erhält nach Ablauf der Bearbeitungszeit von dem zahntechnischen „Zulieferer" das Endprodukt zur Eingliederung bei dem Patienten ausgehändigt. Die Verantwortung für die Mangelfreiheit dieses Endproduktes trägt mit dessen Eingliederung der jeweils behandelnde Zahnarzt. Angesichts der nur geringen Einflussmöglichkeiten des Zahnarztes auf die zeitlichen Abläufe sowie die Beschaffenheit des zahntechnischen Werkes empfinden viele Zahnärzte die Zusammenarbeit mit einem Fremdlabor als unbefriedigend. Hinzu kommt, dass auch die Preisgestaltung des externen Labors keinen oder nur einen geringen Verhandlungsspielraum zulässt – ein Zustand, der in der täglichen Praxis ebenfalls zu Unzufriedenheit bei den auftraggebenden Zahnärzten führt.

Als Ausweg bietet sich für den Zahnarzt insoweit der Betrieb eines sogenannten Eigenlabors. Entschließt sich der Zahnarzt dazu, seiner Praxis ein Eigenlabor anzugliedern, dann muss er in einem nächsten Schritt entscheiden, ob er dieses Praxislabor allein oder gemeinsam mit anderen Zahnärzten in Form einer zahntechnischen Praxislaborgemeinschaft betreiben will. Hierbei ist zu beachten, dass das Praxislabor ausschließlich für die Praxis tätig werden darf, deren Bestandteil es ist. Haben sich mehrere Praxen zu einem Gemeinschaftslabor zusammengeschlossen, dürfen zahntechnische Leistungen lediglich für die an der Laborgemeinschaft beteiligten Praxen erbracht werden. Vertragspartner des Patienten im Hinblick auf die Anfertigung der erforderlichen zahntechnischen Leistungen ist der jeweilige Praxisinhaber.

Die Vorteile einer Praxislaborgemeinschaft gegenüber einem eigenen Praxislabor liegen auch hier auf der Hand: Schließen sich mehrere Praxen zu einer Organisationsgemeinschaft für den Laborbereich zusammen, wird die kostenintensive Laborausstattung gemeinsam angeschafft und die laufenden Betriebskosten, insbesondere die Kosten der angestellten Zahntechniker, können von den an der Kooperation beteiligten Zahnärzten gemeinsam getragen werden. Die Praxislaborgemeinschaft stellt hierfür einen oder mehrere Zahntechniker gemeinsam an, um die in den beteiligten Praxen anfallenden zahntechnischen Leistungen zu erbringen. Alternativ hierzu besteht die Möglichkeit, für jede der an der Praxislaborgemeinschaft beteiligten Praxen einen „eigenen" Zahntechniker anzustellen, der in diesem Fall ausschließlich für „seine" Praxis zahntechnische Leitungen erbringt.

In jedem Fall gilt, dass der Betrieb eines Eigenlabors immer nur dann zulässig ist, wenn die in der Praxislaborgemeinschaft angestellten Zahntechniker von den beteiligten Zahnärzten angeleitet und überwacht werden. Die Abgrenzung des Eigenlabors vom gewerblichen Fremdlabor erfolgt damit insbesondere anhand der Arbeitnehmerstellung der dort beschäftigten Zahntechniker. Nur dann, wenn zumindest einer der an der La-

borgemeinschaft beteiligten Zahnärzte Arbeitgeber der im Labor tätigen Zahntechniker ist, handelt es sich um ein in Form der Laborgemeinschaft betriebenes, unselbstständiges Eigenlabor. Die beteiligten Zahnärzte verlagern in diesem Fall ihre zahntechnischen Laborleistungen in die Räume einer gemeinsam getragenen, fachlich geleiteten und überwachten Einrichtung.

Vorteil eines solchen Eigenlabors ist für die in der Laborgemeinschaft zusammengeschlossenen Zahnärzte insbesondere die räumliche Nähe der entsprechenden Einrichtung; im Regelfall wird das zahntechnische Labor nämlich in unmittelbar angrenzenden oder zumindest nahe gelegenen Räumlichkeiten untergebracht sein, da die beteiligten Zahnärzte rein faktisch die Möglichkeit haben müssen, die Labortätigkeit zu überwachen und anzuleiten. Vorteil eines in räumlicher Nähe gelegenen Eigenlabors ist für die beteiligten Zahnärzte insbesondere eine nicht zu unterschätzende Ersparnis in sowohl finanzieller als auch zeitlicher Hinsicht.

> **Praxistipp:** Verträge über den Zusammenschluss in einer Laborgemeinschaft sollten die beteiligten Zahnärzte grundsätzlich schriftlich abfassen. Hierbei sollten insbesondere Regelungen zur Kostenverteilung getroffen werden.

### 16.2.4 Berufsausübungsgemeinschaft

**Was ist unter einer Berufsausübungsgemeinschaft zu verstehen?** Der Begriff der Berufsausübungsgemeinschaft (BAG) existiert zwar im berufsrechtlichen Bereich schon länger, hat aber mit dem Inkrafttreten des Vertragsarztrechtsänderungsgesetzes (VÄndG) als Oberbegriff nunmehr auch Einzug in das Vertragszahnarztrecht gefunden. Berufsausübungsgemeinschaften umfassen deutlich mehr als reine Organisationsgemeinschaften. Die in einer

**Tab. 16.1:** Gemeinschaftspraxis und Berufsausübungsgemeinschaft gemäß Zahnärzte-ZV

| Gemeinschaftspraxis | Berufsausübungsgemeinschaft |
|---|---|
| **Bisherige Regelung** | **Aktuelle Regelung** |
| Abschnitt IX:<br>Vertreter, Assistenten, angestellte Zahnärzte und Gemeinschaftspraxis | Abschnitt IX:<br>Vertreter, Assistenten, angestellte Zahnärzte und Berufsausübungsgemeinschaft |
| § 33 Abs. 2:<br>Die gemeinsame Ausübung vertragszahnärztlicher Tätigkeit ist nur zulässig unter Vertragszahnärzten. | § 33 Abs. 2:<br>Die gemeinsame Ausübung vertragszahnärztlicher Tätigkeit ist zulässig unter allen zur vertragszahnärztlichen Versorgung zugelassenen Leistungserbringern. |

Berufsausübungsgemeinschaft zusammengeschlossenen Zahnärzte profitieren auch hier von den Vorteilen einer gemeinsamen Nutzung von Räumlichkeiten und Geräten sowie der gemeinschaftlichen Beschäftigung von Personal. Der wesentliche Unterschied zur Organisationsgemeinschaft liegt jedoch in der gemeinsamen Ausübung der zahnärztlichen Tätigkeit.

Mit dem Inkrafttreten des VÄndG wurde sowohl im SGB V als auch in der Zahnärzte-ZV der Begriff der **Gemeinschaftspraxis** durch den Begriff der **Berufsausübungsgemeinschaft** ersetzt (s. Tab. 16.1).

Die Gemeinschaftspraxis war zuvor als „gemeinsame Ausübung vertragszahnärztlicher Tätigkeit unter Vertragszahnärzten" definiert. Im Rahmen der Gesetzesänderung wurde der Kreis derjenigen, die sich zur vertragszahnärztlichen Tätigkeit zusammenschließen dürfen, erweitert. Nunmehr ist ein solcher Zusammenschluss zulässig unter „allen zur vertragszahnärztlichen Versorgung zugelassenen Leistungserbringern" (das sind neben Vertragszahnärzten insbesondere auch Medizinische Versorgungszentren). Der Begriff „Berufsausübungsgemeinschaft" ist damit ein Oberbegriff für mehrere Formen gemeinsamer Berufsausübung. Als Gemeinschaftspraxis kann die gemeinsame Berufsausübung unter Zahnärzten auch weiterhin bezeichnet werden.

Eine Fachgebietsidentität der zusammenarbeitenden Partner ist nicht erforderlich; der

gemeinsame Berufsausübungszweck kann gerade auch darin liegen, dass ein Patient je nach Symptomatik von Zahnärzten verschiedener Fachgebiete behandelt wird. Im Gegensatz zur Organisationsgemeinschaft ist die Kooperationsform der Berufsausübungsgemeinschaft durch folgende Merkmale gekennzeichnet:

- Der Behandlungsvertrag kommt zwischen dem Patienten und der Berufsausübungsgemeinschaft zustande.
- Die Abrechnung erfolgt über eine Zahnarztnummer für die Gemeinschaft; hierzu regelt der Bundesmantelvertrag die näheren Einzelheiten.
- Haftungsrechtlich sind die Zahnärzte der Berufsausübungsgemeinschaft gleichgestellt. Sie haften vertraglich gesamtschuldnerisch für Behandlungsfehler.
- Es werden ein gemeinsamer Patientenstamm und eine einheitliche Patientenkartei unterhalten. Für den Patienten muss dabei selbstverständlich das Recht der freien Zahnarztwahl erhalten bleiben, er kann nicht gegen seinen Willen auf einen der Praxispartner verwiesen werden.

Zu unterscheiden sind insbesondere folgende Formen der Berufsausübungsgemeinschaften:

- örtliche
- überörtliche
- auf eine einzelne Leistung bezogene

Kommen solche nur zwischen Zahnärzten zustande, kann man weiterhin die Bezeichnung Gemeinschaftspraxis wählen.

**Örtliche Berufsausübungsgemeinschaft.** Der sogenannten örtlichen Berufsausübungsgemeinschaft liegt die gemeinsame Ausübung der vertragszahnärztlichen Tätigkeit an *einem gemeinsamen* Praxissitz zugrunde (s. Abb. 16.3). Die örtliche Berufsausübungsgemeinschaft bedarf wie jede Form der Berufsausübungsgemeinschaft der vorherigen Genehmigung durch den Zulassungsausschuss. Zur Durchführung des Genehmigungsverfahrens ist dem Zulassungsausschuss von den beteiligten Vertragszahnärzten der schriftliche Gesellschaftsvertrag der Berufsausübungsgemeinschaft vorzulegen. Der Zulassungsausschuss prüft auf dieser Grundlage, ob eine gemeinsame Berufsausübung oder lediglich ein Anstellungsverhältnis bzw. eine gemeinsame Nutzung von Personal- und Sachmitteln vorliegt. Eine gemeinsame Berufsausübung setzt die auf Dauer angelegte berufliche Kooperation selbstständiger, freiberuflich tätiger Zahnärzte voraus. Erforderlich hierfür ist eine Teilnahme sämtlicher Mitglieder der Berufsausübungsgemeinschaft an deren unternehmerischem Risiko und an unternehmerischen Entscheidungen sowie eine gemeinschaftliche Gewinnerzielungsabsicht.

**Überörtliche Berufsausübungsgemeinschaft.** Von einer überörtlichen Berufsausübungsgemeinschaft spricht man, wenn die gemeinsame Berufsausübung an *mehreren, örtlich getrennten* Vertragszahnarztsitzen erfolgt. Voraussetzung der gemeinsamen vertragszahnärztlichen Berufsausübung ist auch hier die vorherige Genehmigung durch den Zulassungsausschuss, über die dieser nach Vorlage des schriftlichen Gesellschaftsvertrages anhand der bereits für die örtliche Berufsausübungsgemeinschaft genannten Kriterien entscheidet.

Die Tätigkeit in einer überörtlichen Berufsausübungsgemeinschaft setzt voraus, dass sowohl Sie als Mitglied einer solchen Gemeinschaft als auch alle anderen Mitglieder der Versorgungspflicht am jeweils eigenen Vertragszahnarztsitz in dem erforderlichen Umfang nachkommen können. Dabei wird die Mitwirkung eventuell bei Ihnen angestellter Zahnärzte berücksichtigt. Gewährleistet sein muss zudem, dass jedes Mitglied der überörtlichen Berufsausübungsgemeinschaft und die bei diesem angestellten Zahnärzte an den Vertragszahnarztsitzen der anderen Mitglieder nur in zeitlich begrenztem Umfang tätig werden. Nach den Vorgaben des Bundesmantelvertrages ist dies dann der Fall, wenn die Tätigkeit an anderen Vertragszahnarztsitzen der überörtlichen Berufsaus-

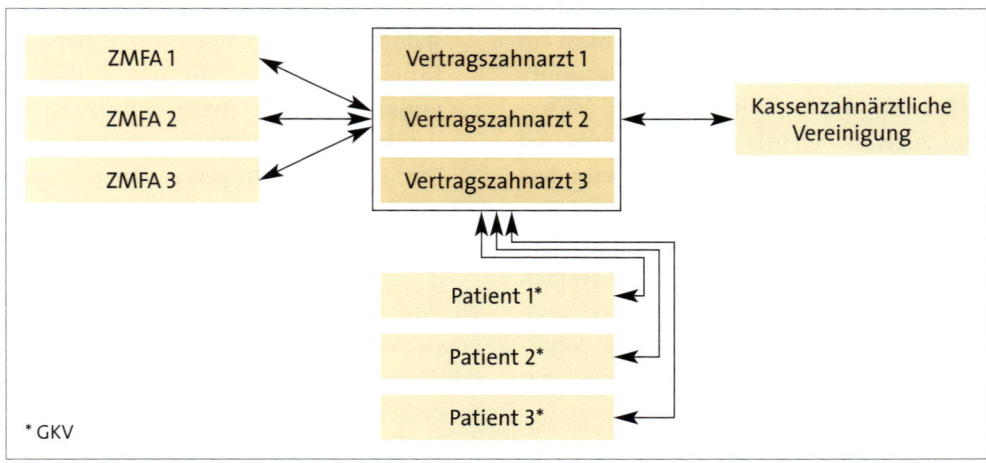

**Abb. 16.3:** Beispiel: örtliche Berufsausübungsgemeinschaft

übungsgemeinschaft ein Drittel der Zeit der vertragszahnärztlichen Tätigkeit des Vertragszahnarztes an seinem eigenen Vertragszahnarztsitz nicht überschreitet. Dies gilt entsprechend für die Tätigkeit der am Vertragszahnarztsitz angestellten Zahnärzte des Vertragszahnarztes an anderen Vertragszahnarztsitzen der überörtlichen Berufsausübungsgemeinschaft.

Zu beachten ist zudem, dass Sie laut Bundesmantelvertrag gehalten sind, Ihre Sprechstunden entsprechend dem Bedürfnis nach einer ausreichenden und zweckmäßigen vertragszahnärztlichen Versorgung und den Gegebenheiten Ihres Praxisbereiches festzusetzen und diese auf einem Praxisschild bekannt zu geben.

Wo die Praxissitze der einzelnen Partner der Berufsausübungsgemeinschaft liegen, spielt keine Rolle. So können beide oder alle Sitze im Bereich ein und derselben Kassenzahnärztlichen Vereinigung liegen. Dabei ist denkbar, dass die Sitze sich innerhalb eines Zulassungsbezirks dieser KZV befinden, aber auch in verschiedenen Zulassungsbezirken. Im letzteren Fall wird der für die Genehmigung zuständige Zulassungsausschuss durch Vereinbarung zwischen der KZV, den Landesverbänden der Krankenkassen und den Verbänden der Ersatzkassen bestimmt.

Zulässig ist aber auch eine Berufsausübungsgemeinschaft, die Sie mit Kollegen ausüben, deren Praxissitze sich im Bereich verschiedener Kassenzahnärztlicher Vereinigungen befinden (s. Abb. 16.4). Hier bleibt jeder an der überörtlichen Berufsausübungsgemeinschaft beteiligte Zahnarzt Mitglied seiner bisherigen KZV. Über die Genehmigung der Berufsausübungsgemeinschaft entscheiden aber nicht sämtliche betroffenen KZVen gemeinsam; vielmehr müssen Sie in Absprache mit Ihren Kollegen einen der Praxissitze als maßgeblichen Sitz bestimmen. Dieser Sitz ist dann ausschlaggebend für die Genehmigungsentscheidung sowie für die auf die gesamte Leistungserbringung der überörtlichen Berufsausübungsgemeinschaft anzuwendenden ortsgebundenen Regelungen, insbesondere zur Vergütung und Abrechnung sowie zu den Abrechnungs-, Wirtschaftlichkeits- und Qualitätsprüfungen. An die getroffene Entscheidung sind Sie und Ihre Kollegen jeweils mindestens 2 Jahre gebunden. Sollten Sie Ihre Wahlentscheidung nach Ablauf dieser Zeit ändern wollen, ist dies nur zum Quartalsende durch schriftliche Erklärungen gegenüber allen beteiligten KZVen möglich, die diesen mindestens 6 Monate vor Wirksamkeit der geänderten Wahlentscheidung zuzugehen haben.

**Teilberufsausübungsgemeinschaft.** Sie können eine Berufsausübungsgemeinschaft auch nur für bestimmte einzelne Leistungen bilden und im Übrigen eine Einzelpraxis führen (s. Abb. 16.5). Von der gemeinsamen Berufsausübung muss daher nicht die gesamte zahnärztliche Tätigkeit betroffen sein. Die rechtlichen Voraussetzungen der Teilberufsausübungsgemeinschaft entsprechen denen

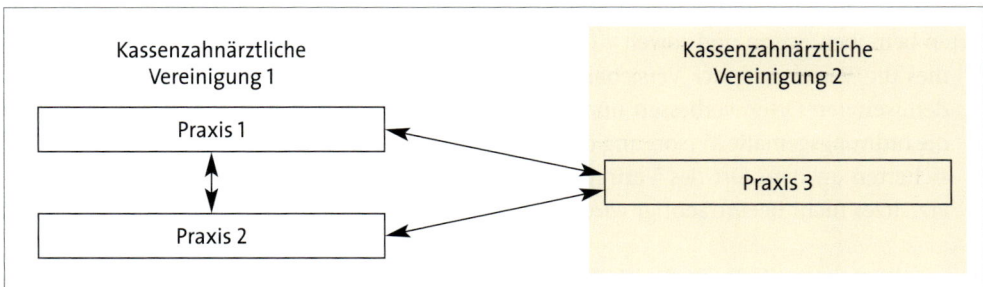

**Abb. 16.4:** Beispiel: überörtliche Berufsausübungsgemeinschaft

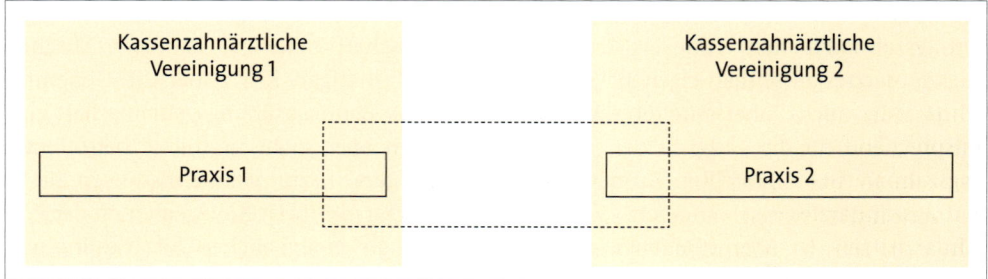

**Abb. 16.5:** Beispiel: Teil-Berufsausübungsgemeinschaft

der „normalen" Berufsausübungsgemeinschaft; erforderlich ist insbesondere eine gemeinsame Teilberufsausübung und ein – bezogen auf die in der Teilberufsausübungsgemeinschaft erbrachten Leistungen – gemeinsamer Patientenstamm.

Teilberufsausübungsgemeinschaften können örtlich und überörtlich sowohl innerhalb einer Kassenzahnärztlichen Vereinigung als auch KZV-übergreifend gebildet werden.

**Tätigkeit an weiteren Orten – Praxisfilialen**
Als Vertragszahnarzt können Sie neben Ihrer Tätigkeit am Vertragszahnarztsitz zudem „an weiteren Orten" tätig sein. Landläufig findet man hier synonym die Begriffe „**Zweigpraxis**" oder „**Filiale**". Bei der Tätigkeit an weiteren Orten handelt es sich nicht um eine Berufsausübungsgemeinschaft, trotzdem soll an dieser Stelle kurz darauf eingegangen werden.

Nach der Zahnärzte-ZV sowie den bundesmantelvertraglichen Vorgaben darf der Vertragszahnarzt außerhalb seines Vertragszahnarztsitzes Zweigpraxen an weiteren Orten betreiben, wenn und soweit
1. dies die Versorgung der Versicherten an den weiteren Orten verbessert und
2. die ordnungsgemäße Versorgung der Versicherten an dem Ort des Vertragszahnarztsitzes nicht beeinträchtigt wird.

Liegen die weiteren Orte im Bezirk der KZV, in der der Vertragszahnarzt Mitglied ist, ist für die Tätigkeit in einer Zweigpraxis die vorherige Genehmigung der KZV erforderlich. Soweit die weiteren Orte außerhalb des Bezirks dieser KZV liegen, ist für den Betrieb einer Zweigpraxis eine Ermächtigung durch den Zulassungsausschuss erforderlich, in dessen Bezirk die Zweigpraxis liegt. Liegen die unter Ziffer 1 und 2 genannten Voraussetzungen vor, hat der Vertragszahnarzt einen Anspruch auf Genehmigung durch seine Kassenzahnärztliche Vereinigung bzw. auf Ermächtigung durch den Zulassungsausschuss, in dessen Bezirk er die Tätigkeit aufnehmen will.

Eine Verbesserung der Versorgung der Versicherten an den weiteren Orten im Sinne der Ziffer 1 liegt nach den bundesmantelvertraglichen Regelungen insbesondere dann vor, wenn in dem betreffenden Planungsbereich eine bedarfsplanungsrechtliche Unterversorgung gegeben ist. Eine Verbesserung ist jedoch in der Regel auch dann anzunehmen, wenn unabhängig vom Versorgungsgrad in dem betreffenden Planungsbereich regional bzw. lokal nicht oder nicht im erforderlichen Umfang angebotene Leistungen im Rahmen der Zweigpraxis erbracht werden und die Versorgung auch nicht durch andere Vertragszahnärzte sichergestellt werden kann, die räumlich und zeitlich von den Versicherten mit zumutbaren Aufwendungen in Anspruch genommen werden können. Dies gilt auch, wenn in der Zweigpraxis spezielle Untersuchungs- und Behandlungsmethoden angeboten werden, die im Planungsbereich nicht im erforderlichen Umfang angeboten werden.

Entsprechend der unter Ziffer 2 genannten Voraussetzung setzt eine Filialgenehmigung zudem voraus, dass die ordnungsgemäße Versorgung der Versicherten an dem Ort des Vertragszahnarztsitzes nicht beeinträchtigt wird. Dies ist nach den Vorgaben des Bundesmantelvertrages in der Regel dann nicht der Fall, wenn die Dauer der Tätigkeit des Vertragszahnarztes in der oder den Zweigpraxen ein Drittel seiner Tätigkeit am Vertragszahnarztsitz nicht übersteigt.

Am Ort der Zweigpraxis kann ein Zahnarzt angestellt werden. Dessen Tätigkeit in der Zweigpraxis darf die Dauer der Tätigkeit des Vertragszahnarztes in der Zweigpraxis um höchstens 100% überschreiten. Auch in der Zweigpraxis gelten zudem die bundesmantelvertraglichen Einschränkungen betreffend der Anstellung von Zahnärzten. In seiner Filiale kann der voll zugelassene Vertragszahnarzt daher lediglich 2 voll- bzw. bis zu 4 halbzeitbeschäftigte Zahnärzte anstellen.

Eine Begrenzung der Anzahl der „weiteren" Orte sieht das Vertragsarztrecht nicht vor; auch nach der MBO-Z ist die Ausübung des zahnärztlichen Berufes in weiteren Praxen oder an anderen Orten als dem Praxissitz immer dann zulässig, wenn in jedem Einzelfall die ordnungsgemäße Versorgung der Versicherten sichergestellt wird. Beachten Sie aber dennoch die Berufsordnung der für Sie zuständigen Zahnärztekammer, ob dort im Einzelfall eine Begrenzung der zulässigen Anzahl der weiteren Orte verankert wurde.

Von den „weiteren Orten" abzugrenzen sind sogenannte **ausgelagerte Praxisräume**. Hierbei handelt es sich um weitere Orte in räumlicher Nähe zum Vertragszahnarztsitz, an denen der Vertragszahnarzt lediglich spezielle Untersuchungs- und Behandlungsleistungen erbringt. Hierbei reicht es aus, den Ort und den Zeitpunkt der Aufnahme dieser Tätigkeit der Kassenzahnärztlichen Vereinigung unverzüglich anzuzeigen.

## 16.2.5 Partnerschaftsgesellschaft

Neben der Rechtsform der Gesellschaft bürgerlichen Rechts (GbR) steht den freien Berufen eine zusätzliche Organisationsform für Berufsausübungsgemeinschaften zur Verfügung: die Partnerschaftsgesellschaft. Damit ermöglicht der Gesetzgeber Freiberuflern den Zusammenschluss in einer eigenständigen Gesellschaftsform.

> **Praxistipp:** Die Partnerschaftsgesellschaft stellt insbesondere wegen der Haftungsbeschränkung auf den behandelnden Zahnarzt und die Partnerschaftsgesellschaft eine Alternative dar zu der Gesellschaft bürgerlichen Rechts, die bisher die klassische Rechtsform für Berufsausübungsgemeinschaften ist. Dennoch wird diese Gesellschaftsform von Zahnärzten weniger häufig gewählt. Die folgenden Ausführungen beschränken sich daher auf eine Skizzierung der wesentlichen Merkmale. Zu beachten ist zudem, dass die Rechtsform der Partnerschaftsgesellschaft nicht im Rahmen der Gründung einer Organisationsgemeinschaft zur Verfügung steht.

Für die Partnerschaftsgesellschaft gelten grundsätzlich folgende Merkmale:

- Gesellschaftszweck ist die gemeinsame Ausübung freier Berufstätigkeit. Es liegt kein Gewerbe vor.
- Die Gesellschaft ist eine Personengesellschaft, kann jedoch unter ihrem Namen Rechte erwerben und Verbindlichkeiten eingehen, sie ist partei- und grundbuchfähig.
- Es ist ein schriftlicher Partnerschaftsgesellschaftsvertrag abzuschließen.
- Die Partnerschaft ist in das beim örtlichen Amtsgericht geführte Partnerschaftsregister einzutragen.
- Gesellschafter kann nur eine natürliche Person werden, die in dieser Partner-

schaft aktiv einen freien Beruf ausübt. Beim Verlust der Berufszulassung ist im Gesetz das Ausscheiden des betreffenden Gesellschafters obligatorisch verankert.

◢ Beim Tod eines Gesellschafters kann ein Erbe nur dann in die Partnerschaft eintreten, wenn er den freien Beruf selbst aktiv ausübt.

◢ Interdisziplinäre Partnerschaften sind nach den gesetzlichen Vorgaben zulässig. Damit haben Freiberufler die Möglichkeit, mit Freiberuflern anderer Berufe Kooperationen einzugehen.

◢ Für Verbindlichkeiten der Partnerschaft haften neben dem Vermögen der Partnerschaft alle Partner grundsätzlich gesamtschuldnerisch. Waren aber nur einzelne Partner mit der Bearbeitung eines Auftrags befasst, so haften nur sie für berufliche Fehler neben der Partnerschaft.

Bei der Beteiligung von Zahnärzten an solchen Partnerschaften sind verschiedene Ausprägungen denkbar. Nach § 17 MBO-Z ist der Zusammenschluss von Zahnärzten zu einer Berufsausübungsgemeinschaft in den rechtlich zulässigen Gesellschaftsformen und damit auch in der Form einer Partnerschaftsgesellschaft gestattet. Die freie Zahnarztwahl muss für die Patienten allerdings gesichert bleiben. Auch die Zugehörigkeit zu mehreren Berufsausübungsgemeinschaften ist Zahnärzten nach den Vorgaben der MBO-Z grundsätzlich gestattet, soweit dabei insbesondere in jedem Einzelfall die ordnungsgemäße Versorgung der Patienten sichergestellt wird.

Von der Berufsausübungsgemeinschaft unter Zahnärzten ist die Zusammenarbeit zwischen Zahnärzten und anderen freien Berufen zu unterscheiden: Hierbei handelt es sich um die kooperative Berufsausübung zwischen Zahnärzten und Angehörigen anderer Fachberufe. § 17 Abs. 1 MBO-Z regelt hierzu, dass sich Zahnärzte auch mit selbstständig tätigen und zur eigenverantwortlichen Berufsausübung berechtigten Angehörigen an-

derer Heilberufe oder staatlicher Ausbildungsberufe im Gesundheitswesen in den rechtlich zulässigen Gesellschaftsformen zusammenschließen können, wenn ihre eigenverantwortliche, medizinisch unabhängige und nicht gewerbliche Berufsausübung gewährleistet ist. Auch diese Zusammenarbeit kann (unter anderem) in Form einer Partnerschaftsgesellschaft geführt werden.

**Sonstige Partnerschaft**

Zahnärzte dürfen sich auch mit Angehörigen der im Partnerschaftsgesellschaftsgesetz genannten freien Berufe in einer Partnerschaftsgesellschaft zusammenschließen, die nicht zu den Berufsangehörigen gehören, mit denen Zahnärzte eine Zusammenarbeit im Sinne des § 17 Abs. 1 MBO-Z führen können. Dies können z.B. Steuerberater oder Architekten sein.

Der Gesellschaftszweck einer solchen Partnerschaft darf in diesen Fällen allerdings nicht in der Ausübung der Zahnheilkunde am Menschen bestehen (§ 17 Abs. 2 MBO-Z). Denkbar wäre beispielsweise eine Partnerschaft zwischen Zahnärzten und Architekten zur Errichtung eines von Zahnärzten genutzten Gebäudes. Zu beachten ist in diesen Fällen außerdem, dass die von dem Zahnarzt im Rahmen der sonstigen Partnerschaft ausgeübte Tätigkeit sachlich, räumlich und organisatorisch sowie für den Patienten erkennbar von seiner zahnärztlichen Tätigkeit getrennt sein muss.

## 16.2.6 Medizinisches Versorgungszentrum

Mit dem GKV-Modernisierungsgesetz (GMG) sind seit einigen Jahren auch sogenannte Medizinische Versorgungszentren (MVZ) berechtigt, an der vertrags(zahn-)ärztlichen Versorgung teilzunehmen. Nach dem Willen des Gesetzgebers sollen Medizinische Versorgungszentren sich durch eine interdisziplinäre Zusammenarbeit von ärztlichen, zahnärztlichen und nicht ärztlichen Heilberufen auszeichnen und den Patienten eine Versorgung aus einer Hand anbieten.

Die Anzahl an MVZ ist nach anfänglich eher mäßigem Interesse und noch bestehenden Rechtsunsicherheiten zwischenzeitlich deutlich angestiegen. Im I. Quartal 2008 gab es 1023 MVZ; dies ist gegenüber dem Vorjahr ein Anstieg um gut 40%.

Von vielen Vertragszahnärzten wurde die Möglichkeit, vertragszahnärztliche Leistungen auch in Form von MVZ zu erbringen, bei ihrer Einführung mit Skepsis betrachtet. Hintergrund dieser kritischen Haltung war dabei insbesondere der Umstand, dass die für das MVZ neu geschaffenen Vorteile und Möglichkeiten den niedergelassenen Vertragszahnärzten nicht zur Verfügung standen. Diese Ungleichbehandlung von MVZ und niedergelassenen Zahnärzten wurde als unangemessen empfunden, mit dem Inkrafttreten des VÄndG nunmehr jedoch aufgehoben. Mit den durch das VÄndG geschaffenen Flexibilisierungsmöglichkeiten dürfen die niedergelassenen Vertragszahnärzte nach der aktuellen Rechtslage fast alles, was ein MVZ auch darf. Dem einzelnen Vertragszahnarzt mit unternehmerischem Interesse stehen nun Gestaltungsspielräume offen, die zuvor nur MVZ zur Verfügung standen. Für junge Zahnärzte beispielsweise, die ambulant tätig sein möchten, ohne selbst „Unternehmer" zu werden, gibt es durch die mit dem VÄndG verbundenen Änderungen nun auch außerhalb des MVZ attraktive und deutlich erleichterte Anstellungsmöglichkeiten. Zusammenfassend lässt sich festhalten, dass mit dem VÄndG viele zuvor den MVZ vorbehaltene Freiräume auch den Vertragszahnärzten eröffnet wurden. Welche Auswirkungen dies auf die bislang stetig zunehmende Popularität der MVZ haben wird, bleibt abzuwarten. Attraktivität behalten MVZ aber sicher insbesondere für Krankenhäuser und größere Kooperationen.

## Wer kann ein Medizinisches Versorgungszentrum gründen?

Gegründet werden darf ein Medizinisches Versorgungszentrum von Leistungserbringern, die aufgrund von Zulassung, Ermächtigung oder Vertrag an der medizinischen Versorgung der Versicherten der gesetzlichen Krankenversicherungen teilnehmen. Solche definierten Leistungserbringer sind insbesondere zugelassene Zahnärzte, Ärzte, Psychotherapeuten, Krankenhäuser, Apotheken, Physiotherapeuten, Heilmittel- und Hilfsmittelerbringer, Personen der Haushaltshilfe und der häuslichen Krankenpflege usw. Mit dieser Eingrenzung soll erreicht werden, dass die Führung eines Medizinischen Versorgungszentrums sich vorrangig an medizinischen Vorgaben orientiert. Dieses Postulat gilt nicht nur für die Gründungsphase des Medizinischen Versorgungszentrums, sondern für die gesamte Zeit seines Bestehens. Würde beispielsweise ein neuer Gesellschafter aufgenommen, der nicht zum Kreis der definierten Leistungserbringer zählt, hätte dies die Entziehung der Zulassung für das MVZ zur Folge. Damit in einem solchen Fall aber der Betrieb des betroffenen MVZ zunächst weitergeführt werden kann, wurde durch das VÄndG festgeschrieben, dass die Zulassung erst dann zu entziehen ist, wenn diese Gründungsvoraussetzung über einen Zeitraum von mehr als 6 Monaten nicht mehr vorliegt.

## Leitung eines Medizinischen Versorgungszentrums

Voraussetzung für den Betrieb eines MVZ ist die Gewährleistung einer ärztlichen Leitung der Einrichtung. Der Begriff der ärztlichen Leitung wurde mit dem Inkrafttreten des VÄndG und der Aufnahme einer klarstellenden Regelung im SGB V insbesondere für die Fälle berufsgruppenübergreifender MVZ näher erläutert. Nach dem neuen § 95 Abs. 1 Satz 5 SGB V ist eine kooperative Leitung des MVZ immer dann möglich, wenn dort Angehörige unterschiedlicher Berufsgruppen tätig sind. Sind in einem MVZ Ärzte und Zahnärzte oder Zahnärzte und Psychotherapeuten gemeinsam beschäftigt, erscheint es nämlich sinnvoll, in diesen Fällen die Möglichkeit einer kooperativen Leitung einzuräumen, um deren Zusammenarbeit zu fördern. Denkbar ist in diesen Fällen z.B. die gemeinsame Leitung eines Arztes und eines Zahnarztes, wenn in dem MVZ Angehörige beider Berufsgruppen arbeiten.

Ebenso wie in den Fällen eines rein ärztlichen MVZ gilt auch hier, dass die ärztliche Leitung, bestehend aus einem oder mehreren Leistungserbringern, die Gesamtverantwortung für die erbrachten (zahn-)ärztlichen Leistungen trägt und dem Träger des Zentrums gegenüber medizinisch weisungsunabhängig ist.

## Medizinische Versorgungszentren sind fachübergreifende Einrichtungen

Das Gesetz definiert das Medizinische Versorgungszentrum als eine fachübergreifende Einrichtung. Als „fachübergreifend" in diesem Sinn wurde bislang mindestens eine versorgungszielübergreifende Zweckausrichtung angesehen und hierbei insbesondere auf die in den Weiterbildungsordnungen der (Landes-)Ärztekammern festgelegten Fachgebiete und auf die Arztgruppen im Sinne des § 101 SGB V abgestellt. Mit dem Inkrafttreten des VÄndG wurde § 95 Abs. 1 SGB V um eine insoweit klarstellende Regelung erweitert. Nach dieser Neuregelung ist eine Einrichtung grundsätzlich immer dann als fachübergreifend anzusehen, wenn in ihr Ärzte mit verschiedenen Facharzt- oder Schwerpunktbezeichnungen tätig sind. Zukünftig dürfte es damit als unstreitig anzusehen sein, dass grundsätzlich sämtliche Kombinationen verschiedener Facharzt- oder Schwerpunktbezeichnungen das Tatbestandsmerkmal „fachübergreifend" erfüllen.

Mangels expliziter Regelungen ist es für den zahnärztlichen Bereich auch nach In-

krafttreten des VÄndG noch fraglich, wann das Erfordernis der fachübergreifenden Tätigkeit in einer ausschließlich zahnärztlichen Einrichtung erfüllt ist. Hier bleibt damit auch weiterhin umstritten, ob unterschiedliche zahnärztliche Gebietsbezeichnungen – wie z.B. Fachzahnarzt für Oralchirurgie und Fachzahnarzt für Kieferorthopädie – als fachübergreifend anzusehen sind oder nicht. Derartige Kooperationen wurden von den Zulassungsausschüssen bislang überwiegend als nicht tauglich für die Gründung eines MVZ angesehen. Zur Begründung wurde dabei angeführt, die in der zahnärztlichen Weiterbildungsordnung festgelegten Gebietsbezeichnungen rechtfertigten zwar das Führen unterschiedlicher Fachzahnarztbezeichnungen, gleichwohl könnten unabhängig von der jeweiligen Fachzahnarztbezeichnung sämtliche zahnärztlichen Leistungen erbracht werden. Der Zahnarzt sei also gerade nicht – wie dies beispielsweise im Rahmen der fachärztlichen Ausrichtung der Fall ist – auf einen bestimmten Tätigkeitsbereich beschränkt.

Ob mit der Neuregelung des § 95 SGB V eine Klärung auch für den zahnärztlichen Bereich herbeigeführt werden kann, bleibt abzuwarten. Die zu dem Themengebiet der „fachübergreifenden Einrichtung" seit dem Inkrafttreten des VÄndG ergangene Rechtsprechung ist überschaubar, sodass auch insoweit derzeit keine nähere Begriffsbestimmung möglich ist. Erschwerend kommt hinzu, dass den wenigen bislang ergangenen Entscheidungen derzeit noch keine klare Linie zu entnehmen ist. So erklärte das Sozialgericht Stuttgart in einer Anfang 2007 im Eilverfahren ergangenen Entscheidung zur Frage der Zulässigkeit eines ausschließlich zahnmedizinisch tätigen MVZ, eine fachübergreifende Tätigkeit sei auch bei der Zusammenarbeit von allgemein zahnärztlich tätigen Zahnärzten und Fachzahnärzten für Kieferorthopädie gegeben. Da das VÄndG nunmehr auch unterschiedliche Schwerpunktbezeichnungen ausreichen lasse, seien nunmehr auch verschiedene Gebietsbezeichnungen nach der zahnärztlichen Weiterbildungsordnung ausreichend, um eine fachübergreifende Tätigkeit annehmen zu können.

Diese für Zahnärzte vielversprechende und richtungsweisende Entscheidung wurde jedoch im Juni 2007 durch das Landessozialgericht Baden-Württemberg – ebenfalls im Rahmen des einstweiligen Rechtsschutzverfahrens – wieder aufgehoben. Da der Gesetzgeber in § 95 SGB V die Gebietsbezeichnungen nach der Weiterbildungsordnung der Zahnärzte nicht erwähne, hielten es die Richter des Landessozialgerichtes für durchaus denkbar, dass dieser sich pauschal gegen zahnärztliche MVZ entschieden habe. Eine endgültige Absage wurde dem Zahnärzte-MVZ damit allerdings noch nicht erteilt. Wie andere Gerichte insbesondere außerhalb des auf eine oberflächliche Prüfung beschränkten Eilverfahrens entscheiden werden, wird die nähere Zukunft zeigen. Fest steht jedoch bereits jetzt, dass ein rein zahnärztliches MVZ durch die Neuregelung der gesetzlichen Vorgaben eher zulässig sein dürfte, als dies nach der bislang geltenden Gesetzeslage noch der Fall war.

### Alle zulässigen Organisationsformen sind möglich

Medizinische Versorgungszentren können sich aller zulässigen Organisationsformen bedienen. Sie können also auch als juristische Personen, z.B. als GmbH oder als Gesamthandgemeinschaft (BGB-Gesellschaft), betrieben werden. Soll ein MVZ in der Rechtsform einer juristischen Person des Privatrechts ausgeübt werden, müssen die Gesellschafter eine selbstschuldnerische Bürgschaftserklärung für die Forderungen der Kassen(zahn-)ärztlichen Vereinigungen bzw. der Krankenkassen gegen das Medizinische Versorgungszentrum aus dessen vertrags-(zahn-)ärztlicher Tätigkeit abgeben. Der Gesetzgeber spricht bewusst von „allen zulässigen Organisationsformen"; so scheiden nach überwiegender Ansicht z.B. die Rechtsformen OHG (offene Handelsgesellschaft) oder KG (Kommanditgesellschaft) als Gesellschaftsformen des Handelsrechts aus, da der zahnärztliche wie auch der ärztliche Beruf kein Gewerbe ist.

### Auch das MVZ benötigt eine Zulassung

Das Medizinische Versorgungszentrum benötigt eine Zulassung zur vertrags(zahn-)ärztlichen Versorgung. Darüber hinaus muss der Zulassungsausschuss die Anstellung von Zahnärzten im MVZ genehmigen. Die Zulassung kann ausgesprochen werden, wenn die Zahnärzte und Ärzte des Versorgungszentrums in das Zahnarzt- bzw. Arztregister eingetragen sind; Voraussetzung dazu ist unter anderem der Besitz der Approbation und eine abgeschlossene Weiterbildung. Das gilt auch für die angestellten Zahnärzte und Ärzte. Soweit für bestimmte, im Rahmen des MVZ tätige Leistungserbringer Zulassungsbeschränkungen angeordnet sind, sind auch die Regelungen der Bedarfsplanung zu beachten, das heißt, die Zulassung des Versorgungszentrums, aber auch die Genehmigung weiterer Anstellungen zu späteren Zeitpunkten kann nur erteilt werden, wenn für die beteiligten Fachgruppen im Planungsbereich keine Zulassungsbeschränkungen bestehen, bzw. wenn entsprechende Zulassungen vorhanden sind, die in das MVZ eingebracht werden können.

### Zahnärzte sind in MVZ als Angestellte oder Vertragszahnärzte tätig

In Medizinischen Versorgungszentren sind Zahnärzte als Angestellte oder Vertragszahnärzte tätig. Es sind also Konstellationen möglich, nach denen in einem MVZ angestellte Zahnärzte und Vertragszahnärzte arbeiten oder nur angestellte Zahnärzte oder nur Vertragszahnärzte. Beachten Sie in diesem Zusammenhang auch die Ausführungen in

Kapitel 15.3.2 „Anstellung als Zahnarzt in einem Medizinischen Versorgungszentrum (MVZ)" sowie die Möglichkeit der Anstellung bei verschiedenen Arbeitgebern (beschrieben in Kap. 15.3.1 „Anstellung als Zahnarzt in einer Vertragszahnarztpraxis"). Das VÄndG hat auch hier zu einer Flexibilisierung geführt. Bis Ende 2006 konnte ein an einem Krankenhaus angestellter Zahnarzt mit patientenbezogener Tätigkeit nicht gleichzeitig in einem von diesem Krankenhaus betriebenen MVZ tätig sein. Befürchtet wurden eine Interessenkollision und die Beeinträchtigung der freien Zahnarztwahl. Diese Einschränkung gilt nicht mehr. Nach dem VÄndG können Sie nun gleichzeitig als Angestellter in einem Krankenhaus und dessen MVZ (oder einem anderen MVZ) tätig sein.

In einem Medizinischen Versorgungszentrum können zudem – dies stellt § 33 Abs. 1 Zahnärzte-ZV explizit klar – anders als bei anderen Kooperationsformen der gemeinsamen Berufsausübung Zahnärzte und Ärzte gemeinsam beschäftigt sein.

Für weitere Detailinformationen zur Rechtslage empfiehlt es sich, spezielle Fachliteratur heranzuziehen, z.B. Zwingel B, Preißler R (2008) Ärzte-Kooperationen und Medizinische Versorgungszentren. Rechtliche Rahmenbedingungen für Gründung und Betrieb, 2. Aufl. Deutscher Ärzte-Verlag, Köln.


## 16.3 „In der Gemeinschaftspraxis teilt man die wirtschaftliche Verantwortung"

Interview mit Dr. Sabine Herrmann aus der Gemeinschaftspraxis Drs. Herrmann

### Welche Vorteile hat die Arbeit in einer Gemeinschaftspraxis für Sie?
*Ich habe immer – auch während des Studiums schon – eine Gemeinschaftspraxis angestrebt. Einfach weil ich kein Einzelkämpfertyp bin. In*

*der Gemeinschaftspraxis hat man einen Kollegen, mit dem man sich austauschen und die Verantwortung teilen kann. Auch und besonders in Hinblick auf die zusammen aufgenommenen Kredite. Man teilt sich also die ganze Verantwortung für die wirschaftlichen Anteile der Praxis und bequemerweise hat man gleich den Konsiliar direkt nebenan. Das ist schon sehr angenehm.*

*In unserem besonderen Fall, Gemeinschaftspraxis mit dem Lebenspartner, hat man auf jeden Fall Vorteile bei der Familienplanung. Solange die Kinder klein waren, habe ich mich etwas weniger in die Gemeinschaftspraxis eingebracht, konnte aber regelmäßig präsent sein, auch wenn ich mich mal auf meine Kinder fokussiert habe. Ein weiterer Vorteil ist, dass man sich hervorragend fachlich ergänzt. Jeder hat seine eigenen Schwerpunkte und kann dem anderen gegebenenfalls Patienten zuweisen. Bei uns ist es z.B. so, dass ich einen größeren Anteil der Kinderzahnheilkunde übernehme, auch in Form von ITN (Vollnarkose). Die kleinen Patienten, die bei meinem Mann nicht behandlungswillig sind, werden dann öfter zu mir überwiesen und ich mache dann die Behandlung in Vollnarkose und genauso ist es umgekehrt. Mein Mann hat ja vorher eine Zahntechnikerausbildung gemacht und so kann ich immer bei labortechnischen Fragen auf ihn zurückgreifen oder auch prothetische Großkonstruktionen, da ist er der Meister. Da kann man sich wunderbar austauschen.*

### Gibt es auch Nachteile?
*Ein Nachteil ist, in unserer besonderen Situation als Ehepaar, dass man Privates und Berufliches gelegentlich vermischt. Wenn es z.B. in der Praxis zu Spannungen kommt, z.B. von Seiten des Personals oder Sonstiges, läuft man Gefahr, diese Spannungen auch mit nach Hause zu nehmen. Und umgekehrt nimmt man auch schon mal den Stress mit den Kindern oder dem Partner mit in die Praxis, auch wenn das eher selten vorkommt. Ein weiterer Nachteil als Ehepaar in einer Gemeinschaftspraxis, ist, dass man keine gegenseitige Vertretung hat. Auf jeden Fall nicht in der Zeit, in der man noch gemeinsam mit den*

Kindern in den Urlaub fährt. Man hat dann sicher keine optimale Auslastung der Räumlichkeiten und des Personals. Rein wirtschaftlich durchaus ein Nachteil, aber privat auch wiederum sehr angenehm.

**Sie haben ja zuerst etwas ganz anderes als Zahnmedizin im Blick gehabt und eine Ausbildung zur Orthoptistin gemacht. Wann haben Sie sich zum Zahnmedizinstudium entschlossen und warum?**
Es war so, dass ich nach dem Abitur keine große Lust auf ein Studium hatte. Ich wollte von den Büchern weg und einfach ins Leben starten, Geld verdienen und auch wirklich etwas tun. Bloß keine Theorie mehr am Schreibtisch zelebrieren. Auf jeden Fall wollte ich aber in den medizinischen Bereich und bin dann bei der Orthoptistin gelandet, was ich sehr interessant fand.

Letztendlich habe ich durch Freunde, die Zahnmedizin studierten, gesehen, dass dieses Studium keineswegs nur theoretisch, sondern ausgesprochen praxisorientiert ist. Damit war meine Annahme, dass das Studium grundsätzlich Theorie sei, hinfällig. Hinzu kam, dass ich in einer WG mit 2 Studentinnen gewohnt habe, die einfach in der Gestaltung ihres Lebens doch ein bisschen freier waren als ich in meinem Ausbildungsberuf. Nach Abwägung dieser ganzen Umstände hatte ich schließlich den Mut, mich für das Zahnmedizinstudium zu bewerben. Diesen Mut hätte ich – das muss man ganz klar sagen – direkt nach dem Abitur nicht gehabt. Vor allem auch deshalb nicht, weil ich keinen Numerus Clausus hatte und auf meinen „Sonntagskindstatus" hoffen musste. Ja, das habe ich dann auch gemacht und prompt einen Studienplatz bekommen. Bis zum heutigen Tag habe ich meinen Entschluss nicht ein einziges Mal bereut!

**Spielte die Niederlassungsperspektive bei der Entscheidung schon eine Rolle?**
Ja, das kann man so sagen. Ich fühlte mich in der Ausbildung zur Orthoptistin sehr bevormundet und gegängelt von den unterrichtenden Ärzten dort. Typisch war, dass man uns, wenn wir

z.B. in Anatomie mehr wissen wollten, sagte: „Sie brauchen das nicht zu wissen, Sie werden ja nur Orthoptistin!"

Da spielte der Gedanke, sowohl in der Bildung und Ausbildung frei zu sein als auch nachher sein eigener Herr zu sein, eine wichtige Rolle. Das war übrigens auch der Grund, warum ich das Angebot der Universitätsklinik Münster, als Assistentin in der konservierenden Abteilung anzufangen, abgelehnt habe. Ich wollte unbedingt die Niederlassung und die Selbstständigkeit.

**Fühlten Sie sich nach dem Studium und der Assistenzzeit genügend auf die Niederlassung vorbereitet?**
Keineswegs! Ich fühlte mich sowohl in der Theorie als auch in dem ganzen kaufmännischen Bereich, der einen in der Niederlassung dann regelrecht überfällt, miserabel vorbereitet. Fachlich, muss ich sagen, lernt man natürlich noch eine Menge hinzu, wenn man in die Praxis geht. Und ich glaube, dass learning bei doing meistens besser als aller Unterricht ist. Die Kenntnis der vielen verschiedenen Fälle, denen man sich in der Praxis gegenübersieht, kann man sich einfach nur durch Erfahrung aneignen. Ich glaube nicht, dass man das in der Ausbildung vermitteln könnte, oder dass jeder gleich gut vorbereitet in die NL gehen kann. Dann würden das Studium und die Assistenzzeit einfach unheimlich lange dauern.

**Sie arbeiten mit Ihrem Mann zusammen in einer Praxis. Was gab den Ausschlag, sich für diese Variante der Praxisführung zu entscheiden?**
Der Ausschlag für die Variante Gemeinschaftspraxis mit meinem Mann war zum einen, dass wir auch eine gemeinsame berufliche Zukunft planten. Das ist natürlich günstiger, als wenn jeder für sich etwas aufbaut. Wenn man an einem Strick zieht, werden die Gemeinsamkeiten besser ausgenützt als allein. Zum anderen haben wir von Anfang an das Praxiskonzept gehabt, zu zweit ein größeres Klientel bedienen zu wollen. Es gibt im Klientel immer Patienten, die einen

männlichen Behandler und Menschen die einen weiblichen Behandler bevorzugen. Und dadurch, dass wir beides anbieten können, haben wir schon ein größeres Klientel, das wir ansprechen. Dann kamen noch die verschiedenen „Liebhabereien" dazu. Mein Mann ist eher der Prothetiker und ich bin gerne für die konservierenden, ästhetischen und endodontischen Fragen zuständig. Obwohl wir beide alles anbieten, haben wir damals schon gesagt: Das ist die optimale Ergänzung!

### Haben Sie sich gemeinsam für den Standort Dortmund entschieden? Und wie haben sie geeignete Praxisräume gefunden?

Da wir unsere Assistenzzeit und ich eine kurze Niederlassung in Bremen hatten, haben wir uns dazu entschieden, uns endgültig gemeinsam niederzulassen. Wir haben uns für Dortmund und gegen Bremen entschieden, weil wir in Bremen schon die Erfahrung gemacht hatten, dass es so etwas wie einen Heimvorteil gibt, den man besser nutzen sollte. Außerdem hatten wir nach diesen kurzen Exkursionen nach Münster und Bremen die Liebe zu Dortmund wiederentdeckt und uns darauf gefreut zurückzukehren.

### Auf welche Hilfen konnten Sie bei den Themen Finanzierung, Steuern, Gebühren usw. in Anspruch zurückgreifen?

Bevor wir endgültig die NL hier in Dortmund durchgezogen haben, hatten wir von Bremen aus ein Angebot in Kamen. Diese ganze Geschichte ist damals letztendlich gescheitert und wir fühlten uns ein bisschen im Stich gelassen und allein. Deswegen haben wir bei der NL mit einem Mitarbeiter eines Finanzdienstleisters zusammengearbeitet, der uns bei den Bank- und Finanzierungsangelegenheiten begleitet hat. Das gibt einem als Anfänger ein bisschen Sicherheit. Heute würde ich mir vor einer Niederlassung nicht mehr so ins Hemd machen, aber so ist es eben, wenn man ganz frisch im Geschäft ist, und wenn es um die vielen großen Kredite geht. Da ist man ganz froh, wenn man jemanden an der Seite hat.

Die meisten Fragen betrafen die Finanzierung, die Organisation der ganzen kaufmännischen Seite und wie man alles absichert. Man trägt ja auch die Verantwortung für die Angestellten, dass sie optimal versorgt sind usw. Das sind so die Fragen, die man sich stellt.

### Wie gehen Sie jetzt mit Wirtschaftsfragen um?

Es gab einen Bruch in unserer 10-jährigen Laufbahn. Nachdem irgendwann irgendwie alles lief, ergab sich ein gewisser Automatismus. Wie gesagt, alles lief und man gibt dann zur Entlastung gerne alles in die Hände anderer. Leider mussten wir, weil diese Hände irgendwann verschwanden und wir nicht mehr wussten, was in unserer eigenen Praxis läuft, die bittere Erfahrung machen, dass es enorm wichtig ist, sich immer wieder selber den Durchblick zu verschaffen. Besser ist es natürlich noch, ihn immer zu behalten. Klar muss man auch delegieren können, aber man kann auch nur bewusst und gut delegieren, wenn man weiß, worum es geht. Gott sei Dank ist nichts passiert, aber es hätte auch anders ausgehen können.

Nach 10-jähriger Erfahrung finde ich besonders wichtig, dass man, auch wenn man überhaupt kein Kaufmann ist, sich in allen praxisrelevanten Wirtschaftsfragen schlau machen muss. Es ist immerhin der eigene Laden, um den es geht. Und das würde ich mir heute auch nicht mehr nehmen lassen. Gleichzeitig ermöglichen einem die eigenen Kenntnisse eine noch bessere Strukturierung des gesamten Unternehmens. Man weiß halt selbst am besten, wo es hakt.

### Gehen Ihre Kinder gerne zum Zahnarzt?

Naja, gern wäre sicherlich übertrieben. Aber als lästige Notwendigkeit wird es durchaus akzeptiert. Lästig deshalb, weil Kinder von Natur aus lieber Fahrrad fahren, Skaten oder Fernsehen. Aber ich kann sicherlich behaupten, dass unsere Kinder viel Wert auf ihre Zähne und ihre Zahngesundheit legen. Ängste haben unsere Kinder überhaupt nicht – im Gegenteil, da das Verhältnis so vertraut ist, wird der Behandler (mein Mann oder ich) auch schon mal angemeckert, wenn es länger dauert als gewohnt.

# 17 Wie Sie Ihre Verträge rechtssicher gestalten

Die Entscheidung zur Niederlassung als Zahnarzt stellt eine wesentliche Lebensentscheidung dar, deren Rahmenbedingungen nicht nur persönlich und wirtschaftlich abgesteckt, sondern insbesondere sorgfältig vertraglich geregelt werden müssen. Der Abschluss eines schriftlichen Vertrages stellt die zur Rechtssicherheit notwendige und sinnvolle Dokumentation des Willens der vertragsschließenden Parteien dar. Darüber hinaus verlangt die für das Vertragszahnarztrecht maßgebliche Rechtsprechung des Bundessozialgerichts beispielsweise bei der Genehmigung der Gründung einer Berufsausübungsgemeinschaft durch den Zulassungsausschuss die Vorlage eines schriftlichen Gesellschaftsvertrages. Damit sämtliche relevanten Aspekte „wasserdicht" vereinbart werden und auch die formaljuristischen Vorgaben im Rahmen des Niederlassungsvorhabens beachtet werden, sollten Sie hierbei jedoch nicht darauf verzichten, einen auf die Niederlassung von Zahnärzten spezialisierten Rechtsanwalt hinzuzuziehen.

Die in Verträgen festzuhaltenden Inhalte bedürfen vor der Abfassung und der Unterzeichnung eines Vertrages sorgfältiger und vollständiger Vorüberlegungen. Werden in einem Vertrag nicht sämtliche regelungsbedürftigen Aspekte abgehandelt und ergeben sich im Nachhinein Regelungslücken, so können sich die Beteiligten nicht auf vorhandene schriftliche Vereinbarungen berufen. Folglich ist die mit dem Abschluss eines Vertrages bezweckte Rechtssicherheit nicht vorhanden. Solche Versäumnisse im Rahmen der Vertragsgestaltung können in der Regel nur gerichtlich geklärt werden. Es ist nicht auszuschließen, dass dies zu empfindlichen finanziellen Nachteilen, gegebenenfalls sogar zur existenziellen Gefährdung führen kann. Aber nicht nur den rechtlichen, sondern auch den wirtschaftlichen und steuerrechtlichen Konsequenzen sollte bei der Vertragsgestaltung besonderes Augenmerk geschenkt werden.

**Praxistipp:** Standardisierte Musterverträge zur Praxisübernahme, Praxismiete oder zur Gründung einer Berufsausübungsgemeinschaft sollten Sie nur zur allgemeinen Orientierung und zur Einführung in das Thema heranziehen, da sie grundsätzlich auch nur zu diesem Zweck erstellt werden. Musterverträge passen daher trotz inhaltlicher Richtigkeit der Regelungen gerade wegen ihrer grundsätzlichen Allgemeingültigkeit in der Regel nicht auf die individuelle Situation und enthalten auch nicht sämtliche regelungsbedürftigen Aspekte. Darüber hinaus sind Musterverträge nicht geeignet, eintretenden Rechtsveränderungen umgehend Rechnung zu tragen. Für die komplizierte Vertragsgestaltung sollten Sie daher zu Ihrer eigenen Sicherheit spezialisierte Rechtsanwälte konsultieren, die mit Wirtschafts- und/oder Steuerberatern Hand in Hand arbeiten und das Niederlassungsvorhaben gemeinsam begleiten.

Selbstverständlich kann dieser „Wegweiser" nicht sämtliche rechtlichen Aspekte der Vertragsgestaltung im Rahmen Ihrer Niederlassung beleuchten. Dafür ist nicht zuletzt die

Fülle individueller Regelungsnotwendigkeiten zu groß. Die Tragweite der Thematik können Sie als niederlassungswilliger Zahnarzt jedoch an den gelieferten Beispielen ermessen und sich einen Überblick über die vertraglich zu regelnde Materie verschaffen. Wir thematisieren daher in diesem Kapitel die wesentlichen rechtlichen Aspekte der Vertragsgestaltung, die bei der zahnärztlichen Existenzgründung erfahrungsgemäß besonders wichtig sind, und geben Ihnen Tipps, wie Sie typische Fallstricke vermeiden können. Es versteht sich jedoch von selbst, dass die aufgeführten Tipps eine Rechtsberatung für Ihr konkretes Niederlassungsvorhaben nicht ersetzen können und sollen.

## 17.1 Praxisübernahmevertrag

Die Praxisübernahme stellte in der Vergangenheit aufgrund der Zulassungsbeschränkungen für die meisten Zahnärzte oftmals die einzige Möglichkeit dar, den Wunsch einer eigenen Praxis zu realisieren. Mit dem Inkrafttreten des Gesetzes zur Stärkung des Wettbewerbs in der gesetzlichen Krankenversicherung (GKV-WSG) zum 01.04.2007 sind die Zulassungsbeschränkungen im vertragszahnärztlichen Bereich jedoch weggefallen. In Zukunft wird es im Rahmen der Praxisübergabe an einen Nachfolger somit nicht mehr um eine Nachbesetzung des Vertragszahnarztsitzes des Praxisabgebers gehen, sondern in erster Linie um ausgewogene Regelungen zur Übertragung des zahnärztlichen Praxisinventars, zur Übernahme der Patientenkartei sowie zur Regelung des Schicksals der laufenden Verträge.

Da entsprechende Regelungen zweckmäßigerweise in einem Praxisübernahmevertrag getroffen werden, sind ausgewogene und interessengerechte vertragliche Regelungen also auch in Zukunft sowohl für den Praxisübernehmer als auch für den Praxisabgeber von grundlegender Bedeutung. Auch

hierzu existieren die unterschiedlichsten Musterverträge, die jedoch – worauf oben bereits hingewiesen wurde – nur dazu geeignet sind, die Vertragsparteien über die typischen Klauseln eines Praxisübernahmevertrages zu informieren. Auf eine juristische Begleitung durch einen spezialisierten Rechtsanwalt kann bei der Abfassung eines Praxisübernahmevertrages aber keinesfalls verzichtet werden. Sonst besteht insbesondere die Gefahr, dass nicht sämtliche individuellen Besonderheiten der konkreten Praxisübergabe berücksichtigt werden.

In diesem Zusammenhang ist besonders zu beachten, dass von einer Praxisübergabe 2 verschiedene rechtliche Regelungskreise betroffen sind. Auf der einen Seite muss der Praxisübernahmevertrag rein zivilrechtliche Regelungen enthalten, da es sich insoweit um einen zivilrechtlichen Verkauf der Praxis handelt. Auf der anderen Seite sind die öffentlich-rechtlichen Vorgaben des Zahnarztrechtes und des Vertragszahnarztrechtes zu berücksichtigen. Der Praxisübernehmer hat hierbei insbesondere ein Interesse daran, dass die verbindliche Übergabe der Praxis von seiner Zulassung zur vertragszahnärztlichen Versorgung abhängig gemacht wird. Auch wenn der Zulassung als Vertragszahnarzt mit dem Wegfall der Zulassungsbeschränkungen im zahnärztlichen Bereich zumindest insoweit keine Hindernisse mehr entgegenstehen, sollte bei der Ausgestaltung eines Praxisübergabevertrages dennoch darauf geachtet werden, einen Einklang zwischen den zivilrechtlichen und den öffentlich-rechtlichen Aspekten der Praxisübergabe zu erzielen. Nur wenn diese beiden rechtlichen Regelungskreise hinreichend aufeinander abgestimmt sind, kann eine Praxisübernahme rechtssicher gestaltet werden und Sie vermeiden rechtliche Schwierigkeiten bei der Realisierung und der Abwicklung der Praxisübergabe.

Die Tabelle 17.1 zeigt, welche wesentlichen Aspekte in einem Praxisübernahmevertrag geregelt sein sollten. Anschließend stel-

**Tab. 17.1:** Checkliste zum Praxisübernahmevertrag ⊘

| | |
|---|---|
| **Vertrags-gegenstand** | Gegenstand des Vertrages ist die Übernahme der Zahnarztpraxis und nicht die Übernahme der vertragszahnärztlichen Zulassung. Der Zeitpunkt der Übernahme sollte vertraglich festgelegt werden. |
| **Inventar** | Das Inventar sollte in einer separaten Inventarliste aufgeführt werden, auf die in dem Praxisübernahmevertrag Bezug genommen wird. Dabei empfiehlt es sich, neben jedem Gegenstand den jeweiligen Übernahmepreis aufzuführen. Auch ist es in der Regel ratsam, das Inventar vollständig zu übernehmen. Die Haftung des Praxisverkäufers für Sachmängel sollte ausgeschlossen werden. |
| **Patientenkartei** | Der Praxisübernahmevertrag muss regeln, dass dem Erwerber sowohl an der manuell geführten als auch an der mittels EDV archivierten Patientenkartei das Eigentum übertragen wird, sofern eine entsprechende Einverständniserklärung der betroffenen Patienten vorliegt. Außerdem muss der Vertrag einen Passus enthalten, der den Erwerber dazu verpflichtet, die gesamte Kartei innerhalb der in der zahnärztlichen Berufsordnung vorgesehenen Aufbewahrungsfristen unentgeltlich aufzubewahren. |
| **Personal** | Auch wenn der Praxiserwerber bereits kraft Gesetz gemäß § 613 a BGB in die Rechte und Pflichten der im Zeitpunkt des Übergangs bestehenden Arbeitsverhältnisse eintritt, ist es sinnvoll, dies in dem Praxisübernahmevertrag noch einmal zur Klarstellung aufzuführen. Dabei sollte eine separate Liste über die bestehenden Arbeitsverhältnisse erstellt und dem Praxisübernahmevertrag als Anlage beigefügt werden. |
| **Praxisräume** | Bei Abschluss von Mietverträgen über die Praxisräume ist insbesondere seit der durch das VÄndG eingetretenen erheblichen Flexibilisierung im Hinblick auf mögliche Kooperationen eine auch für den Zahnarzt verbindliche lange Laufzeit des Mietvertrages nicht mehr unabdingbar anzuraten, damit der Zahnarzt nicht durch eine zu lange Mietvertragsdauer daran gehindert wird, im Rahmen etwaiger Kooperationen seinen Vertragszahnarztsitz verlegen zu können. Auf der anderen Seite ist es aber weiterhin im Interesse des Praxiserwerbers, dass ihm die Praxisräumlichkeiten nicht gegen seinen Willen schon nach einer kurzen Vertragslaufzeit entzogen werden können, weil die Patientenbindung auch in besonderem Maß von der Beibehaltung der gewohnten Räumlichkeiten abhängt. Es sollte deshalb eine kurze Festmietzeit mit einseitiger mehrfacher Option zur Verlängerung durch den Mieter vereinbart werden. Allerdings sollte in den Mietvertrag die Klausel aufgenommen werden, dass der Praxiserwerber bspw. im Fall seiner Berufsunfähigkeit den Mietvertrag innerhalb einer angemessenen Frist von z.B. 3 Monaten kündigen kann. Ansonsten wäre der Praxiserwerber trotz Berufsunfähigkeit bis zum regulären Ablauf des Mietvertrages an seine daraus entstehenden Verpflichtungen gebunden. |
| **Honorar-forderungen** | Der Praxisübernahmevertrag sollte eine Regelung darüber enthalten, wie die Abwicklung der zum Zeitpunkt der Praxisübergabe schon bestehenden privatzahnärztlichen Honorarforderungen vorzunehmen ist. In Betracht kommt eine Einziehung durch entweder den Praxisverkäufer oder den Erwerber. |
| **Kaufpreis** | Selbstverständlich muss der Praxisübernahmevertrag auch den vereinbarten Kaufpreis enthalten. In dem Vertrag sollte auch differenziert werden, welcher Teilbetrag des Kaufpreises für die Praxiseinrichtung und welcher für den ideellen Praxiswert (Goodwill) gezahlt werden soll. |

**Tab. 17.1:** Fortsetzung

| | |
|---|---|
| **Rückkehrverbot, Konkurrenzschutzklausel** | Bei der Vereinbarung des Rückkehrverbotes ist zu berücksichtigen, dass eine zu umfassende Formulierung des Rückkehrverbotes zur vollständigen Unwirksamkeit der Konkurrenzschutzklausel führt, jedenfalls wenn es sich um den örtlichen und gegenständlichen Umfang handelt. Insofern gilt die alte Weisheit, dass manchmal weniger mehr ist. |
| **Schriftform** | Um etwaige Streitigkeiten darüber, dass mündlich noch andere Vereinbarungen getroffen worden seien, zu vermeiden, sollte der Praxisübernahmevertrag die Klausel enthalten, dass Änderungen und Ergänzungen des Vertrages der Schriftform bedürfen und dass mündliche Nebenabreden nicht getroffen sind. |
| **Schiedsgericht** | Um bei etwaigen Streitigkeiten eine möglichst schnelle Entscheidung zu erhalten, ist es sinnvoll und üblich zu vereinbaren, dass darüber ein Schiedsgericht entscheidet. Dies hat außerdem den Vorteil, dass für das Schiedsgericht gerade in diesem Rechtsgebiet besonders kompetente Personen als Schiedsrichter benannt werden können. |
| **Kosten** | Auch über die Verteilung der Kosten sollte eine Regelung getroffen werden, um diesbezüglich Klarheit zu erhalten. Üblich ist, dass entweder jeder die Kosten zur Hälfte oder der Erwerber die vollen Kosten allein trägt. Selbstverständlich ist dies aber frei verhandelbar und auch jede andere Aufteilung möglich. |

len wir Ihnen Standardformulierungen aus Musterverträgen vor, die zwar häufig in der Praxis anzutreffen sind, aber den individuellen Gegebenheiten bei einer Praxisübernahme nicht immer entsprechen und daher regelmäßig einer Änderung oder Ergänzung bedürfen. Zu jedem Sachverhalt finden Sie daher einen Praxistipp bezogen auf die Aspekte der Vertragsgestaltung, die in den Musterverträgen in der Regel keine Berücksichtigung finden.

## 17.1.1 Übernahmezeitpunkt

**Typische Formulierung in Musterverträgen:**
„Der Erwerber übernimmt mit Wirkung vom ... die Praxis des Veräußerers und führt sie in den bisherigen Räumen im eigenen Namen und auf eigene Rechnung weiter."

**Praxistipp:** Da der Praxisübernehmer auf eine Zulassung zur vertragszahnärztlichen Versorgung angewiesen ist und sich dieser Zeitpunkt wegen der Besonderheiten des Zulassungsverfahrens unter Umständen nicht einhalten lässt, sollte der Übernahmezeitpunkt im Vertrag nicht nur an dem gewünschten Datum der Praxisübergabe festgemacht werden, sondern sich „frühestens auf den Zeitpunkt der rechtskräftigen Zulassung des Praxisübernehmers" beziehen. Ferner muss beachtet werden, dass Gegenstand eines Praxisübernahmevertrages die Übernahme der Praxis ist und nicht die Übernahme der vertragszahnärztlichen Zulassung. Diese ist als solche nicht veräußerbar und endet zudem, da für den vertragszahnärztlichen Bereich nach derzeitiger Rechtslage keine Zulassungssperren gelten, ohnehin mit der Verzichtserklärung des Praxisabgebers. Der Praxisübernehmer wiederum erhält seine Zulassung als Vertragszahnarzt nach Stellung eines entsprechenden Antrags bei dem zuständigen Zulassungsausschuss, soweit er die in dem Kapitel 15.4 („Wie erhalte ich die Zulassung als Vertragszahnarzt?") für eine vertragszahnärztliche Zulassung genannten Voraussetzungen in seiner Person erfüllt.

## 17.1.2 Inventarliste

**Typische Formulierung in Musterverträgen:**
„Der Veräußerer versichert, dass die in der beigefügten Anlage aufgeführten Praxisgegenstände in seinem alleinigen Eigentum stehen und frei von Rechten Dritter sind. Der Veräußerer übereignet an den Erwerber diese Praxisgegenstände und sonstige Einrichtungsgegenstände. Die Übergabe erfolgt zum … wie besehen. Eine Haftung für Sachmängel des Inventars oder die Ertragsfähigkeit der Praxis ist ausgeschlossen."

**Praxistipp:** Die Wichtigkeit der Inventarliste wird von den Beteiligten einer Praxisübergabe häufig unterschätzt. Das Inventarverzeichnis wird Vertragsbestandteil und sollte daher die zu übertragenden Gegenstände möglichst genau erfassen. Das bedeutet beispielsweise, dass bei medizinisch-technischen Geräten nicht nur die Gerätebezeichnung, sondern auch die konkrete Gerätenummer aufgeführt werden sollte.

## 17.1.3 Kaufpreis

**Typische Formulierung in Musterverträgen:**
„Als Kaufpreis für sämtliche Praxisgegenstände einschließlich der medizinischen Geräte und des Mobiliars und als Abfindung für den ideellen Wert der Praxis zahlt der Erwerber insgesamt … Euro. Der Gesamtpreis setzt sich aus … Euro für das Inventar und … Euro für den ideellen Wert (Goodwill) der Praxis zusammen. Der Gesamtkaufpreis ist zur Zahlung fällig am …"

**Praxistipp:** Die Fälligkeit des Kaufpreises sollte entsprechend den Ausführungen zum Übergabezeitpunkt nicht für ein konkretes Datum vorgesehen werden, sondern unter dem Vorbehalt der rechtskräftigen Zulassung des Praxis-

übernehmers zur vertragszahnärztlichen Versorgung stehen. Ohne diese Sicherheit sollte sich der Praxisübernehmer nicht zur Zahlung des vereinbarten Kaufpreises verpflichten.

## 17.1.4 Honorarabrechnungen

**Typische Formulierung in Musterverträgen:**
„Als weitere Anlagen werden dem Vertrag beigefügt:
◣ Honorarabrechnung des Veräußerers des/der letzten … Jahre(s) mit einem Testat des Steuerberaters
◣ Aufstellung der Praxiskosten des/der letzten … Jahre(s) mit einem Testat des Steuerberaters."

**Praxistipp:** Der Praxisübernehmer sollte sich die Richtigkeit der vorgelegten Abrechnungsunterlagen ausdrücklich im Vertrag bestätigen lassen. Darüber hinaus sollten die im Vertrag aufgeführten Anlagen auch tatsächlich jedem Vertragsexemplar als Anlage beigefügt werden.

## 17.1.5 Übernahme des Personals

**Typische Formulierung in Musterverträgen:**
„Der Erwerber übernimmt das Personal der Praxis und tritt in alle Rechte und Pflichten aus den im Zeitpunkt der Übernahme bestehenden Arbeitsverhältnissen (s. Anlage) ein. Der Veräußerer verpflichtet sich, bei den einzelnen Mitarbeiterinnen auf die Fortsetzung der Arbeitsverträge hinzuwirken."

**Praxistipp:** In einigen Praxen besteht die Besonderheit, dass teilweise mit den älteren Arbeitnehmern/Arbeitnehmerinnen keine schriftlichen Arbeitsverträge abgeschlossen worden sind. Hier sollte auf den Abschluss neuer schriftlicher Arbeitsverträge hingewirkt, zumindest jedoch die Besonderheiten der langjährigen Arbeitsverhältnisse schriftlich fixiert werden. Im Rahmen dieser Übersicht über die Inhalte der Arbeitsverhältnisse sollte der Praxisübernehmer insbesondere aufnehmen, welche konkreten Geld- und Sachleistungen den Arbeitnehmern/Arbeitnehmerinnen zustehen und sich von dem Praxisübergeber versichern lassen, dass diesen keine darüber hinausgehenden Leistungen versprochen sind.

**Typische Formulierung in Musterverträgen:**
„Soweit der Erwerber für das laufende Kalenderjahr zur Zahlung von Weihnachtsgeld, Urlaubsgeld oder sonstigen regelmäßig wiederkehrenden Gehaltszulagen verpflichtet ist, hat der Veräußerer die jeweiligen Beträge für die Zeit bis zur Übergabe der Praxis anteilig zu erstatten."

**Praxistipp:** Einzelne Ansprüche aus fortzusetzenden Vertragsverhältnissen (z.B. 13. Monatsgehalt der Zahnarzthelferinnen) beziehen sich jeweils auf ein vollständiges Kalenderjahr. Diese Verbindlichkeiten sollten in dem Praxisübernahmevertrag zwischen Praxisübergeber und Praxisübernehmer nach dem Maßstab „pro rata temporis", also anteilig nach der Zeit, aufgeteilt werden. Erfolgt also die Übergabe zum 01.07., so ist das 13. Monatsgehalt hälftig zu teilen. Die Abwicklung dieser Aufteilung kann über einen gesonderten Zahlungsanspruch des Praxisübernehmers oder unmittelbar über eine Verrechnung mit dem Kaufpreis erfolgen. In diesem Zusammenhang sollte sich der Praxisübernehmer von dem Praxisübergeber vertraglich ausdrücklich zusichern lassen, dass alle Lohn- und Gehaltsansprüche

der Arbeitnehmer bis zu dem Übernahmestichtag sowie alle sonstigen damit verbundenen Lasten (Lohnsteuer, Sozialversicherungsabgaben usw.) ordnungsgemäß erfüllt sind bzw. bis zu dem Übernahmestichtag erbracht werden.

### 17.1.6 Mietvertrag

**Typische Formulierung in Musterverträgen:**
„Der Veräußerer ist Mieter der im Hause … in … gelegenen Praxisräume, bestehend aus … Räumen von insgesamt … m² und … Pkw-Abstellplätzen. Der Erwerber tritt ab dem … in diesen Mietvertrag mit allen sich daraus ergebenden Rechten und Pflichten ein. Die schriftliche Einverständniserklärung des Vermieters zur Fortsetzung des bisherigen Mietvertrages mit dem Erwerber ist Gegenstand dieses Übernahmevertrages. Der Mietvertrag ist diesem Übernahmevertrag als Anlage … beigefügt und die Einverständniserklärung des Vermieters als Anlage …" (Was unabhängig von der Praxisübernahme im Mietvertrag zu regeln ist, können Sie dem Kapitel 17.3 „Mietvertrag für die Zahnarztpraxis" entnehmen.)

**Praxistipp:** Nur die Fortführung des Mietvertrages durch den Praxisübernehmer kann diesem den Praxisstandort sichern. Sollte die Zustimmung des Vermieters bei Vertragsabschluss noch nicht vorliegen, sollte sich der Praxisübernehmer im Praxisübernahmevertrag ein Rücktrittsrecht ausbedingen für den Fall, dass der Mietvertrag mit dem Vermieter nicht fortgesetzt werden kann. Denkbar ist auch, dass der Praxisübernahmevertrag unter den Vorbehalt der Fortsetzung des Mietverhältnisses gestellt wird.

## 17.2 Berufsausübungsgemeinschaftsverträge

Die Anzahl von Praxiskooperationen, insbesondere von Gemeinschaftspraxen und Praxisgemeinschaften, ist in den letzten Jahren aufgrund der veränderten wirtschaftlichen Rahmenbedingungen ständig gestiegen. Die Statistik zeigt jedoch, dass fast jede zweite Gemeinschaftspraxis innerhalb der ersten 5 Jahre wieder aufgelöst wird. Aber nicht nur aufgrund der rechtlichen Schwierigkeiten bei der Auseinandersetzung von Berufsausübungsgemeinschaften, das heißt wegen der rechtlichen Folgen einer Trennung, sondern insbesondere wegen der zahlreichen Rechte und Pflichten der Gesellschafter ist es unausweichlich, unter fachkundiger juristischer Begleitung einen Gesellschaftsvertrag erstellen zu lassen, der auch den vertragszahnarztrechtlichen Vorgaben Rechnung trägt. Dies ist auch deswegen sinnvoll, da der Gesellschaftsvertrag dem Zulassungsausschuss im Rahmen des Genehmigungsverfahrens der Berufsausübungsgemeinschaft zur Prüfung vorgelegt werden muss und Nachfragen seitens des Zulassungsausschusses daher zu zeitlichen Verzögerungen führen können.

Auf eine sorgfältige Vertragsgestaltung sollten Sie auch aus einem anderen Grund achten: Die „Scheidungsquote" bei Berufsausübungsgemeinschaften ist hoch. Während bei Ehescheidungen die Erinnerung an „frühere Zeiten" und die Verantwortung für gemeinsame Kinder in vielen Fällen – auch wenn oft das Gegenteil berichtet wird – zu vernünftigen Lösungen führt, wenn es auseinander geht, verläuft dies beim Scheitern einer Berufsausübungsgemeinschaft erfahrungsgemäß anders, weil hier die gemeinsame emotionale Vergangenheit fehlt. In dieser Situation hat jeder der ehemaligen Berufsausübungsgemeinschaftspartner nur seine Interessen im Sinn und strebt nach maximalen Vorteilen. Vernunftlösungen sind nicht zu erwarten. Besser sind Sie beraten, wenn Sie von vornherein mit dem Scheitern der Berufsausübungsgemeinschaft rechnen und einen Vertrag abschließen, in dem für diesen Fall klare Spielregeln enthalten sind. Besonders wichtig sind dabei eindeutige Formulierungen, die keinen Interpretationsspielraum zulassen. Nachlässige Formulierungen beschäftigen täglich die Gerichte. Mit den voranstehenden Ausführungen soll nicht gesagt werden, dass Sie das Scheitern der Zusammenarbeit im Auge oder Sinn haben sollen. Betrachten Sie einen Vertrag wie einen Regenschirm. Niemand kauft einen Schirm in der Absicht, ihn zu benutzen, ist aber froh, wenn er ihn zur rechten Zeit bei der Hand hat.

Im Übrigen muss auch an dieser Stelle noch einmal deutlich davon abgeraten werden, die von zahlreichen Verbänden im Gesundheitswesen angebotenen Musterverträge für den Abschluss eines Berufsausübungsgemeinschaftsvertrages ohne weitere juristische Beratung zu verwenden. Der Umfang der in einem Berufsausübungsgemeinschaftsvertrag zu regelnden Aspekte ist erheblich, geht daher in der Regel deutlich über den Regelungsumfang der Musterverträge hinaus und ist auch immer in Abhängigkeit von dem individuellen Fall zu sehen. Ein Vertragsmuster birgt insbesondere auch die Gefahr, dass der niederlassungswillige Zahnarzt ihn begünstigende Alternativregelungen erst gar nicht zur Kenntnis nimmt oder Regelungen ausgemacht werden, die mit geltendem Recht nicht mehr zu vereinbaren sind. Zur Fülle der regelungsbedürftigen Punkte kommt hinzu, dass sich die Rechtslage bei diesen Aspekten besonders in der jüngeren Vergangenheit teilweise deutlich gewandelt hat. Daher möchten wir Sie im Folgenden für Problemsituationen sensibilisieren, mit denen Sie häufig konfrontiert werden, wenn Sie in eine Berufsausübungsgemeinschaft eintreten oder eine Berufsausübungsgemeinschaft gründen wollen.

### 17.2.1 Keine „Schubladenverträge" abschließen

Zunächst ist ausdrücklich darauf hinzuweisen, dass dem Zulassungsausschuss im Rahmen des Verfahrens der Genehmigung jeder Berufsausübungsgemeinschaft alle vertraglichen Absprachen zur Kenntnis gebracht werden sollten, die einen Bezug zu der geplanten Berufsausübungsgemeinschaft haben. Schließen Sie daher insbesondere niemals sogenannte „Schubladenverträge" ab in der Form, dass dem Zulassungsausschuss ein Berufsausübungsgemeinschaftsvertrag lediglich pro forma vorgelegt wird, die Berufsausübungsgemeinschaft aber tatsächlich nach einem ganz anderen, dem Zulassungsausschuss nicht bekannten Vertragsmodell geführt wird. Zum einen sind diese Schubladenverträge für den Praxiseinsteiger in der Regel ohnehin viel ungünstiger, da sie häufig Scheinberufsausübungsgemeinschaftsverträge sind oder andere den Einsteiger belastende, rechtlich unzulässige Klauseln beinhalten. Zum anderen – und das ist der noch viel wichtigere Punkt – führen solche Schubladenverträge häufig dazu, dass der gesamte Berufsausübungsgemeinschaftsvertrag nichtig wird und aufgrund der Erschleichung der Zulassung existenzvernichtende Konsequenzen wie die Zulassungsentziehung, die Rückforderung sämtlicher ausgezahlter Honorare seitens der Kassenzahnärztlichen Vereinigung und ein Strafverfahren wegen Abrechnungsbetruges drohen.

### 17.2.2 Keinen „Gestaltungsmissbrauch" von Organisationsgemeinschaft bzw. Berufsausübungsgemeinschaft akzeptieren

In der Praxis sind vereinzelt Kooperationen anzutreffen, die im Außenverhältnis als Organisationsgemeinschaft auftreten, während im Innenverhältnis zwischen den Zahnärzten Absprachen getroffen worden sind, die denen einer Berufsausübungsgemeinschaft entsprechen. Durch diese Gestaltungsvarianten wird von den Beteiligten versucht, abrechnungstechnische Benachteiligungen von Berufsausübungsgemeinschaften gegenüber Einzelpraxen zu umgehen. Hierbei ist jedoch größte Vorsicht geboten, da ausweislich hierzu ergangener Rechtsprechung die Gefahr besteht, dass entsprechende Vereinbarungen als unzulässig angesehen werden. Dies kann nicht nur zu Honorarrückforderungen durch die Kassenzahnärztliche Vereinigung führen, sondern unter bestimmten Voraussetzungen auch zulassungs-, disziplinar- und berufsrechtliche Folgen haben. Sofern Sie daher in eine Organisationsgemeinschaft oder Berufsausübungsgemeinschaft einsteigen oder diese mit einem Kollegen gründen, sollten die vertraglichen Absprachen auch den tatsächlich praktizierten Umständen entsprechen und zudem auf ihre Vereinbarkeit mit den Vorgaben des Zahnarztrechtes und des Vertragszahnarztrechtes überprüft werden.

### 17.2.3 Teilberufsausübungsgemeinschaft und überörtliche Berufsausübungsgemeinschaft

Bei allen Berufsausübungsgemeinschaften muss tatsächlich nach dem Vertragszweck eine gemeinsame Berufsausübung, das heißt eine auf Dauer angelegte, systematische Kooperation beabsichtigt sein. Dies gilt auch für die durch das Inkrafttreten des Vertragsarztrechtsänderungsgesetzes (VÄndG) geschaffenen neuen Kooperationsmöglichkeiten. Die Möglichkeiten für einen Zusammenschluss zu einer Teilberufsausübungsgemeinschaft oder einer überörtlichen Berufsausübungsgemeinschaft wurden durch das VÄndG erheblich erweitert.

Bei diesen neuen, aber auch bei allen sonstigen Kooperationsformen ist strikt darauf zu achten, dass tatsächlich eine gemeinsame Berufsausübung verfolgt wird. Nicht ausreichend ist insbesondere die bloße Vereinbarung eines Gewinnpoolings, die Bildung von Qualitätszirkeln zur Fortbildung, gemeinsame Vertretungs- oder Notdienstregelungen oder der bloße Wille, Ressourcen gemeinsam zu nutzen.

Bei einer Teilberufsausübungsgemeinschaft ist zudem zu berücksichtigen, dass sich die gemeinsame Berufsausübung nur auf einen entsprechenden Teil der beruflichen Tätigkeit erstreckt, nämlich auf denjenigen, auf den sich die Teilberufsausübungsgemeinschaft bezieht. Vor allen Dingen darf bei dieser Kooperationsform nicht der alleinige oder wesentliche Vertragszweck darin bestehen, durch Zuweisung von Patienten an den anderen Teilberufsausübungsgemeinschaftspartner an dessen Tätigkeit finanziell zu partizipieren, weil dies gegen das generelle berufsrechtliche Verbot der Zuweisung von Patienten gegen Entgelt verstoßen würde. Diesbezügliche Klarstellungen finden sich insbesondere in den Berufsordnungen vieler Landeszahnärztekammern.

### 17.2.4 Haftung für Altverbindlichkeiten der Berufsausübungsgemeinschaft

Neben der Gesellschaft bürgerlichen Rechts (GbR) mit ihrem Gesellschaftsvermögen haften auch die Gesellschafter der in dieser Rechtsform betriebenen Berufsausübungsgemeinschaft persönlich mit ihrem Privatvermögen für Gesellschaftsverbindlichkeiten. Während nach früherer Rechtslage der in eine Gemeinschaftspraxis in der Rechtsform der Gesellschaft bürgerlichen Rechts neu eintretende Zahnarzt nicht für die vor seinem Eintritt begründeten Verbindlichkeiten der Gemeinschaftspraxis haften musste, haftet nach der neueren Rechtsprechung des Bundesgerichtshofs der Neueintretende auch

für Altverbindlichkeiten der Gemeinschaftspraxis. Vor diesem Hintergrund sollte der in eine Gesellschaft bürgerlichen Rechts eintretende Zahnarzt die wirtschaftlichen Verhältnisse der Praxis zwingend einer genauen Prüfung unterziehen. Da die Inanspruchnahme des neuen Partners durch Gläubiger der Berufsausübungsgemeinschaft ohne deren Zustimmung nicht ausgeschlossen werden kann, sollte sich der Neueintretende im Berufsausübungsgemeinschaftsvertrag zumindest im Innenverhältnis der Gesellschafter von etwaigen Altverbindlichkeiten der Berufsausübungsgemeinschaft freistellen lassen. Das bedeutet, dass der Neugesellschafter im Fall seiner persönlichen Inanspruchnahme dem Gläubiger nach außen hin zwar zur Zahlung verpflichtet ist, im Innenverhältnis von seinen Mitgesellschaftern jedoch einen Ausgleich verlangen kann.

### 17.2.5 Hinauskündigungsrecht

Im Falle einer Kündigung eines der Gesellschafter gegenüber seinen Partnern ist die Gesellschaft bürgerlichen Rechts nach den gesellschaftsrechtlichen Regeln ganz aufzulösen. Da eine solche „Auseinandersetzung" der Gesellschaft vielfach als zu weitgehende Folge der Kündigung eines einzelnen Gesellschafters empfunden wird, wird in dem der Zusammenarbeit zugrunde liegenden Gesellschaftsvertrag häufig eine hiervon abweichende Regelung getroffen. Üblicherweise finden sich insoweit Regelungen, dass grundsätzlich derjenige Partner aus der Gesellschaft ausscheiden soll, der die ordentliche Kündigung erklärt oder einen wichtigen Grund für eine außerordentliche Kündigung gesetzt hat. Zum Teil sehen Gemeinschaftspraxisverträge zudem darüber hinausgehende Regelungen vor, nach denen im Fall der Kündigung ein bestimmter Partner – in der Regel der nicht am Vermögen der Gemeinschaftspraxis beteiligte – aus der Gesellschaft ausscheidet und die Gemeinschaftspraxis verlassen muss. Hintergrund entsprechender Regelungen ist, dass die Leistungen der Altgesellschafter bei Gründung und Aufbau der Praxis angemessen berücksichtigt werden sollen.

Wenn auch die wirtschaftlichen Interessen für eine entsprechende Regelung nachvollziehbar sind, ist zu beachten, dass die Rechtsprechung derartige „Hinauskündigungsrechte" im Grundsatz als sittenwidrig ansieht, sofern nicht wegen „außergewöhnlicher Umstände" die Vereinbarung sachlich gerechtfertigt ist. Nach der aktuellen Rechtsprechung des Bundesgerichtshofes (Urteil vom 07.05.2007, Az.: II ZR 281/05, im Internet abrufbar unter www.bundesgerichtshof.de) wird man dies nur dann annehmen können, wenn das Hinauskündigungsrecht ausschließlich für einen Zeitraum des gegenseitigen Kennenlernens gilt, der die Dauer von 3 Jahren nicht überschreitet. Auf eine rechtssichere Vertragsgestaltung sollte hier besonderer Wert gelegt werden, da ein zivilrechtlicher Streit über die Wirksamkeit entsprechender Regelungen existenzbedrohende Auswirkungen haben kann.

### 17.2.6 Zeitliche, räumliche und gegenständliche Grenzen des Wettbewerbsverbots

Im Fall des Ausscheidens eines Zahnarztes aus einer Berufsausübungsgemeinschaft wird im Regelfall ein Wettbewerbsverbot (sogenannte Konkurrenzschutzklausel) vereinbart. Ein solches Wettbewerbsverbot ist sinnvoll und auch zulässig, um die verbliebenen Partner der Berufsausübungsgemeinschaft vor einer illoyalen Verwertung der Erfolge der gemeinsamen Arbeit durch den Ausgeschiedenen zu schützen. Das Wettbewerbsverbot muss dabei räumlich, zeitlich und gegenständlich angemessen sein.

◢ Die **gegenständliche Beschränkung** ergibt sich aus der bisherigen Praxistätig-

keit, das heißt insbesondere aus den Fachgebieten der beteiligten Zahnärzte und gegebenenfalls auch aus der besonderen Praxisausrichtung.

◢ Die zutreffende **räumliche Beschränkung** ist am schwierigsten zu ermitteln, wobei der Einzugsbereich der Praxis die äußerste Grenze darstellen muss. Je nach Fachgebiet und Umgebung der Praxis (großstädtischer oder ländlicher Bereich) können sich insoweit ganz unterschiedliche Grenzen ergeben.

◢ In **zeitlicher Hinsicht** ist nach der neueren Rechtsprechung des Bundesgerichtshofs ein Wettbewerbsverbot von mehr als 2 Jahren nicht mehr zulässig. Überschreitet das vertraglich vereinbarte Wettbewerbsverbot die hiernach zulässige zeitliche Beschränkung, so bleibt das Wettbewerbsverbot zwar wirksam, die zeitliche Begrenzung wird aber von den Gerichten auf das zulässige Maß reduziert.

**Praxistipp:** Bei der gegenständlichen und räumlichen Beschränkung führt ein Überschreiten des zulässigen Rahmens allerdings dazu, dass das Wettbewerbsverbot insgesamt nichtig ist und damit zwischen den Gesellschaftern keinen Bestand hat.

### 17.2.7 Abfindungsanspruch bei Niederlassung im gleichen Ort

In der Regel wird in Berufsausübungsgemeinschaftsverträgen ein Wettbewerbsverbot derart vereinbart, dass es dem ausscheidenden Zahnarzt untersagt ist, sich innerhalb eines bestimmten Zeitraumes in dem Einzugsgebiet der bisherigen Praxis als Zahnarzt zu betätigen. Gleichzeitig sollte in diesem Fall ebenfalls vertraglich vereinbart werden, dass dem Ausscheidenden eine Abfindung für den immateriellen Wert (Goodwill) zusteht, da er sich diesen Wert aufgrund des

Wettbewerbsverbotes und des damit verbundenen Verbots, auf den Patientenstamm zuzugreifen, nicht zu eigen machen kann.

In der Praxis finden sich jedoch regelmäßig auch Vertragsgestaltungen, in denen ein Wettbewerbsverbot ausdrücklich nicht vereinbart wird. Für den Fall der Niederlassung des ausscheidenden Zahnarztes in dem Einzugsgebiet seiner bisherigen Praxis sollte dann in dem Berufsausübungsgemeinschaftsvertrag ausdrücklich geregelt werden, ob dem Ausscheidenden zusätzlich hierzu ein Abfindungsanspruch an dem ideellen Wert der Praxis zustehen oder ob dieser durch die Möglichkeit der Niederlassung am gleichen Ort ausgeschlossen sein soll. Die Rechtsprechung geht im Fall des Nichtvorliegens einer vertraglichen Regelung eher davon aus, dass der ausscheidende Partner, der seine Patienten in die neue Praxis mitnehmen kann, keinen oder nur einen beschränkten Abfindungsanspruch an dem ideellen Wert hat.

Vertragslücken und Auslegungsschwierigkeiten an dieser Stelle führen unweigerlich zu langwierigen und aufwändigen zivilgerichtlichen Auseinandersetzungen, die wiederum durch klare vertragliche Absprachen vermieden werden können.

## 17.3 Mietvertrag für die Zahnarztpraxis

Bei der Anmietung von Praxisräumlichkeiten ist neben der Lage der Praxis häufig auch ein langfristiger Mietvertrag von Vorteil. Der Gesichtspunkt der Langfristigkeit muss aber heutzutage – wegen der ungewissen wirtschaftlichen Lage und den regelmäßigen rechtlichen Veränderungen im Gesundheitswesen – mit allen Varianten bedacht werden: von der Untervermietung bis zur Anpassung der Mieten, von der Praxisverlegung bis zur Praxisaufgabe. Gleitklauseln und Anpassungsregelungen können insoweit helfen, den Vertrag möglichst flexibel zu gestalten.

Der Einfachheit halber werden von Vermietern zahnärztlicher Praxisräume häufig Mietvertragsvordrucke zum Vertragsabschluss verwendet, in die lediglich die wesentlichen Eckdaten eingetragen werden müssen. Ähnlich wie für die Vermietung von Privaträumen existieren entsprechende Vertragsvordrucke auch für die Vermietung von gewerblichen Räumen, zu denen Praxisräume gezählt werden. Diese werden in aller Regel von Vermietern verwendet, die einem Haus- und Grundbesitzerverein angehören. Vermeiden Sie unbedingt eine uneingeschränkte und unkritische Übernahme solcher Mietvertragsvordrucke. Derartige Vertragsvordrucke sind unter Berücksichtigung der Belange der Vermieter konzipiert worden, beachten somit nur rudimentär die Interessen des Mieters und lassen insbesondere die Besonderheiten der zahnärztlichen Berufsausübung außer Betracht. Insofern sollte vor Abschluss des Mietvertrages kritisch geprüft werden, ob alle Positionen des von dem Vermieter angebotenen Mietvertrages auch mit den wirtschaftlichen und rechtlichen Interessen des Mieters übereinstimmen. Nachfolgend finden Sie in unseren Praxistipps Hinweise dazu, was Sie bei dem Abschluss eines individuell verhandelten Praxismietvertrages berücksichtigen sollten.

### 17.3.1 Rechtzeitige Bezugsmöglichkeit der Praxisräume vertraglich absichern

In seiner Planung legt der niederlassungswillige Zahnarzt in der Regel einen bestimmten Termin für die Praxiseröffnung fest. Auf diesen Termin werden alle planerischen Aktivitäten abgestimmt. So wird der Zahnarzt z.B. Mobiliar und die medizinisch-technische Ausstattung rechtzeitig zum Praxiseröffnungstermin bestellen. Was passiert aber, wenn entgegen dem vereinbarten Beginn des Mietverhältnisses die Räumlichkeiten noch nicht bezugsfertig sind, weil der Vermieter mit vereinbarten Umbau- und Renovierungsarbeiten im Verzug ist? Der Zahnarzt müsste dann den Liefertermin korrigieren bzw. die gelieferten Gegenstände zwischenlagern. Zudem wäre der Eröffnungstermin zu verschieben. Für den Mieter ist es daher empfehlenswert, dass im Mietvertrag eine Haftung des Vermieters für die rechtzeitige Bezugsmöglichkeit festgeschrieben wird.

### 17.3.2 Vertragslaufzeit sorgfältig regeln

Der Praxisinhaber sollte auf eine sorgfältige Regelung der Laufzeit des Mietvertrages achten. Entsprechende Regelungen werden nicht selten auch von den finanzierenden Banken gefordert. Beim Abschluss von Mietverträgen über Praxisräume ist auf der einen Seite insbesondere seit der durch das VÄndG eingetretenen erheblichen Flexibilisierung im Hinblick auf mögliche Kooperationen eine auch für den Zahnarzt verbindliche lange Laufzeit des Mietvertrages nicht mehr unbedingt anzuraten. Der Zahnarzt soll nicht durch eine zu lange Mietvertragsdauer daran gehindert werden, im Rahmen etwaiger Kooperationen seinen Vertragszahnarztsitz verlegen zu können. Auf der anderen Seite ist es aber weiterhin im Interesse des Praxisgründers oder -erwerbers, dass ihm die Praxisräumlichkeiten nicht gegen seinen Willen schon nach einer kurzen Vertragslaufzeit entzogen werden können. Dies gilt umso mehr, da die Patientenbindung in besonderem Maße auch von der Beibehaltung der gewohnten Räumlichkeiten abhängt.

Es sollte deshalb möglichst eine kurze Festmietzeit mit einseitiger mehrfacher Option zur Verlängerung durch den Mieter vereinbart werden. Ohne eine festgeschriebene Vertragslaufzeit und ohne anderslautende vertragliche Regelungen ist zu bedenken, dass der Mietvertrag seitens des Vermieters nach den gesetzlichen Vorgaben ohne Angabe von Gründen am 3. Werktag eines Kalendervierteljahres zum Ablauf des nächsten Kalendervierteljahres gekündigt werden kann. Eine Festschreibung des Mietvertrages auf einen Zeitraum von mehr als einem Jahr ist rechtlich nur wirksam, wenn der Mietvertrag in schriftlicher Form abgeschlossen wird. Fehlt die Schriftform, so gilt der Mietvertrag als für unbestimmte Zeit abgeschlossen und ist deshalb jederzeit innerhalb der Kündigungsfrist kündbar. Neben den bereits genannten Gründen ist aufgrund der besonderen Bedeutung des Mietvertrages auch aus Beweisgründen dringend anzuraten, diesen schriftlich abzuschließen.

### 17.3.3 Außerordentliches Kündigungsrecht vereinbaren

Auch wenn ein langfristiger Mietvertrag für den Mieter im Grundsatz sinnvoll ist, so kann sich eine langfristige Bindung insbesondere dann negativ auswirken, wenn ein unerwartetes Ereignis die Fortführung des Praxisbetriebs unmöglich macht. Ein außerordentliches Kündigungsrecht des Zahnarztes im Fall der Berufsunfähigkeit oder der Unwirtschaftlichkeit der Praxis sollte daher in dem Mietvertrag nicht außer Acht gelassen werden.

### 17.3.4 Kündigungsrecht des Vermieters für den Todesfall ausschließen

Auch mit dem unangenehmen Thema des Versterbens des Praxisinhabers sollte sich dieser bei Abschluss des Mietvertrages beschäftigen, um auch für diesen Fall die Rechtsfolgen durch spezifische vertragliche Regelungen eindeutig geregelt zu haben. Es gibt zwar gesetzliche Vorschriften über die Kündigung des Mietverhältnisses beim Tod des Mieters, die sowohl dessen Erben als auch dem Vermieter ein außerordentliches

Kündigungsrecht mit der gesetzlichen Frist einräumen. Diese Regelungen belassen den Erben jedoch relativ wenig Zeit, sich gegebenenfalls um einen Praxisnachfolger zu kümmern. Ein vollständiger Ausschluss des Sonderkündigungsrechtes zu Lasten des Vermieters kann in diesem Fall von Vorteil sein.

### 17.3.5 Heizperiode auf die Praxiserfordernisse ausrichten

In aller Regel verpflichtet sich der Vermieter während der „üblichen" Heizperiode für den Betrieb der Heizungsanlage. Dieser Zeitraum kann aber gegebenenfalls zu kurz bemessen sein. Insofern sollte hier auf die genaue Formulierung in dem Praxismietvertrag geachtet und der entsprechende Passus an die konkreten Erfordernisse der Praxis angepasst werden.

### 17.3.6 Verlegungshinweis genehmigen lassen

Die Möglichkeit der Anbringung eines Praxisschildes an dem Gebäude der Praxisräumlichkeiten sollte eigentlich selbstverständlich sein, zumal der Zahnarzt hierzu berufsrechtlich verpflichtet ist. Was geschieht aber, wenn die Praxis aus bestimmten Gründen verlegt werden muss? Auch hier entscheidet die Rechtsprechung zwar in der Regel zugunsten des Mieters und geht davon aus, dass der Zahnarzt für einen Zeitraum von 6 Monaten auf die Verlegung seiner Praxis hinweisen kann. Zur Vermeidung etwaiger Streitigkeiten nach dem Auszug aus den Praxisräumen und aus Klarstellungsgründen sollten entsprechende Regelungen über die Zulässigkeit eines Verlegungshinweises und dessen Belassen für einen bestimmten Zeitraum nach dem Auszug jedoch vorsorglich in dem Mietvertrag vereinbart werden.

### 17.3.7 Konkurrenzverbot ausdrücklich vereinbaren

Ein Praxisinhaber kann grundsätzlich nicht verhindern, dass sich in unmittelbarer oder regionaler Nähe ein weiterer Zahnarzt niederlässt. Er hat jedoch ein legitimes Interesse, zumindest die Vermietung von Räumlichkeiten an einen anderen Zahnarzt innerhalb des „eigenen" Praxisgebäudes oder andere Objekte des Vermieters, die in unmittelbarer Nähe zu dem Praxisgebäude liegen, im Vertrag ausdrücklich auszuschließen. Zwar spricht die Rechtsprechung dem Mieter auch ohne ausdrückliche Vereinbarung einen gewissen Konkurrenzschutz zu, jedoch ist der genaue Umfang dieses Konkurrenzschutzes nicht immer genau festzulegen. Ein ausdrücklich vereinbartes Konkurrenzverbot im Mietvertrag kann daher Rechtssicherheit schaffen.

### 17.3.8 Zustimmung des Vermieters zu Kooperation und Praxisnachfolge vertraglich fixieren

Der Mietvertrag sollte auch gewährleisten, dass die Praxis zu einem späteren Zeitpunkt auch als Gemeinschaftspraxis, Praxisgemeinschaft oder sonstige Form der Kooperation betrieben werden kann. Diese Option sollte sich der Zahnarzt unbedingt offenhalten, um zu einem späteren Zeitpunkt flexibel entscheiden zu können. Sofern diese Möglichkeit von der Zustimmung des Vermieters abhängig gemacht wird, muss klargestellt werden, dass diese nur bei objektiv begründeten Einwendungen gegen die Person des neu hinzukommenden Zahnarztes verweigert werden darf. Darüber hinaus ist es möglich, die Zustimmung des Vermieters bereits im Mietvertrag zu vereinbaren. Gleiches sollte im Übrigen für eine mögliche Praxisnachfolge festgehalten werden.

# 18 Praxisbewertung – Praxiswert gerecht für beide Seiten ermitteln

Der Preis, den Sie für Ihre Praxis zahlen, hängt wesentlich davon ab, ob Sie eine Praxis neu gründen oder sie übernehmen bzw. eine Kooperation mit einem bereits niedergelassenen Kollegen eingehen. Bei einer Neugründung benötigen Sie zunächst Praxisräume, die Sie entweder am Ort Ihrer Wahl erstellen, erwerben oder anmieten. Nicht viel anders ist es bei einer Übernahme oder einem Praxiseinstieg: Sie kaufen oder mieten die vorhandenen Räumlichkeiten an dem vorgegebenen Ort bzw. beteiligen sich daran.

Um die Praxis betreiben zu können, müssen Sie die Räume mit entsprechender Zahnmedizin- und Kommunikationstechnik sowie Mobiliar ausstatten. Bei einer Neugründung werden Sie die erforderlichen Gegenstände in der Regel neu anschaffen, bei einer Übernahme oder einem Einstieg erwerben Sie die vorhandene Praxiseinrichtung.

Damit nicht genug: Ohne den Faktor „Mensch" läuft eine Praxis nicht. Sie benötigen kompetentes Praxispersonal. Als Neugründer werden Sie sich dazu auf dem Arbeitsmarkt nach geeigneten Mitarbeitern umsehen; als Übernehmer oder neuer Kooperationspartner greifen Sie auf bereits vorhandenes Personal zurück.

Was jetzt noch fehlt, sind Patienten. Der Neugründer muss dafür Sorge tragen, am Standort neue Patienten an sich zu binden. Der Übernehmer bzw. Einsteiger kann auf einen bereits bestehenden Patientenstamm zurückgreifen, den er natürlich auch pflegen muss.

Eines wird hier deutlich: Während Sie bei einer Praxisneugründung in der Regel Einrichtung und Technik neu anschaffen und

sich selbst um Räume, Personal und Patienten bemühen, stellt sich das Bild bei einer Übernahme oder Kooperation mit einem bereits niedergelassenen Kollegen völlig anders dar: Sie steigen in bestehende, erprobte und – hoffentlich – funktionierende Strukturen ein. Räumlichkeiten sind vorhanden, Sie übernehmen gebrauchte Einrichtungsgegenstände und Medizintechnik, Sie können auf ein eingespieltes Mitarbeiterteam zurückgreifen und die Praxis hat bereits ihren Patientenstamm und Ruf. Bei der Preisfindung im Rahmen einer Übernahme oder Kooperation müssen also zwangsläufig völlig andere Faktoren einfließen als bei einer Praxisneugründung; eine Praxisbewertung wird erforderlich.

Der Wert einer Praxis wird von dem Abgeber sicherlich anders gesehen als von dem Übernehmer, nämlich jeweils subjektiv. Während der Abgeber Interesse an einem möglichst hohen Preis haben muss, möchte der Übernehmer natürlich denkbar günstig kaufen. So werden die Argumentationsschwerpunkte der beiden Parteien auf verschiedenen Blickwinkeln basieren. Ziel einer Praxisbewertung sollte es daher sein, einen objektiven Wertansatz zu finden, der den Interessen beider Parteien gerecht wird.

Wie aus den oben beschriebenen Unterschieden bei einer Praxisneugründung zu einer Übernahme bzw. Kooperation deutlich wird, muss sich der Preis bei der Übernahme einer Praxis zwangsläufig aus 2 Bestandteilen zusammensetzen:

◢ Die erste Komponente bildet die zu übernehmenden Sachwerte ab. Man spricht hier üblicherweise von dem sogenannten

**materiellen Wert**. Synonym werden auch die Begriffe Substanz- oder Sachwert verwendet.

◢ Die zweite Komponente ist der **immaterielle Wert**, auch Goodwill oder ideeller Wert genannt. Er spiegelt den Wert der Praxis wider, der sich nicht als materieller Wert fassen lässt und beinhaltet viele verschiedene Einflussfaktoren.

Die Bewertung einer Praxis stellt ein komplexes Thema dar. Es gibt eine Reihe verschiedener Bewertungsfaktoren. Nach wie vor gilt insoweit immer noch die Feststellung des Bundesgerichtshofes, dass es keine einhellig gebilligte Bewertungsmethode gibt und dass eine solche rechtlich auch nicht vorgeschrieben ist (BGH-Urteile vom 17.01.1973, 13.03.1978, 12.02.1979 und 25.09.1990). Zwar hat die Bundesärztekammer in den 70er-Jahren eine Empfehlung abgegeben (sogenannte Bundesärztekammermethode), diese ist aber nie in eine zwingend anzuwendende Richtlinie verabschiedet und umgesetzt worden.

In der Literatur haben sich im Laufe der Zeit sehr unterschiedliche Methoden entwickelt (z.B. Umsatz-, Gewinn-, Ertrags-, Grenzpreismethode), auch hier gibt es mittlerweile Empfehlungen der EU-Kommission zur Bewertung von Unternehmen. Bei den meisten Methoden sind aber neben den Vorteilen auch Nachteile in Kauf zu nehmen, zum Teil sind die Methoden nicht mit den Besonderheiten einer Zahnarztpraxis vereinbar.

## 18.1 Materieller Praxiswert

Der materielle Wert ist der Wert für alle Vermögensgegenstände der Praxis. Um die Summe dieser einzelnen Gegenstände zu erfassen, sind die medizinisch-technische Einrichtung, die Instrumentarien, das Mobiliar, die Praxisvorräte sowie Einbauten und Installationen zu bewerten.

Maßgebend für die Festsetzung dieses Wertes ist grundsätzlich die von dem abgebenden Zahnarzt vorgelegte aktuelle Inventarliste mit den Rechnungs- und Buchhaltungsunterlagen. Bei der Wertermittlung ist es jedoch notwendig, differenziert vorzugehen. Die Bewertung der Substanz erfolgt zum einen gemäß ihres Alters, des technischen Zustandes und des wirtschaftlichen Nutzens. Der wirtschaftliche Nutzen kann für den Abgeber ein ganz anderer gewesen sein als für den Übernehmer. Wenn der Veräußerer aufgrund seines Leistungsangebots eine aufwändige zahnmedizinisch-technische Apparatur ständig bei seinen Patienten eingesetzt hat, muss diese für den Käufer mit einem anderen Leistungsschwerpunkt bei weitem nicht den gleichen Wert haben, wenn er sie nur in eingeschränktem Umfang einsetzen kann. Bei allen Bemühungen um die Festlegung eines objektiven Wertes gilt, je seltener ein Gegenstand ist und/oder je größer der Nutzen und die Nachfrage sind, umso wertvoller ist er. Größere Probleme können auch bei der Bewertung der gebrauchten Praxiseinrichtung entstehen, wenn sie für den übernehmenden Zahnarzt keinerlei oder nur noch geringen Weiterverwendungswert hat. Im Hinblick darauf, dass es sich bei der Praxiseinrichtung oft um Gegenstände handelt, die teilweise über einen bereits längeren Zeitraum genutzt wurden, müssen individuelle Wertansätze gefunden werden. Verbrauchsmaterialien und Vorräte werden in der Regel kurzfristig angeschafft und sind dann zum Zeitpunkt der Abgabe vollwertig zu berücksichtigen.

Als weiteres Kriterium ist der allgemeine Zustand der Praxis und der daraus resultierende kurzfristige Renovierungsaufwand in Ansatz zu bringen. Umbaumaßnahmen, die gegebenenfalls aufgrund der besonderen Wünsche des übernehmenden Zahnarztes erforderlich werden, können keine Berücksichtigung finden. Da in der Praxis ein reibungsloses Weiterarbeiten ohne Zeitverlust möglich ist, muss dies bei der Findung des materiellen Wertes mit in Ansatz gebracht werden.

## 18.2 Immaterieller Praxiswert

Bei der Ermittlung des immateriellen Wertes muss das Lebenswerk des Abgebers in nüchternen Zahlen dargestellt werden, was zwangsläufig zu Emotionen führen kann.

Der Goodwill wird unter Berücksichtigung der künftigen Umsatz- und Ertragsentwicklung vielfach unterschiedlich bewertet. Dabei kommt der Schätzung der künftigen Praxisumsätze eine entscheidende Bedeutung zu. Die bisherigen Praxisumsätze können oftmals nicht einfach fortgeschrieben werden. Es ist daher von Fall zu Fall zu prüfen, ob derartige Regelungen, die den möglichen Umsatz der zu bewertenden Praxis beeinflussen, für die Bewertung dieser Praxis von Bedeutung sind. Um zu einem möglichst gerechten Ergebnis zu kommen, sind die vielfältigen Lehrmeinungen und Berechnungsmethoden meist nicht allein, sondern kombiniert anzuwenden.

Die Zahnarztpraxis ist nach gängiger wissenschaftlicher Lehre als ein Dienstleistungsunternehmen zu sehen. Allerdings kennzeichnen den Betrieb „Zahnarztpraxis" mehrere Unterscheidungsmerkmale gegenüber einem gewerblichen Dienstleistungsunternehmen. Als wichtigste Unternehmensdeterminanten sind sicherlich zu nennen:

◿ Der Umsatz und Ertrag einer Praxis sind unabdingbar mit der Person des Zahnarztes verbunden.

◿ Die Ausübung der zahnärztlichen Tätigkeit sowie ihre Bezahlung ist durch Gesetze und das Standesrecht reglementiert.

Bei der Bewertung einer Praxis sollten *unterschiedliche* Bewertungsverfahren Anwendung finden. Dabei hat sich in den letzten Jahren eine Mischmethode durchgesetzt. Die Zielsetzung der Wertermittlung ist es,

◿ mithilfe objektiver Größen den Praxiswert näherungsweise zu bestimmen,

◿ dem abgebenden Zahnarzt einen Parameter zur Findung eines fairen und realistischen Kaufpreises an die Hand zu geben.

In besonderem Maß wird der Nutzen einer Praxis von Größen wie Standort, eventuell Fachrichtung, Beschaffenheit der Räumlichkeiten, Patientenstruktur und Konkurrenzsituation beeinflusst. Die Bewertungspraxis hat in der Vergangenheit immer zu pauschalierten Faustformeln gegriffen, die sich an dem Jahresergebnis der Praxis orientierten.

### 18.2.1 Bundesärztekammermethode

Die bekannteste Methode ist die Bundesärztekammermethode (Bundesärztekammer, Richtlinie zur Bewertung von Arztpraxen. Dtsch Ärztebl 1987, 14, 926–929). Ihr liegt die sogenannte Umsatzmethode zugrunde. Danach wird in einem ersten Schritt das arithmetische Mittel der Kassen- und Privatumsätze der letzten 3 Jahre gebildet. Von diesem arithmetischen Mittel wird ein kalkulierter Unternehmerlohn in Höhe eines Oberarztgehaltes abgezogen. Von dem verbleibenden Differenzbetrag gilt ein Drittel als Basis des ideellen Wertes. Weitere werteinflussende Merkmale können zur Erhöhung oder Verringerung des Basiswertes in Betracht kommen. Positiv könnte sich z.B. ein guter Zustand von Einrichtung und Ausstattung auswirken, während das Fehlen geeigneter Parkmöglichkeiten auf dem Praxisgrundstück sich negativ niederschlagen würde.

Die Vorteile gegenüber einer Neugründung sind umso größer, je besser die Ertragslage der Praxis zum Zeitpunkt der Abgabe oder des Einstiegs ist. Da der Unternehmensertrag gleichzeitig Ausdruck der Umsatz- und Kostensituation ist, ist der Ertrag einer Praxis genauso wichtig für die Beurteilung des Goodwill wie der Umsatz.

Als weitere Komponente für die Ermittlung des immateriellen Wertes sollte ein unterschiedlicher Faktor für die einzelnen in Ansatz gebrachten Umsatz- bzw. Ertragsjahre Berücksichtigung finden. So sollte das zuletzt betrachtete Wirtschaftsjahr höher bewertet werden als ein Geschäftsjahr, das länger zurückliegt.

### 18.2.2 Ertragsmethode

Der zukünftige Ertrag ist die Basis für die Ermittlung des immateriellen Wertes als Grenzpreis nach der Ertragsmethode. Hier erfolgt ein Vorteilsvergleich zwischen dem Praxiskauf und der alternativen Praxisneugründung. Aus den Differenzbeträgen wird mittels Kapitalisierung der Gegenwartswert der Mehreinkünfte errechnet. Dem werden die Anfangsinvestitionen bei einer Neugründung hinzugeschlagen, woraus sich der Gesamtpraxiswert ergibt. Zieht man den Teil ab, der auf den materiellen Praxiswert entfällt, so ergibt sich danach der immaterielle Praxiswert. Teilweise wird daran anschließend noch der steuerliche Effekt aus den Abschreibungen auf den Praxiswert berücksichtigt und ein sogenannter derivativer Praxiswert ermittelt.

Bei dieser – im Übrigen höchstens für Finanzmathematiker interessanten – Berechnung würden sich regelmäßig viel zu hohe immaterielle Praxiswerte ergeben. Insbesondere die Hinzurechnung des Steuervorteils wird in der Literatur als nicht einleuchtend und nicht durchsetzbar bezeichnet. Die Ertragsmethode ist auch deshalb zu verwerfen, weil die Schätzung künftiger Erträge bei einer Praxisneugründung durch Gesetze und Standesrecht beeinflusst wird. Die Erträge aus einer Zahnarztpraxis lassen sich nicht wie bei anderen Freiberuflern unbegrenzt steigern, wodurch der Wert des Unternehmens automatisch begrenzt wird.

Es gibt noch weitere, wesentlich differenziertere Methoden, die auch nicht monetäre Wertkomponenten (z.B. die verbleibende Freizeit mit der Familie usw.) einbeziehen. Hier stellt sich die Frage, inwieweit dann noch der eigentlich zu bewertenden Praxis genügend Rechnung getragen wird. Die Bewertung der Praxis sollte sowohl für den Verkäufer als auch für den Erwerber möglichst einfach und vor allem nachvollziehbar sein. Die Bewertungsgrundlagen sind soweit zu objektivieren.

### 18.2.3 Umsatz- und Gewinnmethode

Eine abgewandelte Form der Bundesärztekammermethode stellt die Umsatz- und Gewinnmethode dar. Hierbei wird nicht der gesamte Praxisumsatz in die Berechnungen einbezogen, sondern nur der Umsatz aus der zahnärztlichen Tätigkeit. Zum einen können praxisfremde oder einmalige Umsätze in den meisten Fällen von einem Übernehmer oder Einsteiger nicht weiter erbracht werden und sollten daher bei der Praxisbewertung unberücksichtigt bleiben.

Zum anderen ist der Umsatz nicht die allein entscheidende Größe. Je nach Kostenstruktur ergeben sich unterschiedliche Gewinngrößen, die schließlich für den Zahnarzt viel relevanter sind, da sie das Berufseinkommen darstellen. Insofern sollten auch die Kosten in die Bewertung mit einfließen, die direkt aus dem Praxisbetrieb heraus verursacht werden. Kfz-Kosten z.B. sind private Kosten, deren Höhe persönlich von dem Praxisinhaber verursacht werden. Abschreibungen stellen lediglich eine steuerliche Anerkennung für den Wertverlust der Wirtschaftsgüter dar und beeinflussen nicht den Liquiditätsüberschuss. Finanzierungskosten der zu bewertenden Praxis müssen ebenfalls außer vor bleiben, da derartige Verbindlichkeiten nicht von dem Übernehmer oder Einsteiger übernommen werden.

Im Gegensatz zur Bundesärztekammermethode unterbleibt der Abzug des Oberarztgehaltes als kalkulatorischer Unternehmerlohn. Dieser Ansatz macht nur dann Sinn, wenn der Übernehmer bzw. Einsteiger tatsächlich vor der frei wählbaren Alternative zwischen einer Oberarztstelle und der Niederlassung stehen würde. Kritiker bemängeln zu Recht, dass zum einen der Übernehmer nicht „zwangsweise" Oberarzt wird und zum anderen nicht selbstständige und freiberufliche Tätigkeiten aus diversen Gründen direkt überhaupt nicht miteinander verglichen werden können.

## 18.2.4 Übergewinnmethode

Die sogenannte Übergewinnmethode (Vergangenheitsbetrachtung) wird häufig von Steuerberatern angewendet. Hier werden der durchschnittliche Umsatz des Betrachtungszeitraums und die durchschnittlichen direkten Kosten aus dem Praxisbetrieb in Ansatz gebracht. Der nach Abzug der Kosten verbleibende Gewinn wird als übertragbarer Gewinn betrachtet. Von diesem ist ein kalkulatorischer Unternehmerlohn abzuziehen. Dieser Abzug ist nicht so statisch wie bei der Bundesärztekammermethode. Als Maximum ist das sogenannte Oberarztgehalt anzusetzen. Der danach verbleibende Übergewinn ist noch gegebenenfalls um den angenommenen Verlustanteil von vorhandenen Patienten zu reduzieren. Die daraus resultierende Summe ist mit dem sogenannten Faktor des Verflüchtigungszeitraums zu multiplizieren. Darunter wird der Zeitraum verstanden, innerhalb dessen der Übernehmer von dem Ruf des Vorgängers und damit von dem Übergewinn profitieren wird.

## 18.2.5 Ergebnismethode

Die Bewertung nach betriebswirtschaftlichen Grundsätzen ist ertragsorientiert und stellt zur Ermittlung des Wertes vorrangig auf die zukünftig erzielbaren Überschüsse einer Praxis ab (Zukunftsbetrachtung). Dabei werden nur Umsätze einbezogen, die übertragbar sind, und die Kosten in der Höhe kalkuliert, wie sie bei betriebswirtschaftlicher Führung der Praxis anfallen. Die betriebswirtschaftliche Ergebnismethode geht davon aus, dass die zu bewertende Praxis durch ihre medizinische Ausstattung, das Personal, das Wissen des Praxisinhabers und die „Außenpolitik" der Praxis andauernd Erträge erwirtschaftet, die je nach Sicherheit ihrer Erzielbarkeit und Höhe zu bewerten sind.

Unter diesen Gesichtspunkten besteht der Wert der Praxis in der Zukunft daraus, dass durch den Einsatz bestimmter Faktoren erzielbare Einnahmen/Überschüsse erwirtschaftet und entnehmbare Gewinne erzielt werden. Einnahmen, die für Neuinvestitionen erforderlich sind, müssen gegebenenfalls in der Praxis verbleiben. Da auf die in Zukunft erzielbaren Erträge bzw. nachhaltig entnehmbaren Überschüsse abgestellt wird, sind alle aus gegenwärtiger Sicht erkennbaren Einflussfaktoren zu berücksichtigen, die diese Überschüsse in naher Zukunft beeinflussen könnten. Zwar müssen bei dieser Zukunftsprognose Zahlen aus der Vergangenheit hinsichtlich der Umsatz-, Kosten- und Ertragsstruktur zugrunde gelegt werden, diese werden jedoch im Hinblick auf die zukünftig zu erwartenden Veränderungen modifiziert.

**Praxistipp:** Für die Bewertung einer Praxis gibt es keine einhellig gebilligte, vorgeschriebene Methode. Ein gerechtes Ergebnis bringt eine Kombination aus verschiedenen Bewertungsmethoden. Wie lassen sich materielle und immaterielle Einflussfaktoren messen? Die **Umsatz-**

methode ist nur bedingt geeignet, da die Kosten vernachlässigt werden. Ebenfalls nur bedingt zweckmäßig ist die **Gewinnmethode**, weil Gewinne der Vergangenheit nicht in die Zukunft übertragen werden können. Die **Ertragsmethode** ist geeignet, wenn sich die Berechnungsverfahren auf Umsatz- und Ertragslage beziehen und aktuelle Praxisfaktoren als Teilwerte fachgruppenspezifisch bestimmt werden. Lassen Sie alle erforderlichen Unterlagen frühzeitig zusammenstellen!

## 18.3  Notwendige Unterlagen

Für eine Praxisbewertung sollte der abgebende Zahnarzt folgende Unterlagen rechtzeitig zusammenstellen:

- KZV-Abrechnungen der letzten 3 Geschäftsjahre
- KZV-Abrechnung des laufenden Geschäftsjahres
- Einnahme-Überschuss-Rechnungen der letzten 3 Jahre
- betriebswirtschaftliche Analyse für das laufende Jahr
- Inventarliste, aus der Anschaffungsjahr und -preis für die Praxiseinrichtung und -ausstattung zu ersehen ist.

# 19 Das spannende Thema Steuern

Das Aufgabengebiet des Steuerberaters für niedergelassene Zahnärzte besteht zum einen in der Durchführung der **Finanzbuchhaltung**. Sie stellt die Vorstufe zur Gewinnermittlung der Praxis dar. Neben den Buchführungs- und/oder Abschlussarbeiten erstellt er außerdem die **Steuererklärung** und bespricht mit dem Zahnarzt die Höhe der Steuervorauszahlungen und die endgültige Steuerlast.

Zum anderen entwirft der Steuerberater in Zusammenarbeit mit dem Zahnarzt und seinem Wirtschaftsberater unter Berücksichtigung des Steuerrechts individuelle Strategien für die wirtschaftliche **Praxisführung** und die private Finanzplanung. Hierbei übernimmt der Steuerberater eindeutig eine vorausschauende Aufgabe; dagegen hat die Buchhaltung die Funktion, die Vergangenheit aufzuarbeiten.

Beide Aufgaben sind immens wichtig für den Zahnarzt. Im Gegensatz zu einem Angestellten wird ihm nicht mehr die Einkommensteuer monatlich vom Gehalt abgezogen. Als Selbstständiger wird er aufgefordert, den Gewinn seiner Praxis zu dokumentieren. Der Gewinn pro Geschäftsjahr ist die Grundlage für die Steuerhöhe, die er für das abgelaufene Geschäftsjahr entrichten muss. Zusätzlich zahlt er für das laufende Geschäftsjahr Steuervorauszahlungen. Ihr Steuerberater hat somit auch die Aufgabe, Ihnen frühzeitig die Steuerlast für die Zukunft zu errechnen (unter der Annahme unterschiedlicher Gewinnsituationen), sodass Sie eine ausreichend hohe Steuerrückstellung bilden können. Gleichzeitig kann er, in enger Zusammenarbeit mit dem Wirtschaftsberater und unter Ausnutzung steuerrechtlicher Ge-staltungsmöglichkeiten, die Steuerlast z.B. auf einen späteren Zeitpunkt verschieben, sodass zum jetzigen Zeitpunkt mehr Liquidität für beispielsweise die Finanzierung des Wunsches nach den eigenen 4 Wänden zur Verfügung steht. Entscheidend ist, dass Sie in einem ständigen Dialog mit Ihrem Steuerberater stehen. So wird das Thema Steuern zu einem spannenden Kapitel Ihrer Praxisführung und nicht – wie für viele Ihrer Kolleginnen und Kollegen – zur ungeliebten Pflichtübung, für manche gar zum Horrorszenario.

Dieses Kapitel soll Ihnen helfen, einen ersten Einstieg in diese Materie zu finden. Es kann keine steuerliche Beratung ersetzen. Aber es enthält Tipps zu den wichtigsten steuerlichen Vorschriften, die vor und nach der Niederlassung beachtet werden sollten.

## 19.1 Steuerliche Konsequenzen der Gründung bzw. Übernahme einer Praxis

### 19.1.1 Vor Gründung bzw. Übernahme entstandene Kosten

Kosten, die vor einer Gründung oder Übernahme entstehen, sind als sogenannte vorweggenommene Betriebsausgaben bereits in dem Jahr in der Steuererklärung geltend zu machen, in dem sie angefallen sind.

**Praxisbeispiele:**

◢ Kosten für Beratungen
◢ Fahrtkosten zu Banken und zur KZV
◢ Gespräche mit potenziellen Partnern, Praxisverkäufern usw. im Jahr 2008 für eine Niederlassung im Jahr 2009

Diese Kosten sind in 2008 beim Finanzamt geltend zu machen.

> **Praxistipp:** Alle Belege für Kosten, die bereits im Vorfeld der Niederlassung anfallen, gut aufbewahren!

### 19.1.2  Anzeige der Niederlassung beim Finanzamt

Dem Finanzamt ist die Niederlassung anzuzeigen, da durch die Anzeige eine Steuernummer vergeben wird, die man als Arbeitgeber z.B. für die spätere Abgabe der Lohnsteueranmeldungen für die Mitarbeiter benötigt.

### 19.1.3  Haftung für betriebliche Steuerschulden des Abgebers

Wird eine Praxis übernommen, so haftet der übernehmende Zahnarzt für nicht bezahlte betriebliche Steuerschulden des Praxisabgebers, z.B. Lohnsteuer oder Umsatzsteuer.

> **Praxistipp:** Es sollte von dem Abgeber ein Nachweis darüber verlangt werden, dass keine betrieblichen Steuern gegenüber dem Finanzamt geschuldet werden.

### 19.1.4  Gründungszuschuss

Unter bestimmten Voraussetzungen kann der Zahnarzt vor der Niederlassung bei der für ihn zuständigen Agentur für Arbeit einen Antrag auf Gründungszuschuss stellen. Steht ihm dieser zu, so stellt sich diese Zahlung als sehr lukrativ dar. Er erhält 9 Monate lang eine Starthilfe vom Staat. Diese Zahlungen sind steuerfrei und unterliegen nicht dem Progressionsvorbehalt. Weitere Informationen zum Gründungszuschuss finden Sie auch in dem Kapitel 24.1 „Agentur für Arbeit".

> **Praxistipp:** Stellen Sie den Antrag auf jeden Fall vor dem Start in die Selbstständigkeit und bleiben Sie beim Arbeitsamt hartnäckig, wenn es vorkommen sollte, dass man Sie unverrichteter Dinge wieder nach Hause schicken will. Leider kennt nicht jeder Sachbearbeiter dort diese Möglichkeit des Antrages für Sie.

### 19.1.5  Steuerliche Besonderheiten bei Einstieg in eine Kooperation

Die Gründung einer Berufsausübungsgemeinschaft (Gemeinschaftspraxis) stellt eine besondere steuerliche Situation dar, zu der wir Sie in dem Kapitel 19.3 „Steuerliche Besonderheiten der Gründung einer Berufsausübungsgemeinschaft" informieren.

## 19.2  Die ersten Tage in der Praxis: wichtige steuerliche Aspekte nach der Niederlassung

Ihr erster Tag in Ihrer Praxis: Sie müssen an alles denken – Patienten, Helferinnen, Behandlungen, Abrechnungen und und und. Und die Steuern? An dieses Thema sollten Sie nicht denken (müssen). Diese Aufgabe sollte Ihnen Ihr Steuerberater abnehmen – vom ersten Tag an. Wichtig für Sie ist aber, dass Ihr Steuerberater weiß, was Sie in Ihrer Praxis vorhaben, und Sie ihn regelmäßig mit den notwendigen Unterlagen (Kontoauszüge, Belege, Rechnungen usw.) versorgen. Und bitte vergessen Sie nicht das regelmäßige Gespräch mit Ihrem Steuerberater; manchmal reicht einfach nur ein kurzes Telefonat. Das vermeidet nachträglichen Ärger, der durch versäumte Fristen oder fehlende Informationen entstehen kann.

### 19.2.1 „Abfärbetheorie" – Gewerbesteuerpflicht droht

Erbringt eine Gemeinschaftspraxis neben der zahnärztlichen Tätigkeit noch eine weitere Tätigkeit, die nicht ärztlich ist, kann Gewerbesteuerpflicht entstehen.

**Praxistipp:** Ist bei einer Gemeinschaftspraxis auch nur ein beteiligter Zahnarzt teilweise gewerblich tätig, so wird die gesamte Tätigkeit der Gemeinschaftspraxis gewerbesteuerpflichtig!

**Praxisbeispiel:** Eine Gemeinschaftspraxis handelt gleichzeitig in nicht geringem Umfang mit Artikeln zur Mundhygiene bzw. -pflege (Handel = keine ärztliche Tätigkeit). Dann gilt der *gesamte* Gewinn (Zahnarztpraxis + Handel) als gewerblich und löst Gewerbesteuer aus.

**Praxistipp:** Ratsam ist die Gründung einer von der Gemeinschaftspraxis losgelösten eigenen Gesellschaft für den Handel.

Auch bei einer Einzelpraxis kann eine Gewerbesteuerpflicht für den gesamten Gewinn drohen, wenn neben der eigentlichen zahnärztlichen Tätigkeit Handel betrieben wird. Gleiches gilt, wenn mit einem eigenen Praxislabor auch Leistungen für andere Zahnärzte erbracht werden. Nicht gewerblich ist hingegen die Prophylaxebehandlung, da diese Teil einer medizinischen Zahnbehandlung ist.

**Praxistipp:** Gewerbliche Tätigkeiten sollten durch eine eigene Finanzbuchhaltung und eigene Konten streng von der eigentlichen zahnärztlichen Tätigkeit getrennt werden. Sinnvoll ist die Übernahme der gewerblichen Tätigkeit durch eine andere Person, z.B. durch den Ehepartner.

### 19.2.2 Abschreibung des erworbenen Praxiswertes

Der erworbene Praxiswert teilt sich in 2 Teile auf (s. Kap. 18 „Praxisbewertung – Praxiswert gerecht für beide Seiten ermitteln"):
- Wert der gekauften Einrichtung und der Geräte (materieller Wert oder Substanzwert)
- Wert des „Rufes" der Praxis (ideeller Wert)

### 19.2.3 Materieller Wert

Das Praxisinventar wird im Hinblick auf seine Nutzungsdauer individuell abgeschrieben. Die Dauer der Abschreibung (kurz AfA genannt) ist in einer Abschreibungsliste der

**Tab. 19.1:** Auszüge aus der AfA-Tabelle Gesundheitswesen

| Lfd. Nr. | Anlagegüter | Nutzungsdauer in Jahren | Linearer AfA-Satz in v.H. |
|---|---|---|---|
| 1 | Amalgamabscheider | 8 | 12 |
| 9.4 | Behandlungseinheiten | 10 | 10 |
| 47 | Instrumentenschränke | 12 | 8 |
| 65 | Mobiliar (sonstiges) | 8 | 12 |
| 70 | Notfallkoffer | 5 | 20 |
| 80 | Praxiseinrichtungen | 10 | 10 |
| 85 | Röntgengeräte | 8 | 12 |
| 92 | Sterilisatoren (Heißluft oder Gas) | 8 | 12 |

Finanzverwaltung festgelegt (s. Tab. 19.1). Für zusätzliche neue Investitionen, z.B. ein neues medizinisches Gerät, können in bestimmten Fällen Sonderabschreibungen in Anspruch genommen werden.

### 19.2.4 Ideeller Wert

Für den Begriff des ideellen Wertes findet man synonym auch die Bezeichnungen „immaterieller Wert" oder „Goodwill".

Die Abschreibung dieses Praxiswertes erfolgt für die Dauer von:

- 3–5 Jahren (bei einer Einzelpraxis)
- 3–7 Jahren (bei einem Wechsel von Gemeinschaftspartnern)
- 6–10 Jahren (bei einer Aufnahme eines neuen Partners in die Gemeinschaftspraxis)

Die Finanzämter werden künftig verstärkt auf ein Urteil des niedersächsischen Finanzgerichts zurückgreifen und aus dem Praxiswert noch einen Anteil für den Erwerb bzw. die Übertragung der Vertragsarztzulassung herausrechnen. Dieser Anteil kann dann nicht abgeschrieben werden.

> **Praxistipp:** Bereits bei den Verhandlungen über den Kauf einer Praxis oder eines Praxisanteils sollte der Wert (Kaufpreisanteil) der Vertragsarztzulassung festgelegt werden. Ziehen Sie Ihren Steuerberater zu den Verhandlungen hinzu.

### 19.2.5 Arbeitszimmer

Seit dem Jahr 2007 sind die Kosten für ein Arbeitszimmer nur noch dann abzugsfähig, wenn dieses den Mittelpunkt der gesamten beruflichen Tätigkeit darstellt. De facto entfällt daher für einen Zahnarzt die Abzugsfähigkeit dieser Kosten. Nicht unter die Abzugsbeschränkung im Rahmen des Arbeits-

zimmers fallen sogenannte Aufwendungen für Arbeitsmittel wie z.B. Computer, Regale usw.

### 19.2.6 Aufzeichnungspflichten, Aufbewahrungspflichten, Gewinnermittlungsarten

**Aufzeichnungspflichten**
Freiberufler haben keine Verpflichtung zur Aufzeichnung oder zur Buchführung, eine vollständige, geordnete Ablage reicht. Es ist aber ein Verzeichnis über angeschaffte Gegenstände (Geräte, Computer, Praxisausstattung usw.) zu führen.

**Aufbewahrungspflichten**
Die gesetzliche Aufbewahrungspflicht für alle die Praxis betreffenden Unterlagen (Bankauszüge, Kassenbelege usw.) beträgt 10 Jahre.

**Gewinnermittlungsarten**
Grundsätzlich wird der Zahnarzt seinen Gewinn gemäß § 4 Abs. 3 EStG ermitteln. Er stellt die Einnahmen den Ausgaben des laufenden Jahres gegenüber (Einnahmen-Ausgaben-Überschuss-Rechnung).

Allerdings ist auch freiwillig die Ermittlung des Gewinns nach § 4 Abs. 1 EStG (Bilanzierung) zulässig. Diese Art der Gewinnermittlung kann jedoch nur in besonders gelagerten Fällen zu einem steuerlich günstigeren Ergebnis als die Gewinnermittlung nach § 4 Abs. 3 EStG führen. Besprechen Sie dies bitte in jedem Fall mit Ihrem Steuerberater.

### 19.2.7 Reisen, Kongress- und Seminarbesuche

Eine Reise z.B. anlässlich eines Seminarbesuchs können Sie nur dann von der Steuer absetzen, wenn die Reise ausschließlich oder zumindest überwiegend im beruflichen Interesse unternommen worden ist. Hat die Reise auch einen privaten Anlass, so sind nur die ausschließlich beruflich bedingten Kosten (z.B. Tagungsgebühren) in voller Höhe abzugsfähig. Die „gemischt" veranlassten Kosten (z.B. für die Hin- und Rückreise) sind nach bisheriger Rechtsprechung nicht abzugsfähig. Hier könnte sich jedoch demnächst eine Änderung der Rechtsprechung ergeben, die dann auch rückwirkende Relevanz hat. Möglicherweise ist künftig ein Teil der gemischten Kosten abzugsfähig. Die Entscheidung des Bundesfinanzhofes zu einem entsprechenden Vorlagebeschluss stand bei Redaktionsschluss des Buches noch aus. Alle nicht direkt zuordnungsfähigen Kosten wären dann in einen beruflichen und einen privaten Anteil – gemessen an den Zeitanteilen – aufzuteilen.

**Praxisbeispiel:** Handelt es sich um 3 Tage Kongressdauer und anschließend 2 Tage touristisches Programm, so ist der aktuelle Rechtsstand, dass insgesamt keine Abzugsfähigkeit besteht! Daher raten wir Ihnen: Bewahren Sie alle Unterlagen sorgfältig auf, die zum einen die berufliche Veranlassung der Reise belegen und zum anderen Aufschluss über die rein beruflichen Zeiten der Reise geben (Seminarprogramm, Teilnehmerlisten, fachliche Organisation, Fahrkarten, Bescheinigungen, Kostenquittungen usw.). Gestalten Sie bereits im Vorfeld einer Reise diese steuerlich überlegt. Damit haben Sie später bei einer entsprechenden Änderung der Rechtsprechung die Möglichkeit, die Abzugsfähigkeit steuerlich zu nutzen.

## 19.2.8 Berufsbekleidung

Um die Voraussetzung zur Abzugsfähigkeit zu erfüllen, muss es sich um typische Berufskleidung handeln, z.B. weiße Kittel, weiße Mäntel. Weiße bürgerliche Kleidung gehört nicht zur typischen Berufsbekleidung.

**Praxistipp:** Wird bürgerliche Kleidung bei einer zahnärztlichen Leistung beschädigt oder unbrauchbar, so sind die Kosten für die Reparatur oder den Neukauf voll abzugsfähig. Auch Reinigungskosten typischer Berufskleidung in einer privaten Waschmaschine sind abzugsfähig.

## 19.2.9 Bewirtungsaufwendungen

Die Ausgaben für Bewirtung (Gespräche mit Ihrem Wirtschaftberater und Steuerberater, Gespräche mit möglichen Kooperationspartnern usw.) sind getrennt aufzuzeichnen und die Angaben über die Einzelheiten der Bewirtung müssen zeitnah erfolgen.

**Praxistipp:** Tragen Sie am besten gleich im Anschluss an die Bewirtung alle notwendigen Angaben ein. Vergessen Sie bitte nicht, sich selber ebenfalls als „bewirtete Person" auf dem Formular aufzunehmen.

## 19.2.10 Zahngold

Das zur Verarbeitung erworbene Zahngold ist notwendiges Praxisvermögen. Die Zahlungen sind daher als Betriebsausgaben abzugsfähig. Verkäufe von Zahngold sind als Betriebseinnahmen zu erfassen. Der Erwerb und Verkauf von Feingold hingegen sind nicht betrieblich veranlasst.

**Praxistipp:** Vermeiden Sie Goldeinkäufe, die einen voraussichtlichen Jahresbedarf überschreiten und führen Sie möglichst genaue Aufzeichnungen über An- und Verkäufe von Zahngold. So vermeiden Sie Probleme mit dem Finanzamt.

### 19.2.11 Beschäftigung von Ehegatten und Kindern in der Praxis

Es darf kein Zweifel über die Ernsthaftigkeit und die tatsächliche Durchführung des Arbeitsverhältnisses bestehen. Das Arbeitsverhältnis muss im Hinblick auf die Höhe des Gehaltes und den zeitlichen Einsatz dem Vergleich mit einem fremden Arbeitnehmer standhalten (monatliche Zahlung, kein niedriges Gehalt, Zahlung auf ein eigenes Konto des Ehegatten usw.).

**Praxistipp:** Durch geschickte Gestaltung können sich hier jedoch sehr interessante Möglichkeiten im Hinblick auf die Krankenversicherung und die Altersvorsorge ergeben. Fragen Sie hierzu am besten Ihren Steuerberater.

### 19.2.12 Wie Sie Ihren Mitarbeitern etwas Gutes tun und gleichzeitig Steuervorteile nutzen

Unter solche Maßnahmen, mit denen Sie eine Win-win-Situation erzeugen, fallen z.B.:

- Fahrtkostenzuschüsse für Fahrten zwischen Wohnung und Praxis (Pauschalversteuerung möglich, allerdings erst ab dem 21. Kilometer)
- Warengutscheine bis maximal 44 Euro pro Monat
- Aufmerksamkeiten bis maximal 40 Euro pro Jahr
- Erholungsbeihilfen („Urlaubsgeld" – wenn auch in geringer Höhe –, für das die Abführung einer pauschalen Lohnsteuer zulässig ist)

**Praxistipp:** Nutzen Sie all diese Möglichkeiten, um zu gewährleisten, dass Sie den Arbeitslohn der Mitarbeiter wirksam erhöhen, ohne dass es Sie übermäßig im Hinblick auf Lohnsteuer und Sozialversicherung belastet.

### 19.2.13 Pkw – steuerliche Behandlung

Entscheidend für die Berücksichtigung der Pkw-Kosten ist der Umfang der beruflichen und privaten Nutzung. Beträgt die berufliche Nutzung (dazu gehören auch die Fahrten zwischen Wohnung und Praxis) mehr als 50%, so gibt es 2 Alternativen:

- Bei Führung eines lückenlosen Fahrtenbuches können die entstandenen Kosten (Abschreibung oder Leasing, Steuer, Versicherung usw.) in Höhe des beruflichen Anteils (prozentual) abgezogen werden. Die Fahrten zwischen Wohnung und Praxis sind nur bedingt abzugsfähig.
- Ansatz von 1% des Neupreises zuzüglich Sonderausstattung des Pkws (auch wenn gebraucht gekauft) pro Monat für private Benutzung des Pkws zuzüglich eines Betrages für die Fahrten zwischen Wohnung und Praxis als Betriebseinnahme. Die im Jahr angefallenen Pkw-Kosten sind dann voll abzugsfähig (s. Tab. 19.2).

Beträgt die berufliche Nutzung nicht mehr als 50%, sind nur die auf die beruflichen Fahrten entfallenden Kosten abzugsfähig. Die Einschränkungen für die Fahrten zwischen Wohnung und Praxis gelten entsprechend. Für die Aufzeichnungen der beruflichen Fahrten gelten keine strengen Anforderungen.

Es besteht allerdings auch die Möglichkeit, anhand der Aufzeichnungen die beruflichen Fahrten pauschal mit 0,30 Euro je gefahrenem Kilometer geltend zu machen. Die Fahrten zwischen Wohnung und Praxis werden mit 0,30 Euro erst ab dem 21. Entfernungskilometer berücksichtigt. Die Streichung der „Pendlerpauschale" für die ersten 20 km gilt auch für Freiberufler. Die Verfassungsmäßigkeit dieser Regelung wird noch vom Bundesverfassungsgericht überprüft (Stand April 2008).

**Tab. 19.2:** Steuerliche Behandlung des Pkws

| Ermittlung der Pkw-Gesamtkosten | | |
|---|---|---|
| Benzin | 5000 € | |
| Kfz-Steuer | 300 € | |
| Kfz-Versicherung | 2000 € | |
| Pkw-Abschreibung | 8000 € | |
| Wagenpflege usw. | 2000 € | |
| Summe | | 17 300 € |
| **Ermittlung des privat genutzten Anteils** | | |
| Pkw-Neupreis | 50 000 € | |
| Sonderausstattung | 3000 € | |
| Summe | 53 000 € | |
| davon 1% pro Monat | 530 € | |
| mal 12 Monate | | 6360 € |
| **Ermittlung des steuerlich anzusetzenden Anteils** | | |
| Pkw-Gesamtkosten pro Jahr | | 17 300 € |
| abzüglich Anteil der privaten Nutzung | | 6360 € |
| steuerlich anzusetzen | | 10 940 € |

**Praxistipp:** Führen Sie in jedem Fall Aufzeichnungen über Ihre beruflichen Fahrten, zumindest für einen repräsentativen Zeitraum (mindestens 3 Monate). So können Auseinandersetzungen mit dem Finanzamt vermieden werden.

## 19.2.14 Investitionsabzugsbetrag (bisher: Ansparrücklage)

Durch die Unternehmenssteuerreform 2008 wird die bisherige Ansparabschreibung durch einen Investitionsabzugsbetrag ersetzt. Damit besteht grundsätzlich auch weiterhin die Möglichkeit zur Bildung einer steuerlichen Investitionsrücklage.

Für Zahnarztpraxen, die ihren Gewinn durch Einnahme-Überschuss-Rechnung ermitteln, gilt dies jedoch nur, wenn der Praxisgewinn vor Berücksichtigung des Abzugs-

betrages 100 000 Euro nicht überschreitet. Diese Gewinngrenze gilt auch (nur einmal) für Gemeinschaftspraxen.

**Praxisbeispiel:** Ein Zahnarzt – Niederlassung in 2008 – plant, in den folgenden 3 Jahren die Geräte und die Praxiseinrichtung in der von ihm erworbenen Praxis zu erneuern. Die geplanten Investitionen werden mit 100 000 Euro veranschlagt. Es besteht für ihn die Möglichkeit, bereits in seiner Steuererklärung 2008 40% der geplanten Investitionen, also 40 000 Euro, als Ausgabe geltend zu machen. Die hieraus resultierende Steuerersparnis kann er als Liquidität für die späteren Investitionen verwenden. Kommt es später dann jedoch nicht zu der geplanten Investition, so wird der ursprüngliche Steuerbescheid für 2008 geändert und die Gewinnminderung wieder rückgängig gemacht. Zudem sind auf die nachzuzahlenden Steuern noch Zinsen zu entrichten.

**Praxistipp:** Im Jahr der Investition ist zusätzlich eine Sonderabschreibung von 20% der um den Abzugsbetrag geminderten Kosten möglich, in dem Beispiel also noch einmal 12 000 Euro. Besprechen Sie Ihre Investitionsvorhaben rechtzeitig mit Ihrem Steuerberater, um so die steuerlich optimale Gestaltung zu finden.

### 19.2.15 Einkommensteuervorauszahlungen und -nachzahlungen

Die Einkommensteuerveranlagung erfolgt immer im Nachhinein, oftmals erst Jahre später. Wurden keine Vorauszahlungen entrichtet, kann es bei der Veranlagung für das Jahr der Niederlassung zu erheblichen Steuernachzahlungen kommen. Gleichzeitig werden vom Finanzamt zusätzlich noch (nachträgliche) Vorauszahlungen für bereits abgelaufene Zeiträume angefordert. Das für die Steuerzahlungen vorgesehene Geld steht auf den Konten und wird, da das Finanzamt zunächst keine Steuerforderungen erhebt, häufig für andere Zwecke verwendet – im Zweifel für den privaten Konsum. Als Konsequenz sind teure Nachfinanzierungen erforderlich, deren Zinsen noch nicht einmal steuerlich berücksichtigt werden können.

**Praxistipp:** Bilden Sie rechtzeitig Rücklagen für die kommenden Steuerzahlungen bzw. lassen Sie Vorauszahlungen festsetzen und entrichten diese.

## 19.3 Steuerliche Besonderheiten der Gründung einer Berufsausübungsgemeinschaft (Gemeinschaftspraxis)

Wieso wir Sie zu diesem Thema an dieser Stelle informieren? Der Einstieg oder die Gründung einer Berufsausübungsgemeinschaft (Gemeinschaftspraxis) stellt eine besondere steuerliche Situation dar. Zum einen hat der Zahnarzt, der in eine bestehende Gemeinschaftspraxis einsteigt, oder der Praxisgemeinschaftsgründer hierdurch zusätzliche steuerliche Gestaltungsmöglichkeiten (z.B. die Abschreibung des Einlagebetrags). Zum anderen helfen diese Informationen dem Einsteiger in die Gemeinschaftspraxis, den Grund z.B. für den Vorschlag eines Gewinnbeteiligungsmodells anstelle der Zahlung eines Einstiegspreises zu verstehen. So können Sie in Zusammenarbeit mit Ihrem Steuerberater und Wirtschaftsberater die Vor- und Nachteile unterschiedlicher Gründungs- und Einstiegsvarianten abwägen.

Eine Berufsausübungsgemeinschaft (Gemeinschaftspraxis, s. Kap. 16 „Kooperationen als Chance im Gesundheitsmarkt") kann gegründet werden durch:
- Eintritt in eine bereits bestehende Praxis (Einzelpraxis → Gemeinschaftspraxis)
- Aufnahme in eine bereits bestehende Gemeinschaftspraxis
- Zusammengehen von 2 oder mehreren Personen

### 19.3.1 Aufnahme gegen eine Einlage

Diese Variante führt zur vollen Versteuerung bei dem „aufnehmenden" Zahnarzt. Der „eintretende" Zahnarzt kann auf die Einlage Abschreibungen vornehmen.

### 19.3.2 Gewinnbeteiligungsmodell

Bei dem Gewinnbeteiligungsmodell ist die Gewinnverteilung bei vollem Arbeitseinsatz aller Partner unterschiedlich. Die Gewinnbeteiligungen nähern sich einander stufenweise an, bis ein Gleichstand erreicht ist (s. Tab. 19.3).

**Praxisbeispiel:** Der Zahnarzt A tritt 2008 in die Praxis von Zahnarzt B ein. Beide möchten in 4 Jahren gleichberechtigte Partner sein. Zahnarzt A leistet keine Einlage, stellt aber seine volle Arbeitskraft zur Verfügung.

◣ Vorteil für Zahnarzt A: keine Aufnahme eines Darlehens zum Eintritt in die Praxis

◣ Vorteil für Zahnarzt B: keine Versteuerung des Veräußerungsgewinnes

**Tab. 19.3:** Gewinnverteilung in der Gemeinschaftspraxis bei Gewinnbeteiligungsmodell

| Jahr | Zahnarzt A | Zahnarzt B |
|------|-----------|-----------|
| 2008 | 20% | 80% |
| 2009 | 30% | 70% |
| 2010 | 40% | 60% |
| 2011 | 50% | 50% |

## 19.4 Umsatzsteuer beim niedergelassenen Zahnarzt

Der selbstständige, niedergelassene Zahnarzt ist Unternehmer und erbringt im Rahmen seiner freiberuflichen Tätigkeit in der Regel einen umsatzsteuerbefreiten Umsatz. Hierzu gehören nicht z.B. schriftstellerische oder referierende Tätigkeiten sowie der Verkauf von Artikeln zur Mundhygiene bzw. -pflege (s. Kap. 19.2.1 „‚Abfärbetheorie' – Gewerbesteuerpflicht droht").

Von der Umsatzsteuerfreiheit außerdem ausgenommen sind die Anfertigung und Wiederherstellung von Prothesen und kieferorthopädischen Apparaturen im eigenen Praxislabor. Die nach § 9 GOZ zu berechnenden Material- und Laborkosten unterliegen dem ermäßigten Mehrwertsteuersatz von 7%. In Rechnung gestellte Mehrwertsteuer aus den Material- und Laborkosten kann als Vorsteuer mit der zu zahlenden Umsatzsteuer verrechnet werden. Zu den Einzelheiten sollte in jedem Fall der Steuerberater konsultiert werden.

Umsatzsteuer fällt jedoch nicht an, wenn es sich bei dem Zahnarzt um einen soge-

nannten Kleinunternehmer handelt. Als Kleinunternehmer gilt er, wenn sein umsatzsteuerpflichtiger Umsatz

◣ im Vorjahr nicht höher als 17 500 Euro war und

◣ im laufenden Jahr voraussichtlich nicht höher als 50 000 Euro sein wird.

**Praxistipp:** Bleibt der Zahnarzt mit seinen Einnahmen aus dem umsatzsteuerpflichtigen Bereich immer unter 17 500 Euro jährlich, dann entsteht keine Umsatzsteuerpflicht. Aber wenn der Zahnarzt „Umsatzsteuer" auf einer Rechnung separat ausweist, dann ist diese auch an das Finanzamt abzuführen. Allerdings besteht die Möglichkeit zur Korrektur der Rechnung.

## 19.5 Wie sich Zahnärzte zum Zeitpunkt der Praxisabgabe verhalten

Das vorliegende Kapitel soll Ihnen die steuerlichen Hintergründe bestimmter Entscheidungen des Abgebers aufzeigen, damit Sie den Standpunkt der „anderen Seite" in den Übernahmeverhandlungen besser verstehen und in Ihrer Verhandlungsstrategie berücksichtigen können.

Bei der Höhe der Kaufpreisforderung hat der abgebende Kollege möglicherweise auch Steuervergünstigungen im Blick. Beispielsweise haben die Vereinbarung der Zahlungsweise sowie der Zeitpunkt der Übergabe unterschiedliche steuerliche Auswirkungen. So macht es einen Unterschied, ob die Veräußerung gegen eine Einmalzahlung, gegen Raten oder gegen eine Rentenverpflichtung erfolgt (s. Kap. 19.5.2 „Kaufpreisraten und -renten").

Gleichzeitig gilt es aber auch für Sie als „Übernehmer", heute schon an übermorgen zu denken. Viele (steuerliche) Entscheidungen, wie z.B. die Eigentumsfestlegung der

Praxis in der eigenen Immobilie, sind – einmal falsch festgelegt – nachträglich nicht mehr „heilbar". Deshalb macht es Sinn, sich schon zum Zeitpunkt der Existenzgründung mit steuerlichen Aspekten der Praxisabgabe zu beschäftigen.

### 19.5.1 Steuervergünstigungen

Der Verkäufer einer Praxis muss den Veräußerungsgewinn versteuern. Zur Ermittlung des Veräußerungsgewinns wird der Veräußerungspreis nach Abzug der Veräußerungskosten dem Buchwert des Betriebsvermögens gegenübergestellt (§ 16 Abs. 2 EStG). Der sich hierbei ergebende Differenzbetrag ist der Veräußerungsgewinn. Unter folgenden Voraussetzungen werden hierauf steuerliche Vergünstigungen in Form eines Freibetrages und eines ermäßigten Steuersatzes gewährt:

- Veräußerung der Praxis gegen Entgelt (eine unentgeltliche Übertragung ist dagegen nicht begünstigt, s. Kap. 19.5.5 „Praxisabgabe innerhalb der Familie")
- Verkauf der Praxis mit ihren wesentlichen Grundlagen einschließlich des Patientenstammes in der Weise, dass der Erwerber die Praxis fortführen kann
- Einstellung der zahnärztlichen Tätigkeit des Abgebers in dem bisherigen örtlichen Wirkungskreis

**Freibetrag**
Unter bestimmten Voraussetzungen wird dem abgebenden Zahnarzt auf Antrag ein Freibetrag gewährt. Um in den Genuss dieses Freibetrages zu kommen, muss er nach § 16 Abs. 4 EStG zum Zeitpunkt der Veräußerung

- das 55. Lebensjahr vollendet haben oder
- im sozialversicherungsrechtlichen Sinn dauernd berufsunfähig sein.

Der Veräußerungsgewinn wird nur insoweit zur Einkommensteuer herangezogen, als er den Freibetrag von 45 000 Euro übersteigt.

Der Freibetrag ermäßigt sich allerdings um den Betrag (Abschmelzungsbetrag), um den der Veräußerungsgewinn 136 000 Euro übersteigt. Diese Regelung führt dazu, dass mit Erreichen eines Veräußerungsgewinns in Höhe von 181 000 Euro der Vorteil aufgezehrt ist und der Freibetrag nicht mehr zu gewähren ist.

Anspruch auf den Freibetrag hat der Zahnarzt nur einmal im Leben; wurde allerdings ein Freibetrag vor dem 01.01.2001 schon einmal in Anspruch genommen, kann der Freibetrag erneut gewährt werden.

**Ermäßigter Steuersatz**
Veräußerungsgewinne stellen sogenannte außerordentliche Einkünfte dar. Nach § 34 EStG ist auf solche außerordentlichen Einkünfte ein ermäßigter Steuersatz anzuwenden. Hinsichtlich der Ermäßigung besteht die Wahlmöglichkeit zwischen

- der Besteuerung mit 56 % des Durchschnittssteuersatzes (mindestens aber dem Eingangssteuersatz) oder
- der Besteuerung nach der sogenannten Fünftelregelung.

Die Besteuerung mit dem „halben" Durchschnittssteuersatz ist im Regelfall die günstigere Alternative für den Praxisabgeber. Die Voraussetzungen sind gleich denen für die Gewährung des Freibetrages.

### 19.5.2 Kaufpreisraten und -renten

In aller Regel erfolgt die Veräußerung einer Praxis gegen die Zahlung eines Einmalbetrages. Aber auch andere Vereinbarungen sind möglich (s. Kap. 19.5.5 „Praxisabgabe innerhalb der Familie"). So kann vereinbart werden, dass der Kaufpreis in Raten beglichen wird. Gleichwohl hat der Verkäufer den Veräußerungsgewinn sofort zu versteuern. Teilweise werden Praxen auch gegen die Vereinbarung einer wiederkehrenden Leistung

(Zahlung einer Leibrente) abgegeben. Der Verkäufer hat dann das Wahlrecht zwischen

◢ der **Sofortbesteuerung mit** Freibetrag und Steuerermäßigung oder

◢ der **Zuflussbesteuerung** oder **Sukzessivbesteuerung ohne** Freibetrag und Steuerermäßigung.

Bitte beachten Sie in der Situation als Praxisgründer: Durch die Vereinbarung von Kaufpreisraten oder -renten gehen der Praxisabgeber und der Übernehmer eine langfristige wirtschaftliche Abhängigkeit ein. Neben möglichen steuerlichen Nachteilen für den Abgeber kann diese finanzielle Verflechtung zu weiteren Nachteilen führen.

### 19.5.3 Bestimmung des Abgabezeitpunkts

Für das Jahr, in dem die Praxis veräußert wird, muss der Verkäufer neben dem steuerbegünstigten Veräußerungsgewinn auch noch den laufenden (nicht steuerbegünstigten) Gewinn bis zur Veräußerung versteuern. Der laufende Gewinn kann somit einen erheblichen Einfluss auf die Höhe der von dem Verkäufer zu zahlenden Steuern auf den Veräußerungsgewinn haben. Vielfach wird daher dem Praxisabgeber geraten, den Zeitpunkt der Praxisveräußerung auf den Beginn eines Jahres zu legen, da dann die vor der Veräußerung angefallenen laufenden Gewinne und der Veräußerungsgewinn auf verschiedene Veranlagungszeiträume entfallen.

Für den Praxisübernehmer spielt der Zeitpunkt der Praxisübernahme keine Rolle. Die Erfahrung zeigt aber, dass Praxisabgebern von ihren Beratern häufig empfohlen wird, mögliche finanzielle Nachteile aus einem unterjährigen Verkauf (z.B. Verkauf der Praxis nicht zum 01.01., sondern zum 01.10. des Jahres) auf den Kaufpreis zu schlagen und so auf den Übernehmer zu verlagern. Dies ist nur dann gerechtfertigt, wenn der Grund für die spätere Übernahme bei Ihnen liegt.

### 19.5.4 Praxis im eigenen Haus

Teilweise kommt es vor, dass der Verkäufer nicht nur die Praxis an sich, sondern auch die Praxisräume, die sich in seinem Eigentum befinden, veräußern möchte. In einem solchen Fall ist bei der Gestaltung der Verträge besondere Vorsicht geboten, da eine „Steuerfalle" für die Zukunft drohen kann.

Wurde eine Praxis in der eigenen Immobilie betrieben, kann das bei einer späteren Praxisabgabe für den Verkäufer teuer werden. Der Grund: Wenn eine betrieblich genutzte Immobile veräußert wird, erhebt der Fiskus Steuern auf die stillen Reserven. Diese entsprechen der Differenz zwischen dem Verkaufspreis und dem steuerlichen Buchwert, der sich aus den Anschaffungskosten abzüglich der vorgenommenen Abschreibungen ergibt. Je länger die Immobilie genutzt wurde, desto höher ist die Differenz zwischen diesen Beträgen und desto höher werden auch die stillen Reserven.

Aber selbst wenn gar kein Veräußerungsgewinn angefallen ist, müssen diese stillen Reserven versteuert werden. So kann es vorkommen, dass eine Praxis nicht veräußert, sondern aufgegeben wird. Oder die Immobilie wird im Rahmen der Praxisveräußerung nicht mit verkauft, sondern an den Erwerber vermietet. Die Immobilie gehört dann nicht mehr zum Praxis-, sondern zum Privatvermögen. Anstatt des tatsächlich erzielten Veräußerungspreises wird jetzt vom Fiskus der sogenannte Verkehrswert berücksichtigt, also der ortsüblich erzielbare Verkaufspreis.

Diese nachteiligen Folgen in der Zukunft lassen sich vermeiden, wenn z.B. der Ehepartner die Immobilie erwirbt und an die Praxis vermietet. Die Immobilie gehört dann von Beginn an nicht zum Praxisvermögen. Problematisch kann diese Konstruktion werden, wenn die Ehe später scheitert. Wurde für diesen Fall in einem möglichen Ehevertrag oder in dem Praxismietvertrag keine Vorsorge im Sinne einer Sicherheit für den Mieter getroffen (z.B. langfristiger Mietvertrag mit Verlängerungsoptionen oder Vorkaufsrecht), könnte dies auch kurzfristig das Ende des bisherigen Praxisstandortes bedeuten. Zur Frage der Immobilie sollte daher neben dem steuerlichen auch anwaltlicher Rat eingeholt werden.

### 19.5.5  Praxisabgabe innerhalb der Familie

Selbstverständlich kann bei einer Praxisabgabe innerhalb der Familie – z.B. an die Tochter oder den Sohn – die Praxis im Ganzen veräußert werden. Dann treten die gleichen steuerlichen Folgen ein wie bei einer Veräußerung an einen fremden Dritten.

Bei einer Übergabe innerhalb der Familie werden aber oft auch andere Formen in Erwägung gezogen:

◢ Wird die Praxis im Wege einer **Schenkung** an einen Familienangehörigen übertragen, erzielt der Abgeber keinen Gewinn und kann daher auch keine Steuervorteile in Form eines Freibetrages oder eines ermäßigten Steuersatzes in Anspruch nehmen. Der Übernehmer führt lediglich die Buchwerte der Praxisgegenstände fort und schreibt sie weiter

ab. Bei der Schenkung ist im Vorfeld auch zu prüfen, ob gegebenenfalls Schenkungssteuer anfällt oder ob sie vermieden werden kann. Dies gilt auch für mögliche erbrechtliche Konsequenzen.

◢ Eine **unentgeltliche Übertragung** ist dann gegeben, wenn der Übernehmer für die Praxis keinen „Kaufpreis" zahlt, sondern dem Übergeber lediglich wiederkehrende Versorgungsbezüge (Leibrente oder dauernde Last) zusagt. Der Kapitalwert der Versorgungsbezüge entspricht dabei nicht dem tatsächlichen Wert der Praxis. Bei einer unentgeltlichen Übertragung werden stille Reserven (Differenz zwischen Verkehrswert und Buchwert der Praxis) nicht aufgedeckt. Der Übernehmer führt die Buchwerte fort. Der Abgeber hat die Versorgungsleistungen in voller Höhe zu versteuern. Der Übernehmer hat einen entsprechenden Sonderausgabeabzug.

Sind mehrere Kinder vorhanden, sollte auch die „Familiengerechtigkeit" beachtet werden. Um erbrechtlichen Problemen aus dem Weg zu gehen, wäre eine Praxisabgabe wie unter fremden Dritten sinnvoll. Dabei kann durchaus eine familieninterne Finanzierung gewählt werden, wobei aus steuerlichen Gründen übliche Zins- und Tilgungsleistungen sowie Sicherheiten zu vereinbaren sind. In jedem Fall sollte vorher steuerlicher Rat eingeholt werden.

# 20　Niederlassungsfinanzierung – Dieses Wissen nützt Ihnen!

„Ohne Moos nix los!" So textete vor einer Reihe von Jahren ein mehr auf das Unterhalten bedachter Sänger. Es beschreibt aber auf einem etwas anderen Niveau, wie wichtig die richtige Finanzierung einer Praxis ist. Selbst wenn Sie zu der Entscheidung kommen sollten, den gesamten Niederlassungsprozess von einem branchenerfahrenen Berater managen zu lassen, wird es Ihnen nicht erspart bleiben, Kenntnisse über die Grundzüge der Finanzierung zu haben. Irgendwann hat der Berater seine Aufgaben erledigt – und Sie sind noch über viele Jahre mit der hoffentlich richtigen Finanzierung verbunden. Und noch etwas ist wichtig: Die Finanzierungsentscheidung treffen Sie! Ihre Unterschrift verpflichtet – und Sie sollten wissen, warum und wozu!

Zum Anfang der wichtigsten Informationen zum Thema Finanzierung in aller Deutlichkeit: Existenzbedrohende Fehler passieren weniger bei der Finanzierung. Diese erfolgen früher: bei der falschen oder falsch dimensionierten Investition.

Die Finanzierung ist der wichtigste Sekundärprozess bei einer Niederlassung. Es handelt sich deshalb um einen Sekundärprozess, weil die Finanzierung der Umsetzung vorangegangener Investitions- und Kostenentscheidungen dient. Im ersten Schritt haben Sie sich Klarheit über die apparative Ausstattung, die organisatorischen Prozesse und den Personalbestand der Praxis geschaffen. Daraus errechnet sich ein monetärer Bedarf, den es zu finanzieren gilt. Ob Sie mit eigenem oder geliehenem Kapital finanzieren, ist prinzipiell egal. Das fremde Kapital kostet Zinsen und muss zurückgezahlt werden.

Wenn Sie Ihre Rücklagen reduzieren und Eigenkapital einsetzen, verzichten Sie auf Zinserträge und das Geld fehlt Ihnen für andere Zwecke – also müssten Sie auch an sich selbst Tilgungsraten zahlen. Die Frage, ob Eigen- oder Fremdkapitaleinsatz, wird in vielen Fällen von folgenden Aspekten bestimmt:
- Ist überhaupt ausreichendes Eigenkapital vorhanden?
- Sind die zu zahlenden Fremdkapitalzinsen höher als die Eigenkapitalzinsen, auf die Sie durch den Einsatz des Kapitals zur Praxisfinanzierung verzichten?
- Ist es aus steuerlichen Gründen nicht klüger, die Praxis mit Fremd- und die private Immobilie mit Eigenkapital zu finanzieren?

Sie werden sich fragen: Wer finanziert mir eine Praxis, wenn ich kaum Eigenkapital mitbringe? Das ist inzwischen eine wichtige Frage. Erfahrungsgemäß verfügen Niederlassungswillige nicht oder nur minimal über Eigenkapital. Deshalb möchten wir Sie in der Folge über die Finanzierung mit Fremdkapital informieren.

Erschwerend kommt hinzu: Wenn Sie sich als Zahnarzt niederlassen, fehlt es nicht nur an Eigenkapital. Auch bewertbare Kreditsicherheiten im banküblichen Sinn sind Mangelware. So gerne sich alle Banken ihre Kundenbestände mit Zahnärzten veredeln möchten – bei der Niederlassungsfinanzierung schrecken viele zurück. Es sind zwar Sicherheiten vorhanden, diese können aber nur mit großer Markterfahrung bewertet werden. Banken möchten gern Dinge berechnen können. Welcher Wert sich hinter einer Zulassung verbirgt, ist aber mit einem Bankcomputer nicht zu ermitteln. Für Sie ist das ein treffliches Selektionsinstrument. Wer Ihnen die Niederlassung sachkundig zu finanzieren imstande ist, wird Sie später auch in anderen Fragen branchenerfahren beraten können (s. Kap. 20.5 „Wie komme ich zu einer richtigen Finanzierung?").

## 20.1 Finanzierungsregeln

> **Praxistipp:** Auch wenn es in erster Linie um die Niederlassungsfinanzierung geht: Sehen Sie gleich über den Tellerrand hinaus! Die isolierte Betrachtung der Finanzierungen im betrieblichen Sektor und in der Privatsphäre führt zu einer falschen Finanzierung. Selbstverständlich sind Sie als junger, niederlassungswilliger Zahnarzt froh, die Praxisfinanzierung geschultert zu haben. Sie verschulden sich in Größenordnungen, die für Sie ungewöhnlich sind. Trotzdem: Gerade der in eigener Praxis tätige Zahnarzt ist nur mit einer Finanzierung aus der Gesamtschau erfolgreich. „Dressieren" Sie sich und Ihre Berater von Anfang an auf diese Gesamtschau.

Unabhängig davon, ob Sie in der Praxis oder im Privatbereich finanzieren: Beides findet im Spannungsfeld zwischen betrieblicher Einkommenserzielung und außerbetrieblicher Einkommensverwendung statt. Was soll Ihnen das sagen?

◢ Betrieblich verursachte Zinsen müssen durch zusätzliche Umsätze finanziert werden können. Alternativ sollten nur dann Finanzierungen erfolgen, wenn ohne die der Finanzierung zugrunde liegende Investition Umsätze verloren gegangen wären. Anderenfalls wird der Überschuss reduziert und der Privatverbrauch, die Zukunftsvorsorge oder private Investitionen leiden darunter.

◢ Finanzierungen im Privatbereich erhöhen die Anforderungen an einen Mindestgewinn der Praxis. Ist dieser zu erwirtschaften? Das sollten Sie zusammen mit einem branchenerfahrenen Berater kalkulieren!

Die folgenden Finanzierungsregeln gelten für den betrieblichen und den privaten Bereich:

◢ **Regel 1:** Die Laufzeit der Finanzierung sollte im Schnitt aller Finanzierungsvorgänge die tatsächliche Lebensdauer oder die steuerliche Lebensdauer (AfA-Zeitraum) der angeschafften Wirtschaftsgüter nicht übersteigen. Das gestattet im betrieblichen Bereich – in Grenzen – längerfristige Finanzierungen, wenn im Gegenzug dazu vermehrt Eigenkapital im Privatbereich (z.B. für ein Einfamilienhaus) eingesetzt wird, um nicht abzugsfähige Zinsen zu vermeiden (s. hierzu auch Regel 8).

◢ **Regel 2:** Langlebige Wirtschaftsgüter dürfen nicht kurzfristig finanziert werden.

◢ **Regel 3:** Zinsen und Tilgung sollten aus dem finanzierten Wirtschaftsgut langfristig – während dessen üblicher Lebensdauer – erwirtschaftet werden können. Bei selbst genutzten Wirtschaftsgütern (z.B. dem Einfamilienhaus) liegt der erwirtschaftete Nutzen in der Steuerersparnis durch Abschreibungen, staatlichen Zuschüssen, der ersparten Miete und eventuell realisierbaren Wertsteigerungen. Kann das Wirtschaftsgut Zinsen und Tilgung nicht oder nur unvollständig erwirtschaften, handelt es sich nicht um die Finanzierung eines Investitions-, sondern eines Konsumgutes (z.B. privat genutztes Kfz, beim Einfamilienhaus anteilige Herstellungskosten über dem Wiederverkaufswert).

◢ **Regel 4:** Die Fremdfinanzierung von Konsum führt nicht selten zur Zahlungsunfähigkeit. Eine Ausnahme ist die vorübergehende „Kontoüberziehung" angesichts sicher zu erwartender Zahlungseingänge.

◢ **Regel 5:** Investitionsgüter mit Sammlerwert (z.B. Kunstwerke für die Praxis) sind wie Konsumgüter zu finanzieren, Fremdfinanzierung setzt hierbei eine hohe Risikobereitschaft voraus.

◢ **Regel 6:** Die Fremdfinanzierung risikoreicher Investitionen (z.B. Aktien) kann die Chancen erhöhen und die Risiken sprunghaft vergrößern.

◢ **Regel 7:** Betriebsmittelkredite sollten den Quartalsbedarf an Zahlungsmitteln einer Praxis nicht übersteigen. Ausnahmen gelten bei der Existenzgründung; bei einer Neugründung sollte der Bedarf für 6 Monate nicht überschritten werden.

◢ **Regel 8:** Wenn Zinsen nicht abzugsfähig sind, ist Eigenkapitalfinanzierung geboten, da Sie in diesem Fall keine steuerliche Entlastung haben. Wenn in einer solchen Situation das Eigenkapital geschont wird und Zinsen bringt, müssen Sie diese versteuern und erkaufen sich dies durch die Bereitschaft, nicht abzusetzende Zinsen zu zahlen. Hierzu ein Praxisbeispiel: Es geht um die Finanzierung einer Summe von 100 000 Euro. Sie haben die Wahl, Eigenkapital, das 3% Zinsen bringt, einzusetzen oder einen Kredit zu 5% Zinsen (nicht abzugsfähig) aufzunehmen. Ergebnis: Die Eigenkapitalzinsen nach Steuern belaufen sich auf circa 1800 Euro, die Fremdkapitalzinsen nach Steuern auf 5000 Euro. Mit dem Einsatz von Eigenkapital sind Sie also hier besser beraten.

Die Tabelle 20.1 beinhaltet eine Checkliste zur Finanzierung.

**Tab. 20.1:** Checkliste zur Finanzierung ⊘

| Checkliste Investitionsplanung | |
| --- | --- |
| Bauliche Maßnahmen | € |
| Einrichtung/Büroausstattung | € |
| Materieller Praxiswert | € |
| Medizintechnik gesamt | € |
| Zusammenstellung | € |
| ... | € |
| EDV (Hard- und Software) | € |
| Pkw | € |
| Immaterieller Wert | € |
| Sonstiges | € |
| **Gesamte Praxisinvestition** | **€** |
| **Checkliste Privatausgaben** | |
| Lebenshaltungskosten: | |
| • Miete | € |
| • Kleidung | € |
| • Ernährung | € |
| • Sonstiges | € |
| Familie: | |
| • Urlaub | € |
| • Pkw | € |
| • Kultur | € |
| • Taschengeld | € |
| • Sonstiges | € |
| **Summe** | **€** |
| Krankenversicherung (inkl. Familie) | € |
| Versorgungswerk | € |
| Sonstige Sparprozesse | € |
| Sonstige Schulden | € |
| **Gesamte Privatausgaben** | **€** |

## 20.2 Finanzierungsformen und -bedingungen

### 20.2.1 Kreditarten

Die Niederlassungsfinanzierung wird überwiegend durch Darlehen und in Höhe der notwendigen Betriebsmittel durch einen Kontokorrentkredit abgewickelt. Die die Investitionsgüter finanzierenden Darlehen errechnen sich der Höhe nach aus dem Investitionsvolumen abzüglich dem Eigenkapitaleinsatz. Die Bestimmung der richtigen Höhe des die Betriebsmittel bereitstellenden Kontokorrentkredites ist schwieriger. Sie – oder Ihr Berater – müssen mit einem Finanzplan die maximale Betriebsmittelmenge ermitteln und nach diesem Betrag den Kontokorrentkredit bemessen. Er baut sich erfahrungsgemäß im Verlauf mit steigenden Einnahmen ab und sollte bei laufender Praxis im Normalfall nicht höher als ein Quartalsumsatz sein.

**Praxistipp:** Der Finanzplan sollte berücksichtigen, dass der Zahnarzt in den ersten 1–2 Jahren nach der Niederlassung kaum oder wenig Steuern zahlen muss. Das heißt aber nicht, dass keine Steuerschuld vorhanden ist: Sie sind nur noch nicht veranlagt und noch nicht zur Zahlung fällig. Viele Zahnärzte geben dieses Geld, das ihnen quasi vom Finanzamt „geliehen" wurde, in Unkenntnis dieses Umstandes aus. Als Lösung des Dilemmas kommen lediglich teure Kredite mit nicht abzugsfähigen Zinsen infrage! Das sollte Ihnen nicht passieren.

### 20.2.2 Zinsen

Je nach aufgrund der konjunkturellen Situation erwarteter Zinsentwicklung bieten sich Vereinbarungen mit einem festen oder einem variablen Zins an. In den meisten Fällen wird zur Feinabstimmung des Zinses oder aus steuerlichen Gründen ein Disagio vereinbart. Für den Vergleich der Konditionen entscheidend ist der Effektivzins. Die Überziehungsprovision spielt nur dann eine Rolle, wenn sich der Kontokorrentkredit als nicht ausreichend erweist.

Die Tabelle 20.2 zeigt, dass der vereinbarte Nominalzins bei den verschiedenen Kreditbedingungen schwanken kann, während der Effektivzins – die eigentliche Belastung – unverändert bleibt. Die Banken sind verpflichtet, den Effektivzinssatz bei Verbraucherkrediten ungefragt zu nennen; eine Niederlassungsfinanzierung ist aber kein Verbraucherkredit.

Eine Vereinbarung zum Festzins ist nur in Zeiten niedrigen Zinsniveaus ratsam. Sie ersparen sich folgend ansteigende Zinsen und damit steigende Kosten. Also sprechen Sie mit Ihrem Berater über die Zinserwartungen. Diese werden getrieben von der volks- und weltwirtschaftlichen Entwicklung – ein guter Berater muss schon einige Kenntnisse

**Tab. 20.2:** Bedingungsvarianten eines Tilgungsdarlehens

| Nominalzins | Disagio | Laufzeit | Effektivzins |
|-------------|---------|----------|--------------|
| 5,45% | 0% | 10 Jahre | 5,45% |
| 4,85% | 2% | 10 Jahre | 5,45% |
| 4,37% | 4% | 10 Jahre | 5,45% |
| 3,51% | 4% | 5 Jahre | 5,45% |
| 4,54% | 4% | 15 Jahre | 5,45% |

über das normale Produktwissen hinaus mitbringen. Finanzierungen in Zeiten eines hohen Zinsniveaus mit anschließender Erwartung fallender Zinsen sollten zum variablen Zins vereinbart werden. Die Chancen auf fallende Zinsen und damit sinkende Kosten stehen Ihnen dann offen. Erwarten Sie von dem Berater keine 100%ige Prognosesicherheit – hätte er diese, sollte er sein Geld leicht mit Spekulationen und nicht mühevoll mit Beratungen verdienen.

Und wenn Sie und Ihr Berater sich nicht sicher sind? Es gibt Finanzierungsformen (z.B. CAP-Darlehen), bei denen innerhalb einer Spanne fester Zinssätze die laufenden Zinsen frei schwanken können. Das könnte beispielsweise so lauten: variable Zinsen während der gesamten Laufzeit, mindestens 3,5%, höchstens 5,5%. Damit haben Sie (im Fall des Höchstzinssatzes) und der Geldgeber (im Fall des Mindestzinssatzes) die Risiken, aber auch die Chancen begrenzt. Die bei diesen Darlehen anfallende CAP-Gebühr betrachten Sie einfach wie eine Versicherungsprämie, mittels derer Sie Ihr Risiko limitieren. Sicherheit hat immer ihren Preis.

**Praxistipp:** Vergessen Sie nicht: Auch Zinssätze haben 2 Seiten. Wenn Sie aus wirtschaftlichen Überlegungen (z.B. angesichts erwarteter Zinssteigerungen) einen Festzins für angemessen halten, wünscht sich der Geldgeber einen variablen Zins und umgekehrt. Deshalb prüfen Sie bei Kreditangeboten von Banken, wessen Interesse im Vordergrund steht.

### 20.2.3 Laufzeit und Tilgung

Die betriebsgewöhnliche Nutzungsdauer des mit Krediten zu finanzierenden Investitionsgutes limitiert die Gesamtlaufzeit des Kredites. Um Liquiditätsprobleme zu vermeiden, sollten Sie sich bemühen, über alle Finanzierungen hinweg betrachtet eine Kongruenz

zwischen Tilgungs- und Abschreibungsdauer herzustellen. Beispielsweise ist eine Behandlungseinheit, die Sie bei der Niederlassung angeschafft haben, nach einer bestimmten Einsatzzeit verbraucht, eine Ersatzinvestition muss getätigt werden. Ist der alte Kredit bis dahin nicht getilgt, belasten Sie 2 Finanzierungsverhältnisse. Es ist nicht schädlich, wenn Sie diesen Zusammenhang auf der Ebene jedes einzelnen angeschafften Wirtschaftsgutes sehen. Es ist aber auch nicht nachteilig, wenn sich im Schnitt die Lebenszyklen aller Investitionsgüter und der zu deren Finanzierung aufgenommenen Kredite entsprechen.

Teilweise gehen die angebotenen Finanzierungsformen konzeptionell von der Inkongruenz zwischen Abschreibungen und Tilgung aus. Dies ist zur Erwirtschaftung der angestrebten finanziellen Vorteile nötig, erhöht aber die Anforderungen an eine effektive Liquiditätssteuerung. Das ist besonders wichtig! Sie müssen bei dieser Art von Finanzierung, bei der die Finanzierung von dem Grundgeschäft, der Investition, gelöst ist, außerordentlich aufmerksam ihre Finanzdaten im Auge behalten. Vergleichen Sie dies mit der gebotenen Aufmerksamkeit bei einer Autofahrt im Nebel. Sie wollen am Wunschziel ankommen, müssen aber auf dem Wege alle Kräfte zusammenhalten, um auf eben diesem zu bleiben.

Die Absetzung für Abnutzung (AfA), auch Abschreibung genannt, unterliegt strenger staatlicher Reglementierung. In den von den Finanzbehörden festgelegten AfA-Tabellen sind für die AfA Mindestzeiten festgeschrieben, die nicht unterschritten werden dürfen. Mit der AfA haben Sie eine steuerliche Aufwendung ohne Ausgaben und mit der Tilgung Ausgaben ohne steuerliche Wirkung. Um demzufolge die Steuerrechnung und die Liquiditätsrechnung des Zahnarztes deckungsgleich zu bekommen, ist es klug, diese beiden Größen miteinander zu verbinden. Fehler an dieser Stelle führen zur Illiquidität – das ist übrigens der häufigste Insolvenzgrund.

### 20.2.4 Tilgungsvarianten

In der Finanzierungspraxis bei Niederlassungen – unabhängig davon, ob es sich um eine Neugründung, Übernahme oder den Einstieg in eine bestehende Praxis handelt – haben sich bei der Darlehensfinanzierung die folgenden Tilgungsvarianten durchgesetzt (s. Abb. 20.1–20.3):

◢ Tilgungsdarlehen
◢ Tilgungsaussetzungsdarlehen
◢ Annuitätendarlehen

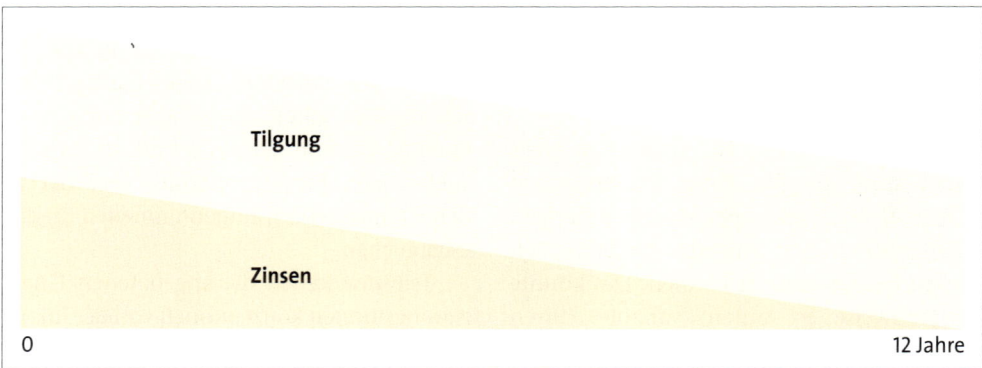

**Abb. 20.1:** Tilgungsdarlehen

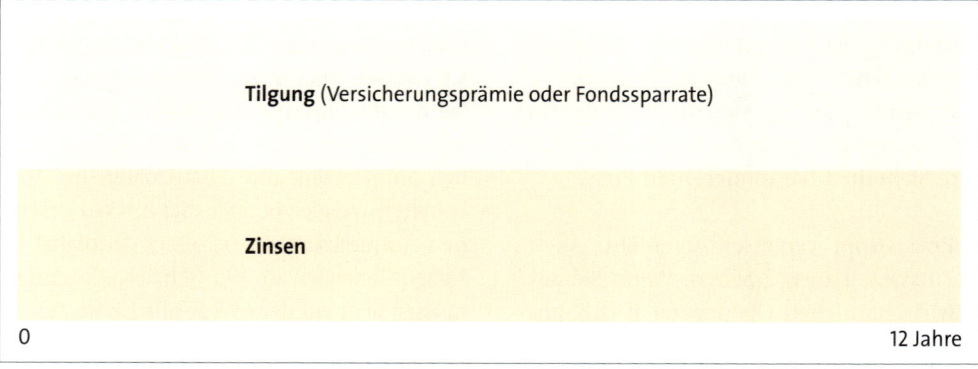

**Abb. 20.2:** Tilgungsaussetzungsdarlehen

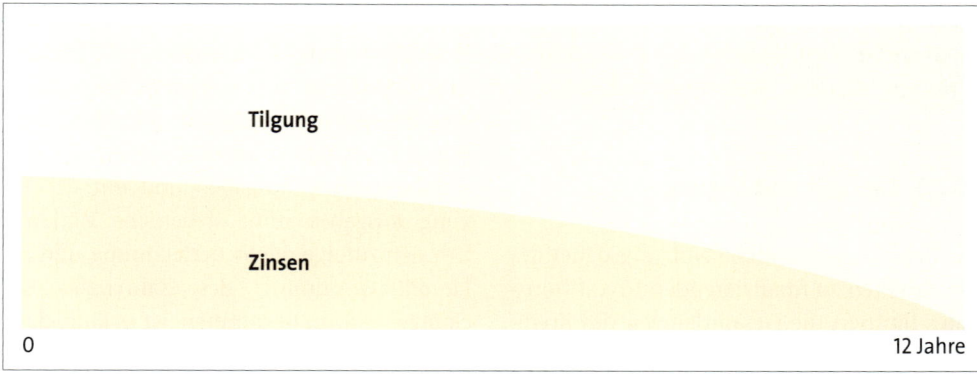

**Abb. 20.3:** Annuitätendarlehen

Die Unterschiede zwischen dem Tilgungs- und dem Annuitätendarlehen sind vergleichsweise gering. Deutlicher ist der Vorteil bei dem endfälligen Darlehen mit Tilgung durch das Ablaufguthaben aus einem Versicherungsvertrag erkennbar. Um die Komponente „Versicherungsschutz" im Vergleich nicht zu vernachlässigen, wurden bei dem Annuitätendarlehen und dem Tilgungsdarlehen Prämien für eine Risikolebensversicherung einkalkuliert.

**Praxistipp:** Vor einer Entscheidung zugunsten des Tilgungsaussetzungsdarlehens ist zu prüfen, wie risikobehaftet der rechnerische Vorsprung der Tilgung aus dem Ablaufguthaben des Lebensversicherungsvertrages ist. Auch in der aktuellen Phase geringer Zinsen und vergleichsweise niedriger Renditen aus Versicherungsverträgen sind die Vorteile für Sie erkennbar – dies muss aber nicht während der gesamten Kreditlaufzeit so bleiben. Risiken sind in den Kursschwankungen bei den sogenannten fondsgebundenen Versicherungen erkennbar. Nicht auszuschließen ist, dass am Ende der Laufzeit der Auszahlungsbetrag aus der Versicherung die Kreditsumme nicht erreicht. Die Versicherungswirtschaft kann Ergebnisse nicht garantieren, spielt aber mit offenen Karten. In den Angeboten werden auch die Ergebnisse dargestellt, die sich bei einer besseren oder schlechteren Verzinsung des Deckungskapitals ergeben. Ist der rechnerische Vorsprung bei einer Tilgung aus einem Lebensversicherungsvertrag nur geringfügig über dem Gesamtergebnis bei Annuitätentilgung, kann es sein, dass die „Versicherungslösung" bei schlechter als geplant ausfallendem Anlageergebnis des Deckungskapitals zu finanziellen Nachteilen führt. Diese Risikoeinschätzung und die dem entsprechende Finanzierungsentscheidung bleibt Ihnen nicht erspart. Lassen Sie sich am besten von Ihrem Berater gründlich über alle Risiken und deren Wahrscheinlichkeit aufklären und lassen Sie die Einzelheiten in einem Dokumentationsbogen festhalten, den Sie und Ihr Berater unterschreiben. Dann wissen Sie zu jeder Zeit und bei eventuellen Differenzen zwischen Prognose und Realität, ob und wie Sie das Thema früher besprochen haben.

Voraussetzung für ein Gelingen des Modells der Tilgungsaussetzung mit Tilgung durch das Guthaben aus einem fälligen Versicherungsvertrag waren in der Vergangenheit günstige steuerliche Bedingungen. Dazu kam eine ausreichend hohe „Verzinsung" des aufgrund des Versicherungsvertrages bei der Versicherungsgesellschaft entstehenden Guthabens durch günstige Kapitalmarktentwicklungen. Diese führten jedoch seit dem Jahr 2000 zu rückläufigen Gewinnversprechen der Versicherungsgesellschaften. Dadurch ist in vielen Fällen der Rentabilitätsvorsprung dieses Modells geschmolzen oder hat sich – bei einzelnen Versicherungsgesellschaften – ins Gegenteil verkehrt. Das muss aber nicht so bleiben. Auf mittlere Sicht ist mit einem weltweiten Anstieg des Zinsniveaus zu rechnen. Ob dieses jedoch dazu führt, dass die Versicherungsgesellschaften den Versicherten wieder wie früher relativ hohe Erträge zuweisen können, ist fraglich. Bevor es – ein entsprechend hohes Zinsniveau vorausgesetzt – dazu kommen kann, werden viele Versicherungsgesellschaften zunächst einmal die erwirtschafteten Überschüsse zur Auffüllung abgeschmolzener Reserven verwenden müssen. Weitergehende Initiativen der Versicherungswirtschaft, den Garantiezins für Versicherungsverträge abzuschaffen, sprechen nicht gegen dieses Modell, machen jedoch die Kalkulationsgrundlage unsicher.

Die Kredit- und die Versicherungswirtschaft erproben neue Modelle. Eines davon soll beispielhaft vorgesellt und kommentiert werden. Die Finanzierung erfolgt hierbei über ein Tilgungsaussetzungsdarlehen. Die Rückzahlung dieses Darlehens erfolgt mit dem Auszahlungsguthaben einer Rentenversicherung mit Kapitalwahlrecht. Vorgesehen sind der Versicherungsablauf zum Endalter 60 und eine Beitragszahlungsdauer von maximal 15 Jahren. Nach augenblicklich gültigen Prognosen eines Anbieters erreicht diese Kapitallebens- oder Rentenversicherung – einschließlich der unverbindlich prognostizierten Überschussbeteiligung – eine Auszahlungssumme, die den zur Kredittilgung erforderlichen Betrag und die voraussichtlichen Steuern auf den erwirtschafteten Überschuss finanzieren kann. Gegenüber dem Tilgungsdarlehen wird ein Liquiditätsüberschuss prognostiziert, der von Anfang an in einen Fondssparplan investiert wird. Klug ist es, eine Vergleichsrechnung auch zum Annuitätendarlehen anzustellen.

Wenn die von den Anbietern prognostizierte Auszahlungssumme der Versicherung erreicht ist und die Steuerberechnung nach den heute gültigen Regeln erfolgt, ist der Kredit im Alter von 60 Jahren zurückgezahlt. Je nach Anlageerfolg kann das in Investmentfonds angelegte Geld für Privatinvestitionen oder Zukunftssicherungsmaßnahmen verwendet werden.

So weit – so gut gerechnet. Die Beratung mit dem branchenerfahrenen Berater müsste diesen Kreditverträgen vorangehen; es sollten Alternativrechnungen angestellt werden, wie das Ergebnis bei höherem oder niedrigerem Ertrag aus der Versicherung ausfällt.

Positiv anzumerken ist, dass diese Variante dem Zahnarzt durch die längere Tilgungsdauer wesentlich mehr Liquidität verschafft. Der Einsatz dieser Liquidität darf aber nicht dem erhöhten Konsum dienen, sondern sollte sinnvoll in die selbst genutzte Immobilie und/oder eine ausreichende Altersversorgung fließen (s. Kap. 22 „Zahnärztliches Versorgungswerk, Rente, Altersversorgung").

Der Versuch, mit kreativen Finanzierungslösungen für Sie finanzielle Vorteile zu generieren, ist verständlich, aber Sie sollten die damit verbundenen Erschwernisse im Finanzmanagement bedenken. Hier ist eine Liquiditätsrechnung vonnöten, die ein guter Berater im Rahmen der sich an den Niederlassungsprozess anschließenden Betreuung aufstellt (s. Kap. 23 „Kontinuierliche Wirtschaftlichkeitsanalyse – die Zeit nach der Niederlassung"). Das soll an folgendem Beispiel erklärt werden: Das Investitionsgut, das Sie z.B. im Alter von 35 Jahren bei der Niederlassung angeschafft haben, ist nach 15 Jahren verbraucht. Der Kredit läuft aber entsprechend der Laufzeit der Tilgungssurrogate noch 10 weitere Jahre. Parallel dazu ist zusätzlich der Kredit für die Ersatzinvestition zu bedienen. Wenn auch im Privatbereich mit Fremdmitteln investiert wurde, z.B. die Finanzierung des Eigenheims über einen Bankkredit, und/oder betriebliche Erweiterungen durch Kredite finanziert worden sind, ist eine laufende Liquiditätsplanung notwendig, sonst verlieren Sie den Überblick.

## 20.2.5 Ungeliebte Kreditsicherheiten

Hintergrund einer jeden Kreditgewährung ist – aus dem Blickwinkel einer Bank – die zu diesem Zeitpunkt vorhandene Gewissheit, die vereinbarten Zins- und Tilgungsleistungen fristgerecht von dem Schuldner aus dessen laufendem Einkommen zu erhalten (**Primärsicherheit**). Wäre sich die Bank nicht sicher, gäbe es kein Geld. Die Erfahrung zeigt, dass trotz dieser kalkulatorischen Sicherheit Ereignisse eintreten können, die die Kreditfähigkeit (wirtschaftliche und finanzielle Verhältnisse) bzw. die Kreditwürdigkeit (persönliche Zuverlässigkeit) beeinträchtigen. Wird die Rückzahlung des Kredites dadurch gefährdet, muss die Bank, will sie keinen Verlust erleiden, die Möglichkeit des Zugriffs auf Sekundärsicherheiten haben.

Bei der Kreditvergabe geht es eigentlich um die Wirtschaftskraft als Primärsicherheit. An der Verwertung von Sekundärsicherheiten haben Kreditinstitute prinzipiell kein Interesse. Die Nutzung von Forderungen an Patienten- oder Einrichtungsgegenständen aus der Praxis führt selten zur vollständigen Befriedigung der Forderung der Bank und fast immer zur Zerschlagung der Praxis.

Durch die spezifischen Voraussetzungen einer Zahnarztpraxis sind als **Sekundärsicherheiten** einige bestimmte Formen geeignet:

- Honorarabtretungen: Bei GKV-Patienten durch Abtretung der Ansprüche an die Kassenzahnärztliche Vereinigung, bei PKV- und selbst zahlenden Patienten durch Abtretung der Einzelforderungen oder der Ansprüche an die private Krankenversicherung
- weitere Möglichkeiten der Kreditsicherheiten: Sicherungsübereignung, Abtretung von sonstigen Ansprüchen, Bürgschaften

## 20.3 Öffentliche Finanzierungshilfen

Der Bund stellt über die Kreditanstalt für Wiederaufbau (KfW) immer wieder zu jeweils unterschiedlichen Bedingungen Kreditprogramme für die Finanzierung von Praxisinvestitionen zur Verfügung. Anträge sind über die Hausbanken einzureichen.

Informieren Sie sich auch bei der Landesbank des Bundeslandes, in dem Sie sich niederlassen wollen, über Fördermöglichkeiten. Vielfach können Sie über den Internetauftritt der jeweiligen Landesbank ersehen, ob und zu welchen Bedingungen besondere Kredite angeboten werden. So informiert z.B. die NRW-Bank auf ihrer Homepage www. nrw.bank.de über den sogenannten Mittelstandskredit.

Die Finanzierungserleichterungen können sich auf die Bereiche Verzinsung, Tilgung und Besicherung beziehen oder sich aus einem Mix aus allen 3 Sektoren zusammensetzen.

**Praxistipp:** Die Güte einer Finanzierungsberatung wird auch daran erkennbar, dass die Nutzung der Vorteile durch die Inanspruchnahme öffentlicher Finanzierungshilfen mit in das Finanzierungskonzept eingebaut wird. Zu beachten ist jedoch, dass die KfW-Mittelstandsbank seit April 2005 als erste Bank auf breiter Basis eine nach der Bonität des Kunden gestaffelte Zinstabelle eingeführt und als „risikogerechtes Zinssystem" bezeichnet hat. Die risikogerechten Zinsen hängen von der Bonität (wirtschaftliche Verhältnisse) des Unternehmens und der Werthaltigkeit der zur Besicherung des Kredites gestellten Sicherheiten ab. Es gilt der Grundsatz: Je werthaltiger die Sicherheiten sind und je höher die Bonität ist, umso geringer ist der Zinssatz und umgekehrt. Das kann teuer werden – oder auch nicht. Eine schlechtere Einordnung (Rating) kann nach dem Konzept der KfW unter Umständen durch weiteres Eigenkapital, andere Sicherheiten oder zusätzliche belastbare Informationen zur mittelfristigen Praxisentwicklung verbessert werden. In der Realität hat jedoch der niederlassungswillige Zahnarzt kaum oder kein Eigenkapital, wenig oder keine Sicherheiten und keine verlässliche Geschäftsplanung. Erkenntnisse aus der Vergangenheit, mittels derer eine Zukunftsplanung möglich wäre, sind bei Neugründungen nicht vorhanden und bei Praxisübernahmen wegen der Prägung durch den Vorgänger teilweise nicht aussagekräftig. Bekannt sind aber die Qualifikation, die Wettbewerbssituation und die Regularien der Einkommenserzielung in der GKV und PKV. Bei Übernahmen kann man trotz vorübergehender Schwankungen von einer relativ stabilen Patientenzahl ausgehen. An dieser Stelle wird der Nutzen der Niederlassungsberatung deutlich erkennbar (s. Kap. 13.2.2 „Was leistet der Berater?"). Die geforderten Aussagen sind im Regelfall im Niederlassungsexposé des branchenerfahrenen Beraters enthalten. Bei einer Übernahme basieren seine Zahlen auf den Werten des Vorgängers und Ihren Plänen. Bei einer Neugründung wird er eine Mindestumsatzkalkulation aufstellen. So ist eine Beurteilung der Situation für einen branchenerfahrenen Kreditgeber möglich. Wenn durch das gemeinsam mit dem Berater erstellte Praxiskonzept und das gründlich erarbeitete Niederlassungsexposé eine Einordnung in eine bessere Zinskategorie möglich ist, hat sich der Berater wahrscheinlich bereits bezahlt gemacht.

## 20.4 Gesetzliche Bestimmungen

Die Bank muss sich bei Krediten von mehr als 750 000 Euro laufend die wirtschaftlichen Verhältnisse offenlegen lassen. Verstöße dagegen sind strafbedroht. Es macht Sinn – und davon wird vielfach Gebrauch gemacht –, dieses Prozedere schon bei geringeren Beträgen anzustoßen. Die Risiken der Kreditvergabe beginnen nicht erst bei der im Gesetz genannten Summe. Auch bei geringeren Summen beobachten deshalb die Kreditinstitute die wirtschaftlichen Verhältnisse der Kreditnehmer. Die jährliche Einsichtnahme in die Ergebnisrechnung der Praxis und die 2-jährige Vorlage eines Vermögensstatus – das wird meistens von Ihnen bei der Kreditvergabe verlangt – dienen nicht nur der Kontrolle. Viele wertvolle Hinweise und Beratungsaspekte können Fachleute aus diesen nüchternen Zahlen ableiten.

Unter dem Stichwort „Basel II" ziehen Verfahren bei den Kreditinstituten ein, die

den Kunden unmittelbar betreffen. Nach gesetzlichen Vorgaben wird ein **Rating** zur Klassifizierung der Kundenbonität eingeführt. Schlechtere Bonität eines Kunden führt zu einem höheren Risiko des Kreditinstitutes. Daher müssen nach den im Rahmen von Basel II erlassenen Vorschriften die Kredite an bonitätsmäßig schlechtere Kreditnehmer seitens des Kreditinstituts mit mehr Eigenkapital als in anderen Fällen unterlegt werden. Das erhöht die Geldeinstandskosten des Kreditinstituts. Es gibt diese Kosten durch einen höheren Kreditzins dem Kunden weiter.

Zu den Kriterien, die bei dem Rating herangezogen werden, zählen neben Vermögen und Einkommen auch Komponenten wie Geschäftsplanung, Unternehmensziele usw. Im Rahmen einer kontinuierlichen Wirtschaftsanalyse (s. Kap. 23 „Kontinuierliche Wirtschaftlichkeitsanalyse – die Zeit nach der Niederlassung") könnten Sie das Material erhalten, das Ihnen bei den Banken im Sinne der Anforderungen gemäß Basel II weiterhilft.

## 20.5 Wie komme ich zu einer richtigen Finanzierung?

Als Finanzierung suchender Zahnarzt brauchen Sie zweierlei: Rat und Geld! Das Geld als vergleichbare „Ware" ist nicht das Problem, wenn vernünftig geplant wurde und die Aussichten Erfolg versprechend sind. Aber es fällt nicht jedem Existenzgründer leicht, die Rolle als Wirtschaftssubjekt einzunehmen, die Folgen aus der fremdfinanzierten Existenzgründung zu akzeptieren und die entsprechenden Handlungsoptionen abzuleiten. Diese Bewusstseinsbildung wird stark von der Qualität der Information abhängen, die Sie von Ihren Finanzpartnern erhalten.

Natürlich stehen bei Finanzierungsvorhaben Banken an erster Stelle. Es ist ihre klassische Aufgabe, bei der Realisierung von Finanzierungsvorhaben mitzuwirken. Sie erfüllen sie, indem sie 2 Leistungen bereitstellen: Kredite als Finanzierungsmittel und Finanzierungsberatung durch eigens dafür qualifizierte Mitarbeiter – Geld und Rat. Die Bedingungen für die Bereitstellung von Krediten werden vom Markt diktiert. Wer mehr als marktüblich an Zinsen berechnet oder an Sicherheiten verlangt, verhindert die Kreditnachfrage. Banken befinden sich untereinander bezüglich der Kreditbedingungen in einem Imitationswettbewerb, bei dem einer auf den anderen schaut.

Die Beratungsleistung wird dem Zahnarzt nicht in Rechnung gestellt. Den Konditionsvergleich mit anderen Anbietern muss er selbst anstellen. Der materielle Nutzen der Banken liegt in Zinsen und Gebühren und den nach Zustandekommen einer Geschäftsverbindung möglichen Folgegeschäften. Ein großer Teil zahnärztlicher Existenzgründungsfinanzierungen wird den Banken von selbstständigen, branchenerfahrenen Beratern als Vermittlern angetragen.

## 20.6 Die besondere Finanzierung – Praxisübergang in der eigenen Familie

Vor allem dann, wenn Sie mehrere Geschwister haben, ist es ein guter Rat, sich bei dem Praxisübergang innerhalb der eigenen Familie prinzipiell wie unter Fremden zu verhalten, das heißt, die Praxis wird gekauft und bezahlt. Dies empfiehlt sich nicht nur, um durch das neu geschaffene Abschreibungsvolumen wahrscheinlich bereits abgeschriebene Wirtschaftsgüter ein weiteres Mal abschreiben zu können. Angesprochen ist in diesem Zusammenhang auch die Frage der interfamiliären „Gerechtigkeit", denn die Elterngeneration hat selten mehr als eine Praxis abzugeben. Das schafft einen Regelungsbedarf, der über die reinen Finanzierungsfragen hinaus Kreise zieht und dringend der Einbindung des steuerlichen und des rechtlichen Beraters bedarf.

Das empfohlene Verhalten wie unter Fremden bedeutet unter Einschaltung des steuerlichen und rechtlichen Beraters:

◿ zweifelsfreie Kauf- und Darlehensverträge
◿ steuerlich unbedenkliche und für die ältere Generation auskömmliche Zinsvereinbarungen
◿ Tilgungsvereinbarungen, die den Anforderungen beider Generationen Rechnung tragen
◿ Regelungen für den Fall, dass ein oder beide Elternteile versterben und mehrere Erben vorhanden sind

# 21  Versicherungen für die Praxis und den Praxisinhaber: notwendig – sinnvoll – überflüssig

Als angestellter Zahnarzt sind Sie wie jeder Arbeitnehmer in ein dicht gespanntes Netz sozialer Absicherungs- und Vorsorgemaßnahmen eingebettet. Mit dem Schritt in die Freiberuflichkeit ist für Sie der Verlust eines großen Teils dieser staatlich garantierten Vorsorgeleistungen verbunden.

Zu Beginn Ihrer Selbstständigkeit werden Sie Themen wie Absicherung und Vorsorge vielleicht nicht Ihre hauptsächliche Aufmerksamkeit widmen. Bedenken Sie aber: Als niedergelassener Zahnarzt sind Sie nicht nur für den wirtschaftlichen Erfolg Ihres Unternehmens „Praxis" verantwortlich, sondern müssen sich in ganz besonderem Maß auch um die Absicherung Ihres Betriebes und die Vorsorge für sich und Ihre Familie kümmern. Als Praxisinhaber müssen Sie außerdem Risiken abdecken, die für Sie als Angestellter bisher der Arbeitgeber abgesichert hat – auf die Stichworte „Haftpflicht" und „Verdienstausfall" kommen wir noch zu sprechen. Daher ist es ratsam, frühzeitig die notwendigen Änderungen und Erweiterungen des bestehenden Versicherungsschutzes zu veranlassen.

Dies bedeutet, dass Sie Ihre seit Berufsbeginn getroffenen Versicherungsentscheidungen im Hinblick auf die Praxisgründung noch einmal überprüfen und in Art und Umfang den geänderten Bedarfsstrukturen anpassen müssen. In aller Regel ist dies für Sie besonders schwierig, weil Sie sich aufgrund der starken Vereinnahmung durch den Beruf kaum detailliert mit der Versicherungsmaterie beschäftigen können und Ihnen das Verständnis zudem noch durch „Versicherungschinesisch" erschwert wird.

In diesem Kapitel stellen wir Ihnen daher die Bandbreite der möglichen Versicherungen rund um die Niederlassung vor und liefern Ihnen eine Bewertung, ob diese im Hinblick auf Ihre Bedürfnisse als niedergelassener, selbstständig tätiger Zahnarzt notwendig bzw. sinnvoll sind. Daran sehen Sie gleichzeitig, welchen Handlungsbedarf der Statuswechsel vom Arbeitnehmer zum Selbstständigen für Ihre individuelle Absicherungsstrategie auslöst. Wie soll aber diese Strategie aussehen? Als Praxisgründer befinden Sie sich mitten im Spannungsverhältnis zwischen teurer Totalabsicherung und risikoreichem Verzicht auf Versicherungsverträge. Der gewählte Grad der Absicherung ist immer auch eine „Typfrage". Selbstverständlich können Sie Ihre Praxis nach dem Motto führen: „Es wird schon schief gehen." Andererseits können unliebsame Ereignisse wie Schäden an der Praxiseinrichtung oder die Klage eines Patienten wegen eines (angeblichen) Behandlungsfehlers Sie finanziell schnell aus der Bahn werfen. Eine erste Entscheidungsgrundlage kann Ihnen die Tabelle 21.1 bieten. Gleichwohl sollten Sie sich zu Beginn Ihrer Selbstständigkeit von einem Fachmann beraten lassen.

## 21.1  Absicherung gegen Haftpflichtrisiken – wichtiger denn je

### 21.1.1  Berufshaftpflichtversicherung – ein absolutes „Muss"

Die Frage „ja oder nein?" stellt sich bei dem Thema Berufshaftpflichtversicherung für Sie

**Tab. 21.1:** Absicherungsformen und deren Bewertung

| Absicherungsform | Bewertung |
|---|---|
| Berufshaftpflichtversicherung | unverzichtbar |
| Krankentagegeldabsicherung* | unverzichtbar |
| Absicherung für den Fall der Berufsunfähigkeit* | unverzichtbar |
| Absicherung für den Todesfall* | unverzichtbar |
| Praxisinventarversicherung | unverzichtbar |
| Praxis- und Privatrechtsschutzversicherung | unverzichtbar |
| Betriebsunterbrechungsversicherung | je nach Praxis sinnvoll oder weniger sinnvoll |
| Betriebsunterbrechungsversicherung im Krankheitsfall | je nach Praxis und Verschuldungsgrad sinnvoll oder weniger sinnvoll |
| Elektronikversicherung | je nach Praxis sinnvoll oder weniger sinnvoll |
| Elektronikbetriebsunterbrechungsversicherung | je nach Praxis sinnvoll oder weniger sinnvoll |
| Private Unfallversicherung* | sinnvoll |

*\* gehört in die private Sphäre, nicht praxiskostenrelevant*

nicht. Denn als Zahnarzt sind Sie nach der Berufsordnung verpflichtet, sich hinreichend gegen Haftpflichtansprüche im Rahmen Ihrer beruflichen Tätigkeit zu versichern.

Verfolgt man die Berichte in den (Fach-) Medien, zeigt sich eines ganz deutlich: Immer mehr Patienten machen gegen ihren Zahnarzt heute Schadenersatzansprüche geltend. Dabei muss es nicht immer ein direkter Behandlungsfehler sein, für den der Patient Schadenersatz verlangt. Vielfach ist die mangelnde Aufklärung über mögliche Risiken einer Behandlung Grund für eine Schadenersatzklage. Für den Fall, dass auch Sie sich als niedergelassener Zahnarzt einmal vor dem Gericht wiederfinden, müssen Sie unbedingt auf eine vernünftige Berufshaftpflichtversicherung zurückgreifen können. Während Sie als Angestellter zumindest teilweise über Ihren Arbeitgeber haftpflichtversichert sind, müssen Sie als Niedergelassener selbst für verschuldete Schäden aufkommen.

Sie sehen, die Frage „Berufshaftpflichtversicherung – ja oder nein?" stellt sich für Sie als niedergelassener Zahnarzt letztendlich nicht. Auch wenn wir bei den Schadenersatzforderungen noch keine amerikanischen Verhältnisse haben: Das finanzielle Risiko, selbst für einen Schaden aufzukommen, ist einfach zu groß. Wichtig ist, dass Sie eine Gesellschaft finden, die Ihre Interessen vertritt und bei der das Preis-Leistungs-Verhältnis stimmt. Dabei kann Ihnen ein Berater behilflich sein.

### 21.1.2 Was leistet die Berufshaftpflichtversicherung?

Im Rahmen der Versicherung gewährt die Berufshaftpflicht folgende Leistungen:

- Sie prüft, ob die gegen Sie geltend gemachten Schadenersatzansprüche gerechtfertigt sind. Dieser Prüfung kommt eine besondere Bedeutung zu. Denn wie schnell ist der „gute Ruf" ruiniert, wenn alle Ansprüche ungeprüft sofort befriedigt würden?
- Steht nach Prüfung der Sachlage fest, dass Sie nicht haftbar gemacht werden können, wehrt der Versicherer die Schadenersatzforderung als unbegründet ab.
- Bei berechtigten Forderungen, die z.B. aus Behandlungsfehlern, Materialbeschä-

digungen, Verunreinigung der Patientenkleidung, Benutzung der Praxisräumlichkeiten oder Folgeschäden aus mangelnder Aufklärung resultieren, werden die gerechtfertigten Schadenersatzansprüche befriedigt.

Ist Ihr Versicherer auf die spezielle Problematik der Zahnärztehaftung im niedergelassenen Bereich eingestellt? Auch hier heißt es prüfen, ob die Versicherung, die Sie für die Assistenzzeit gewählt haben, auch der richtige Partner nach der Niederlassung ist. Welche Kriterien Sie dabei zugrunde legen sollten, erfahren Sie im Folgenden.

### 21.1.3 Welchen Versicherungsschutz brauche ich als niedergelassener Zahnarzt?

Im Allgemeinen umfassen die angebotenen Policen die Absicherung aller freiberuflichen Haftungsrisiken aus Ihrer freiberuflichen zahnärztlichen Tätigkeit sowie aus Tätigkeiten, die Ihre Angestellten für Sie ausüben. Nehmen Sie in Ihre Praxis Kollegen im Anstellungsverhältnis auf, sollten Sie dies Ihrem Versicherer anzeigen, gegebenenfalls kann eine Prämienanpassung erforderlich werden. Für Sie selbst sind auch Schadenersatzforderungen, die aufgrund von zahnärztlichen Tätigkeiten in Ihrer Freizeit oder bei Notfällen eintreten, mitversichert.

Eine Privathaftpflichtversicherung für Sie und Ihre Familie kann und sollte – sofern sie noch nicht besteht – in den Versicherungsschutz integriert werden.

**Höhe der Deckungssumme**

Die Höhe der Deckungssumme im Schadensfall hängt von Ihrem Sicherheitsbedürfnis ab. Generell sollten Sie aufgrund der Veränderungen beim Patientenverhalten eher eine höhere Versicherungssumme vereinbaren. Dies gilt insbesondere, wenn Sie in einer Ko-

operation tätig werden (s. Kap. 21.1.5 „Was muss ich bei dem Eintritt in eine Berufsausübungsgemeinschaft beachten?").

### 21.1.4 Kann ich den Haftpflichtversicherer sofort nach der Niederlassung wechseln?

Grundsätzlich müssen Sie den Wechsel vom Angestellten- in den Selbstständigenstatus dem Haftpflichtversicherer anzeigen, da es sich bei der Selbstständigkeit um eine aufgrund des größeren ärztlichen Handlungsspielraums veränderte Risikokonstellation handelt. Die Haftpflichtversicherer bilden in ihren Tarifen den jeweiligen Status ab; so stellt ein Assistenzzahnarzt für den Versicherer ein geringeres Risiko dar als ein niedergelassener Zahnarzt. Das hat Einfluss auf die zu zahlende Prämie. Der Haftpflichtversicherer hat sich allerdings dazu verpflichtet, Versicherungsschutz auch dann zu gewähren, wenn der Zahnarzt es versäumt, den Statuswechsel sofort zu melden. Im Umkehrschluss stellt der Statuswechsel also auch keinen Kündigungsgrund für einen bestehenden Vertrag dar, da die Deckung im Schadensfall weiterhin gewährleistet ist. Eine Berufshaftpflichtversicherung kann somit von dem Versicherungsnehmer nur zum Vertragsende oder nach einem Schadensfall gekündigt werden.

Ein Wechsel zu einer anderen Versicherungsgesellschaft kann unter Umständen nicht nur aus Beitragserwägungen, sondern auch unter Leistungsaspekten, z.B. dem Verhalten bei einer Schadenregulierung, überdenkenswert sein. Allerdings gilt auch hierbei, dass Sie diesen Schritt vorher wohl überlegen und in seinen wirtschaftlichen Konsequenzen bedenken sollten. Vor allem, wenn bereits Schäden eingetreten sind, ist es oft schwierig, eine neue Gesellschaft zu finden, die das Risiko übernimmt.

### 21.1.5 Was muss ich bei dem Eintritt in eine Berufsausübungsgemeinschaft beachten?

Wenn Sie in eine Berufsausübungsgemeinschaft eintreten oder eine solche gründen wollen, ist darauf zu achten, dass alle darin tätigen Zahnärzte eine Berufshaftpflichtversicherung abschließen. Denn bei einer solchen Gemeinschaft haften im Schadensfall alle Partner gesamtschuldnerisch, das heißt auch der Zahnarzt, der selbst keinen Schaden verursacht hat, haftet mit seinem gesamten Vermögen.

Wegen der gesamtschuldnerischen Haftung der Partner einer Berufsausübungsgemeinschaft sollte im Kooperationsvertrag die Verpflichtung zum Abschluss einer Berufshaftpflichtversicherung für jeden der beteiligten Ärzte zwingend vorgeschrieben sein.

Um in den Genuss möglicher Rabatte zu kommen, sollten Sie überlegen, die Verträge aller Beteiligten bei dem gleichen Versicherer zu vereinbaren. Dies kann auch unter dem Aspekt der gesamtschuldnerischen Haftung vorteilhaft sein.

## 21.2 Verdienstausfall durch Krankheit – nicht nur ein persönliches Risiko

Das Risiko, krankheitsbedingt den Beruf für längere Zeit nicht ausüben zu können, stellt sich für Sie als niedergelassener Zahnarzt in einer ganz anderen wirtschaftlichen Dimension dar als in einem Anstellungsverhältnis: Sie müssen für die Dauer der Krankheit nicht nur den Lebensunterhalt für sich und Ihre Familie, sondern auch die Bezahlung der weiterlaufenden festen Kosten der Praxis (Betriebskosten, Miete, Gehälter, Finanzierungskosten, Praxisversicherungen usw.) sicherstellen. Daher ist die Frage nach der „richtigen" – dem veränderten Bedarf des Freiberuflers entsprechenden – Krankenversicherung gerade im Zusammenhang mit der Niederlassung besonders aktuell.

### 21.2.1 Private Krankenversicherung – individuell maßgeschneiderter Schutz

Eine Reihe von privaten Krankenversicherungsgesellschaften bieten Ihnen besonders preisgünstige Tarife an. Diese Tarife tragen der Besonderheit Ihrer Berufsgruppe Rechnung, die sich durch geringere Kosten positiv hervorhebt.

Statt eines standardisierten Pakets von Regelleistungen können Sie in der privaten Krankenversicherung aus einem Gesamtkanon von Wahlleistungen individuell auswählen, während die gesetzliche Krankenversicherung festgesetzte Leistungen bietet. Für die ambulante, stationäre und zahnärztliche Versorgung ist die Vereinbarung von Selbstbeteiligungen möglich. Bedenken Sie dabei, dass Sie den Beitrag zur Krankenversicherung als niedergelassener Zahnarzt in voller Höhe selbst tragen, denn anders als im Angestelltenverhältnis haben Sie keinen Arbeitgeber mehr, der sich an den Krankenversicherungsbeiträgen beteiligen muss. Unter diesem Aspekt kann sich die Vereinbarung einer Selbstbeteiligung durchaus „rechnen".

### 21.2.2 Einkommenssicherheit bei Krankheit – für Sie als Praxisinhaber existenziell wichtig

Bei der Entscheidung zwischen gesetzlicher und privater Krankenversicherung rückt für Sie als Selbstständiger neben der Erstattung der Behandlungskosten im Krankheitsfall ein Leistungsaspekt in den Vordergrund, der bei angestellten Zahnärzten zwar auch wichtig ist, aber eine bei Weitem nicht so bedeutende Rolle spielt: die Sicherung Ihres Einkommens für die Dauer der Krankheit durch das sogenannte Krankentagegeld.

Als Angestellter ist man für die ersten 6 Wochen nach Krankheitsbeginn durch die Lohnfortzahlungspflicht des Arbeitgebers weitgehend abgesichert. Erst danach wird eine Absicherung gegen das Verdienstausfallrisiko in Form des Krankentagegeldes benötigt. Das Risiko entfallenden Einkommens trifft Sie als Selbstständigen aber bereits ab dem ersten Tag eines krankheitsbedingten Arbeitsausfalls.

Die gesetzliche Krankenversicherung hat in dem Bereich der Einkommensfortzahlung für Selbstständige Leistungsbegrenzungen, die deren Bedürfnissen nicht gerecht werden:

- Die gesetzlichen Krankenkassen gewähren das Krankengeld – so wird die Einkommensfortzahlung dort genannt – in der Regel frühestens ab dem 22. Krankheitstag (sogenannte Karenzzeit). Das bedeutet, dass Sie in den ersten 3 Krankheitswochen Lebensunterhalt und Praxiskosten aus eigenen Rücklagen oder über einen Kredit finanzieren müssten. Diese für die gesetzliche Krankenversicherung kurze Karenzzeit muss mit einem erhöhten Beitrag erkauft werden.
- Aber auch nach Ablauf dieser Karenzzeit kann in aller Regel von einer ausreichenden Absicherung nicht gesprochen werden, denn die gesetzlichen Krankenkassen begrenzen die Leistungshöhe. So lassen sich alle oben genannten Kosten sicherlich nur schwerlich bestreiten.
- Anspruch auf Krankengeld besteht bei den gesetzlichen Krankenkassen normalerweise längstens für 78 Wochen; die privaten Versicherer leisten ohne diese

zeitliche Begrenzung, maximal bis zum Beginn einer festgestellten Berufsunfähigkeit.

Mit dem privaten Krankenversicherer können Sie dagegen im Rahmen der Tarifgestaltung sowohl das Krankentagegeld als auch die Karenzzeiten frei vereinbaren. Dies ist für Sie als niedergelassener Zahnarzt unbedingt notwendig, da Sie mit einem standardisierten Leistungspaket zu wenig flexibel der individuellen Praxissituation und dem Versorgungsbedarf Ihrer Familie Rechnung tragen können. Sie können mit dem privaten Krankenversicherer Krankentagegeldtarife z.B. mit Leistungsbeginn ab dem 4., 8., 15., 22., 29. Krankheitstag usw. vereinbaren.

Zusätzlich ist zu beachten, dass dem Krankentagegeld im Rahmen z.B. eines Vertrages über die gemeinschaftliche Berufsausübung eine besondere Bedeutung zukommt. Die gegenseitige Absicherung der Praxispartner soll über entsprechende Vereinbarungen über das Krankentagegeld ebenso versichert werden wie z.B. die Bezahlung eines Vertreters.

Die Vorteile einer Krankentagegeldversicherung sollte man auch daran messen, wie der Versicherer den Begriff des Nettoeinkommens definiert, da dieses die Höchstgrenze des versicherbaren Krankentagegeldes darstellt. Je günstiger die Definition für Sie ausfällt, desto höher können Sie das Krankentagegeld versichern. Die Tabelle 21.2 gibt dazu

**Tab. 21.2:** Definition des Nettoeinkommens bei verschiedenen Versicherern

| Gesellschaft A | Bruttoeinkommen |
|---|---|
| | ./. Praxisausgaben |
| | ./. Steuern |
| | = Nettoeinkommen |
| Gesellschaft B | Bruttoeinkommen ohne Kürzung um Praxis- und Personalkosten |
| | ./. 25% Steuerpauschale |
| | = Nettoeinkommen |
| Gesellschaft C | Nettoeinkommen ist durch Steuernachweis zu belegen |

einige Beispiele; die Definition der Gesellschaft B führt in diesem Fall zur höchsten Absicherungsmöglichkeit.

Bitte beachten Sie in diesem Zusammenhang auch die Ausführungen in Kapitel 21.6.4 „Betriebsunterbrechungsversicherung im Krankheitsfall".

## 21.3 Berufsunfähigkeit – ein oft unterschätztes Risiko

Statistisch gesehen besitzt heute bereits jeder Deutsche 2 Lebensversicherungen. 70% aller Haushalte verfügen über eine Privathaftpflichtversicherung, mehr als 75% über eine Hausratversicherung. Um so erstaunlicher ist es, dass das Risiko der Erwerbs- und Berufsunfähigkeit häufig in seinen finanziellen Auswirkungen für das Berufs- und Privatleben unterschätzt wird.

### 21.3.1 Berufsunfähigkeit – Urteil „lebenslänglich"?

Bei Berufsunfähigkeit ist durch Krankheit oder Unfall ein in der Regel dauerhafter, bleibender gesundheitlicher Schaden entstanden. Als Folge können Sie nicht mehr mit voller Leistungs- und Arbeitskraft Ihrem Beruf nachgehen oder können ihn überhaupt nicht mehr ausüben.

Mit der gesundheitlichen Einschränkung sind nicht nur Einkommenseinbußen und ein Verlust von Lebensfreude und -qualität verbunden. Schon eine teilweise Berufsunfähigkeit gefährdet auch Ihre Berufsperspektive als niedergelassener Zahnarzt und schränkt Ihre Möglichkeiten ein, das Unternehmen „Zahnarztpraxis" erfolgreich zu führen.

### 21.3.2 Wie kann ich mich gegen die Folgen der Berufsunfähigkeit absichern?

Als niederlassungswilliger Zahnarzt sollten Sie über eine Berufsunfähigkeitsversicherung ernsthaft nachdenken. Über das Versorgungswerk genießen Sie zwar Versicherungsschutz für das Risiko Berufsunfähigkeit. Allerdings gehen die berufsständischen Versorgungswerke von dem „Alles-oder-nichts-Prinzip" aus: Das Mitglied der Versorgungseinrichtung muss in der Regel „infolge eines körperlichen Gebrechens oder wegen Schwäche seiner körperlichen oder geistigen Kräfte zur Ausübung des zahnärztlichen Berufs unfähig sein und aus diesem Grund seine gesamte zahnärztliche Tätigkeit einstellen", damit Anspruch auf Berufsunfähigkeitsrente besteht. Das bedeutet, dass Sie z.B. als niedergelassener Zahnarzt erst dann eine Berufsunfähigkeitsrente seitens des Versorgungswerks erhalten, wenn Sie aus den oben genannten Gründen Ihre Praxistätigkeit vollständig aufgegeben haben. Auch die gesetzliche und die private Unfallversicherung bieten Ihnen nur für genau eingegrenzte Fälle Versicherungsschutz (s. Kap. 21.8 „Unfallversicherung – gesetzlich und privat").

**Berufsunfähigkeitsversicherung – ein Allround-Paket**

Einkommensdefizite, die aufgrund der verminderten Arbeitskraft entstehen, können nur durch eine zusätzliche Berufsunfähigkeitsversicherung adäquat ausgeglichen werden. Diese ist eine Art Rundum-Paket, das die Versorgungsdefizite, die Zahnärzteversorgung und Berufsgenossenschaft im Fall der Berufsunfähigkeit lassen, ideal schließt. Sie gewährt Ihnen umfassenden Schutz bei Berufsunfähigkeit – ob durch Krankheit oder Unfall verursacht, im beruflichen und privaten Bereich. Im Leistungsfall kommt eine vereinbarte Rente zur Auszahlung.

### 21.3.3  Wie hoch muss die Rente sein?

Der persönliche Lebensstandard, aber vor allem auch Ihre beruflichen, unternehmerischen Vorstellungen spielen bei der Beantwortung dieser Frage eine wichtige Rolle: Bestimmte Beurteilungskriterien, die aus Ihrer individuellen Lebenssituation abgeleitet werden, sind letztlich für die Wahl der Rentenhöhe ausschlaggebend. Allerdings kann der Privatbereich allein nie die bestimmende Beurteilungsgröße sein. Das Unternehmen „Praxis" und die daraus resultierenden unternehmerischen Risiken sind hier von entscheidender Bedeutung. Der Grund liegt auf der Hand: Eine Praxisgründung erfordert einen nicht unerheblichen Kapitalbedarf.

**Stichwort „Kreditsicherheiten"**

An diesen Kapitalbedarf knüpfen sich entsprechende Zins- und Tilgungsverpflichtungen, denn die Bank will ihr Kapital in den meisten Fällen nach 10–12 Jahren zurückgezahlt haben. Die beträchtlichen finanziellen Belastungen und das Wissen der Banken, dass zur Verpflichtung der Erfüllungen Ihre ganze Arbeitskraft gefordert ist, haben zu einem geänderten Sicherheitsdenken bei den Geldinstituten geführt. Heute verlangen sie von dem Zahnarzt nicht mehr nur eine Todesfallabsicherung, sondern auch eine Sicherheit für Zins- und Tilgungsleistungen für den Fall der Berufsunfähigkeit. Das bedeutet: Nicht zuletzt die Notwendigkeit einer Banksicherheit für die Finanzierung bestimmt die Höhe der Berufsunfähigkeitsabsicherung. Der private Bereich wird dabei nur indirekt berücksichtigt, weil Zinsen und Tilgung zumindest das zur Verfügung stehende Einkommen nicht mehr belasten.

### 21.3.4  Auf die richtige Lösung kommt es an: die maßgeschneiderte Versorgung

Der deutsche Versicherungsmarkt bietet Ihnen ein breit gefächertes Marktangebot zur Absicherung des Berufsunfähigkeitsrisikos. Bei der Auswahl der Versicherung sind insbesondere qualitative Unterschiede (Bedingungen) zu beachten. Private Berufsunfähigkeitsversicherungen treten bereits ab 50% Berufsunfähigkeit ein, sofern Sie voraussichtlich 6 Monate ununterbrochen außerstande sind, Ihren zuletzt ausgeübten Beruf auszuüben (TOP-Bedingungen).

**Verschiedene Formen der Berufsunfähigkeitsversicherung**

Die Berufsunfähigkeitsversicherung können Sie als Zusatzbaustein zu einer Lebensversicherung oder einer privaten Rentenversicherung oder als selbstständigen Vertrag abschließen. Für den Abschluss einer Berufsunfähigkeitsrente bietet sich heute ein selbstständiger Vertrag bei einem Versicherer mit TOP-Bedingungen an, der auch Erhöhungen der Versicherungsleistung ohne neue Gesundheitsprüfung zulässt.

Zur Berufsunfähigkeitsabsicherung gehört aber auch die Anschlussversorgung ab dem Rentenalter. Diese sollte durch Kapitalbildung gesichert sein, da gerade ein frühzeitiger Eintritt der Berufsunfähigkeit auch große Einschränkungen für die Altersrente zur Folge hat. Um die Anschlussversorgung in vernünftiger Höhe zu gewährleisten, sollte parallel zu der selbstständigen Berufsunfähigkeitsrente eine Kapitalversicherung als Lebens- oder Rentenversicherung mit einer Beitragsbefreiung bei Berufsunfähigkeit kombiniert werden. Auch bei Berufsunfähigkeit wird dann das Sparziel der Kapitalversicherung im geplanten Umfang erreicht, weil der Versicherer die Sparbeiträge als versicherte Leistung aufbringt.

Die TOP-Gesellschaften des Marktes bieten zusätzlich zur Beitragsbefreiung noch eine Leistungsdynamik an. Im Falle der Berufsunfähigkeit wird so der Sparbeitrag von dem Versicherer übernommen und während der Dauer der Berufsunfähigkeit jährlich laufend mit bis zu 10% dynamisiert. Nur in dieser Kombination steht Ihnen im Alter wirklich eine ausreichende Anschlussversorgung zur Verfügung.

Ob die Beitragsbefreiung greift und die Rente in voller Höhe gezahlt wird, richtet sich nach dem Grad der Berufsunfähigkeit des Versicherten und der vereinbarten Leistungsstaffel. Gilt die Pauschalregelung, so zahlt der Versicherer die volle Monatsrente ab einer Berufsunfähigkeit von 50%. Findet im Vertrag die Staffelregelung Anwendung, wird die Leistung abgestuft: Bei einer Berufsunfähigkeit von 25% werden dann auch nur 25% der vereinbarten Rente gezahlt, ab 75% schließlich der volle Betrag.

Die vereinbarten Leistungen aus der Berufsunfähigkeitsversicherung werden auch gezahlt, wenn der Versicherte während der Dauer der Zusatzversicherung pflegebedürftig wird.

Berufsunfähigkeitsrenten haben eine maximale Laufzeit bis zum 67. Lebensjahr. Verträge, die vor diesem Datum enden, können durch eine „verlängerte Leistungsdauer" gestreckt werden. Viele Versicherer bieten auch variable Versicherungs- und Leistungslaufzeiten an.

## 21.4 Praxisinventarversicherung – die „Hausratversicherung" für Ihre Praxis

### 21.4.1 Praxisinventarversicherung – ja oder nein?

Eine Praxisinventarversicherung gehört zur Standardausstattung der Vorsorge- und Absicherungsmaßnahmen des niedergelassenen Zahnarztes. Im privaten Bereich schützt man sich vor Schäden an Einrichtung und Woh-

nungsinventar durch eine Hausratversicherung. Doch nicht nur in den eigenen 4 Wänden können Schäden auftreten, sondern auch an den Geräten und Einrichtungsgegenständen der Praxis. Zudem hat sich nach Einführung der Praxisgebühr die Anzahl der Einbrüche in Praxen erhöht; offensichtlich wird seitdem vermutet, dort vermehrt Bargeld zu finden. In diesem Bereich ist es die Aufgabe der Praxisinventarversicherung, Sie vor den wirtschaftlichen – und oftmals existenziell bedrohlichen – Folgen eines solchen Schadens zu schützen.

### 21.4.2 Gegen welche Gefahren bietet mir die Praxisinventarversicherung Schutz?

Versichert sind – ähnlich wie bei einer Hausratversicherung – folgende Risiken:

- Feuer
- Einbruchdiebstahl/Vandalismus
- Leitungswasser
- Sturm
- Glasbruch (optional)

### 21.4.3 Was muss ich bei der Festlegung der Versicherungssumme beachten?

Eine Praxisinventarversicherung ist für niedergelassene Zahnärzte unverzichtbar. Die Festlegung der „richtigen" Versicherungssumme gestaltet sich jedoch mitunter schwierig. Hier gilt es, eine Unterversicherung zu vermeiden, indem der Wert des Praxisinventars genau bestimmt wird. Dazu ist eine genaue Aufstellung mit Zuordnung der entsprechenden Neuwertpreise nützlich. Im Schadensfall wird eine Neuwertentschädigung vorgenommen, da nur so gewährleistet ist, dass Sie tatsächlich die Kosten für notwendige Neuanschaffungen vollständig aus der Versicherungsleistung bestreiten können.

Bei der Ausgestaltung des Vertrages sollten Sie auf folgende Punkte achten:

- Die Versicherungssumme muss das gesamte Inventar zum Neuwert widerspiegeln.
- Leistungsausschlüsse müssen benannt werden.
- Doppelversicherungen, etwa mit der Wohngebäudeversicherung des Hausbesitzers, sollten vermieden werden.
- Der Entschädigungsmodus sollte bedarfsgerecht gewählt werden.
- Prüfen Sie im Vorfeld das Preis-Leistungs-Verhältnis der unterschiedlichen Versicherungsanbieter.

## 21.5 Praxisrechtsschutz-versicherung – seit eh und je unverzichtbar

### 21.5.1 Praxisrechtsschutz – ja oder nein?

Neben der berufsspezifischen Problematik (s. Kap. 21.1 „Absicherung gegen Haftpflichtrisiken – wichtiger denn je") stehen Sie im Privatleben den gleichen „Alltagsproblemen" gegenüber wie jeder andere auch. Beispielsweise treten im Straßenverkehr oder „im Nachbarschaftsverhältnis" Rechtsstreitigkeiten auf. Zusätzlich zu der Berufshaftpflichtversicherung, die Sie vor den Folgen eines zivilrechtlichen Schadenersatzanspruchs eines Patienten schützt (der Versicherer befriedigt den Anspruch und nicht Sie), ist daher eine Praxisrechtsschutzversicherung ratsam. Hier bietet die Rechtsschutzversicherung die Möglichkeit, Bereiche wie Familie, Verkehr, Grundstück und Miete mitzuversichern.

Immer wichtiger wird die Rechtsschutzversicherung aber auch wegen der Absicherung des Straf- und Sozialgerichtsrechtsschutzes. Häufig streben Patienten bei tatsächlichen oder vermeintlichen Behandlungsfehlern eine strafrechtliche Verfolgung des Zahnarztes an.

Wollen Sie die daraus resultierenden Kosten, die je nach Streitwert mitunter beträchtlich ausfallen können, nicht aus eigener Tasche zahlen, sind Sie mit einer entsprechenden Rechtsschutzversicherung gut beraten. So können Sie für die wirtschaftlichen Folgen von Rechtsstreitigkeiten für Praxis und Familie einen ausreichenden Liquiditätsspielraum sichern.

### 21.5.2 Welchen Versicherungsschutz brauche ich als niedergelassener Zahnarzt?

Für niedergelassene Zahnärzte haben die Rechtsschutzversicherer spezielle Leistungsangebote entwickelt, die auf den Bedarf des Unternehmers „Zahnarzt" abgestimmt sind. Rechtsstreitigkeiten über nicht eingehaltene Lieferverträge, arbeitsrechtliche Auseinandersetzungen mit Angestellten, Honorarkürzungen durch die Kassenzahnärztliche Vereinigung oder Zahlungsprobleme mit Privatpatienten seien hier beispielhaft genannt.

Wie viel Sie eine Rechtsschutzversicherung kostet, hängt neben der Wahl der einzelnen Leistungsbausteine z.B. davon ab, wie viele Praxisangestellte Sie beschäftigen. Zudem ist relevant, ob Sie von Erweiterungsmöglichkeiten des Versicherungsschutzes Gebrauch machen (s.u.).

**Welche Kosten deckt die Rechtsschutzversicherung ab?**

Die Rechtsschutzversicherung übernimmt je nach Vertragsgestaltung die Prozesskosten. Dazu zählen:

- Anwaltskosten
- Gerichtskosten
- Entschädigungen für Zeugen
- Kosten für den Gerichtsvollzieher
- Entschädigungen für Sachverständige und Kosten für Gutachten
- Kaution im Ausland

Nicht ersetzt werden natürlich Schadenersatzzahlungen oder Geldstrafen.

Sie haben die Möglichkeit, den Versicherungsschutz zu erweitern. Vereinbaren Sie z.B. den sogenannten **Spezial-Strafrechtsschutz**, sind beispielsweise auch schon die Kosten bei der Einleitung eines Ermittlungsverfahrens im beruflichen Bereich abgedeckt. Die Kosten eines Strafverteidigers werden auch oberhalb der gültigen Gebührenordnung übernommen. Im deutschen Strafrecht gibt es eine Reihe von Delikten, die per gesetzlicher Definition nur vorsätzlich begehbar sind, z.B. die unterlassene Hilfeleistung. Bei Vereinbarung des Spezial-Strafrechtsschutzes besteht zunächst Versicherungsschutz auch für diese Fälle; kommt es allerdings zu einer Verurteilung wegen Vorsatzes, entfällt der Schutz, das heißt, eventuell durch den Versicherer geleistete Zahlungen sind zu erstatten.

Beim **Regress-Rechtsschutz** wird der Versicherungsschutz auf die Wahrnehmung rechtlicher Interessen in Vorverfahren, die sich aus Regressen durch die zuständigen Gremien der Kassenzahnärztlichen Vereinigung und der Träger der gesetzlichen Krankenversicherungen wegen unwirtschaftlicher Behandlungsweise (oder Verordnungsweise) ergeben, erweitert.

Praktizieren Sie gemeinschaftlich mit einem oder mehreren Kollegen, sind die Risiken aus dem Privatbereich nur bei einem der Partner versichert; die anderen Partner können diesen Bereich jedoch als Zusatzpaket mitversichern.

**Warum ist der Versicherungszeitpunkt wichtig?**

**Praxistipp:** Wichtig ist für Sie, dass Sie bereits vor der Niederlassung Versicherungsschutz für die Angelegenheiten haben, die im Zusammenhang mit der Praxisgründung stehen. Denn die Niederlassung bringt erfahrungsgemäß häufig Ärger mit sich, z.B. mit dem Vermieter der Praxisräumlichkeiten. Bemühen Sie sich erst um einen Versicherungsschutz, wenn „das Kind schon in den Brunnen gefallen ist", haben Sie dafür natürlich keine Deckung.

Wie können Sie diese Deckung aber sicherstellen? Rechtsschutzversicherer mit speziellen Angeboten für Mediziner bieten Ihnen im Rahmen der Familien- und Verkehrsrechtsschutzversicherung für Lohn- und Gehaltsempfänger eine „Vorsorgeklausel" an, die Ihnen bereits vor der Niederlassung den erforderlichen Versicherungsschutz bietet. Voraussetzung dafür ist allerdings, dass der Rechtsschutzvertrag bereits eine bestimmte Zeit vor der Niederlassung abgeschlossen wurde und innerhalb einer vorgegebenen Zeit nach der Existenzgründung auf die aktuellen Vertragskonditionen umgestellt wird. Diese Umstellung wird zwingend erforderlich, weil bei der Gewährung von Rechtsschutz nach dem beruflichen Status von abhängig Beschäftigten und freiberuflich Tätigen unterschieden wird.

## 21.6 Betriebsunterbrechungsversicherung

### 21.6.1 Betriebsunterbrechungsversicherung – ja oder nein?

Tritt ein größerer Schaden in den Praxisräumen ein, so sind Beschädigungen, Zerstörung oder Verlust des Inventars durch die Praxisinventarversicherung abgedeckt. Was ist aber in der Zeit, in der gegebenenfalls die Praxis geschlossen werden muss, z.B. wegen erforderlicher Renovierung der Praxisräume oder der Ersatzbeschaffung notwendiger Geräte, die zur Aufrechterhaltung des Praxisbetriebs gebraucht werden? Eine behelfsmäßige Fortführung in anderen Räumlichkeiten –

soweit überhaupt möglich – wirkt sich vergleichbar negativ auf das Einkommen aus wie die gänzliche Schließung. Eine Betriebsunterbrechungsversicherung schützt Sie vor den finanziellen Folgen einer durch einen vorausgegangenen Sachschaden bedingten Praxisschließung. Sie deckt neben den laufenden Praxiskosten (z.B. den Gehältern), die während der „Zwangspause" nicht erwirtschaftet werden können, auch den entgangenen Gewinn.

### 21.6.2 Welche Formen der Betriebsunterbrechungsversicherung gibt es?

Unterschieden wird zwischen
- einer Kleinbetriebsunterbrechungsversicherung und
- einer Großbetriebsunterbrechungsversicherung.

Die Kleinbetriebsunterbrechungsversicherung wird als Ergänzung zu einer bestehenden Praxisinventarversicherung vereinbart. Es handelt sich also um keinen eigenständigen Vertrag. Die Versicherungssumme der Praxisinventarversicherung ist der Maßstab für die Entschädigungshöhe. Es können je nach Versicherungsgesellschaft bestimmte Höchstversicherungssummen versichert werden.

Überschreitet Ihr Jahresumsatz eine bestimmte Größenordnung, können Sie sich nur durch eine Großbetriebsunterbrechungsversicherung absichern. Die Festsetzung der Versicherungssumme bei dieser Variante richtet sich nach dem Jahresumsatz Ihrer Praxis. Die Großbetriebsunterbrechungsversicherung ist ein rechtlich eigenständiger Vertrag.

### 21.6.3 Was leistet die Betriebsunterbrechungsversicherung im Schadensfall?

Versicherter Schaden in der Betriebsunterbrechungsversicherung ist der „Unterbrechungsschaden". Darunter werden der entgehende Betriebsgewinn und die fortlaufenden Fixkosten der Praxis verstanden.

Im Zusammenhang mit der Entschädigung treten in der Betriebsunterbrechungsversicherung immer 2 Begriffe auf, nämlich „Haftzeit" und „Bewertungszeitraum".
- Die **Haftzeit** ist der Zeitraum, in dem der Versicherer für entgangene Gewinne und fortlaufende Kosten aufkommt. Diese beträgt in der Regel maximal 12 Monate, was jedoch in den meisten Fällen zur Wiederherstellung eines ordnungsgemäßen Praxisbetriebs ausreichen dürfte.
- Der **Bewertungszeitraum** ist das Instrument zur zeitlichen Abgrenzung der Ermittlung des Versicherungswertes. Um zu ermitteln, welche Gewinne dem Praxisinhaber entgehen und welche Kosten weiterlaufen, werden Gewinne und Praxiskosten für einen bestimmten zurückliegenden Zeitraum, nämlich 12 Monate, betrachtet.

### 21.6.4 Betriebsunterbrechungsversicherung im Krankheitsfall

Diese Versicherung wirkt wie die Betriebsunterbrechungsversicherung. Auch hier werden entgangene Gewinne und fortlaufende Kosten ersetzt. Allerdings nur dann, wenn Sie Ihre Praxis aufgrund einer Krankheit nicht weiterführen können. Gegenüber der klassischen Krankentagegeldversicherung ergibt sich der Vorteil, dass die Beiträge als Betriebsausgaben steuerlich abzugsfähig sind. Nachteilig ist die Tatsache, dass die Leistungsdauer auf maximal 12 Monate begrenzt ist und auch von Seiten der Versicherungsgesellschaft im Leistungsfall ein außerordentliches Kündigungsrecht besteht. Diese Versicherung kann daher nur eine Ergänzung zu einer angemessenen Krankentagegeldabsicherung sein.

## 21.7 Elektronikversicherung – in Praxen mit hohem medizinisch-technischen Standard sinnvoll

In Zahnarztpraxen sind Computer und Technik längst gang und gäbe. Neben der heute schon fast üblichen computergestützten Telefonanlage werden in den meisten Praxen auch teure EDV-Anlagen eingesetzt. Die größten Investitionen werden von dem niederlassungswilligen bzw. niedergelassenen Zahnarzt jedoch im Bereich der medizinisch-technischen Ausstattung der Praxis getätigt. Diese oftmals hochempfindlichen Geräte sind ständig einer Fülle von Gefahren ausgesetzt: Durch einen unglücklichen Zufall fällt einer Ihrer Helferinnen die volle Kaffeetasse aus der Hand, der Inhalt ergießt sich über den PC, dieser ist nicht mehr funktionsfähig. In der Regel kein Fall für Ihren Wartungsvertrag, aber für Ihre Elektronikversicherung, denn sie sichert neben den „Standardgefahren" Feuer, Leitungswasser, Sturm und Einbruchdiebstahl auch Schäden ab, die z.B. durch Fahrlässigkeit, unsachgemäße Handhabung, Bedienungsfehler, Kurzschluss usw. verursacht werden. Egal, ob die Schäden durch „normale" Arbeitsabläufe in der Praxis oder durch nicht kalkulierbare Ereignisse wie Überspannung verschuldet sind – die Instandsetzung kann teuer werden.

### 21.7.1 Elektronikversicherung – ja oder nein?

Wozu habe ich denn eine Praxisinventarversicherung? Dieser Gedanke ist sicherlich be-

rechtigt. Doch Vorsicht! Durch die Praxisinventarversicherung sind die „klassischen" Gefahren abgedeckt, nämlich Feuer, Einbruchdiebstahl, Leitungswasser, Sturm und Glasbruch (beachten Sie hierzu auch den Praxistipp im folgenden Kapitel). Kompletten Versicherungsschutz für die Hightechgeräte – also eine „Allfahrendeckung" – erreichen Sie nur durch eine ergänzende Spezialversicherung, die Elektronikversicherung. Diese ist insbesondere bei Praxen mit einem hohen medizinisch-technischen Standard eine sinnvolle Ergänzung zur Praxisinventarversicherung.

> **Praxistipp:** Wichtig ist insbesondere die Festsetzung einer ausreichenden Versicherungssumme. Um im Leistungsfall Kürzungen wegen Unterversicherung zu vermeiden, sollte in den Vertrag die „Indexklausel" einbezogen werden. Danach wird die Versicherungssumme jährlich automatisch nach dem vom Statistischen Bundesamt ermittelten „Index der Lebenshaltungskosten" der Kaufkraftentwicklung angepasst.

### 21.7.2 Was wird durch die Elektronikversicherung abgedeckt?

Versichert sind Schäden durch:
- **den Menschen:** Bedienungsfehler, unsachgemäße Handhabung, Fahrlässigkeit, Diebstahl, Einbruchdiebstahl, Vorsatz Dritter, Vandalismus, Sabotage
- **Feuer:** Brand, Explosion, Implosion, Ruß und Rauch, Sengen, Glimmen, Schmoren, Löschen
- **Wasser:** Feuchtigkeit aller Art, Regen, Überschwemmung, Kondenswasser, Putzwasser
- **Technik:** Kurzschluss, Über-, Unter- oder Fremdspannung, Konstruktions-, Material- und Ausführungsfehler, Ausfall von Steuerungs- und Sicherheitseinrichtungen

◢ **höhere Gewalt:** Blitzschlag (direkt oder indirekt), Sturm, Erdrutsch, Hochwasser

**Praxistipp:** Die Versicherung von Schäden durch Feuer, Einbruchdiebstahl und Leitungswasser kann gegen einen entsprechenden Prämiennachlass ausgeschlossen werden. Das ist dann sinnvoll, wenn eine Praxisinventarversicherung besteht, in der die Anlagen bereits gegen diese Gefahren versichert sind. Da letztere in aller Regel preisgünstiger ist, sollten Sie die „Elementargefahren" und das Einbruchdiebstahlrisiko immer dort absichern.

### 21.7.3 Was wird im Schadensfall ersetzt?

Im Rahmen der Versicherungsleistung werden alle Reparatur- und Wiederbeschaffungskosten maximal bis zur Höhe der vereinbarten Versicherungssumme übernommen. Die Entschädigung erfolgt grundsätzlich zum Neuwert.

**Praxistipp:** Bei der Wahl der Versicherungsgesellschaft sollten Sie in jedem Fall auf ein angemessenes Preis-Leistungs-Verhältnis achten, da die Beiträge bei gleichem Leistungsspektrum bei einzelnen Anbietern deutlich voneinander abweichen. Die Einholung verschiedener Angebote, besser noch die Hinzuziehung eines kompetenten Beraters lohnt sich.

### 21.7.4 Welche Formen der Elektronikversicherung gibt es?

Die Elektronikversicherung wird in 2 Varianten angeboten:
◢ Im Rahmen der **Pauschalversicherung** wird die gesamte technische Ausstattung Ihrer Praxis versichert.

◢ Bei der **Einzelversicherung** werden nur ganz bestimmte, von Ihnen bezeichnete Geräte abgesichert.

Welche Versicherungsform Sie wählen sollten, ist von der jeweiligen individuellen Situation des Praxisinhabers abhängig. Zahnärzte, die sich gerade niedergelassen und ihre Praxis nach dem neuesten Stand der Technik eingerichtet haben, werden sicherlich daran interessiert sein, einen Komplettschutz zu erlangen.

### 21.7.5 Welche Geräte können versichert werden?

Grundsätzlich können alle medizinisch-technischen Geräte sowie Büromaschinen, EDV- und Telefonanlagen versichert werden. Auch Geräte, die ständig oder vorübergehend außerhalb der Praxis eingesetzt werden – z.B. Diktiergerät – sind versicherbar. Nicht versichert sind Verbrauchsmaterialien aller Art (Disketten, Entwicklerflüssigkeit, Filme usw.) sowie Lampen und sonstige Lichtquellen.

### 21.7.6 Spezialform Elektronik-Betriebsunterbrechungsversicherung

Als Zusatz zu einer Elektronikversicherung werden spezielle Elektronik-Betriebsunterbrechungsversicherungen angeboten. Ersetzt werden fortlaufende Kosten und entgangener Gewinn für den Fall, dass die Praxis aufgrund eines Schadens an der Medizintechnik geschlossen werden muss. Der Schaden muss allerdings auf ein versichertes Ereignis aus der Elektronikversicherung wie Kurzschluss- oder Überspannung zurückzuführen sein.

Wenn Sie in Ihrer Praxis einen hohen medizinischen Standard haben und einen Großteil Ihrer Einnahmen durch den Einsatz von medizinischen Geräten bestreiten, sollte die Elektronik-Betriebsunterbrechungsversicherung in Ihrem Absicherungskonzept enthalten sein. Entscheidungskriterien pro oder kontra Elektronik-Betriebsunterbrechungsversicherung sind die folgenden Fragen:

- Kann die Praxis ohne Medizintechnik weitergeführt werden?
- Wie hoch sind die finanziellen Einbußen aufgrund fehlender Technik?
- Wie schnell kann das betroffene Gerät instand gesetzt bzw. Ersatz beschafft werden?

Hohe Schadenwahrscheinlichkeit und Schadenhöhen machen dieses Produkt für die meisten Versicherungsgesellschaften nicht sehr attraktiv, was sich z.B. auch in relativ hohen Prämien widerspiegelt.

## 21.8 Unfallversicherung – gesetzlich und privat

### 21.8.1 Gesetzliche Unfallversicherung – nicht nur für das Praxispersonal

Als Praxisinhaber und Arbeitgeber müssen Sie die in Ihrer Praxis Beschäftigten bei der Berufsgenossenschaft anmelden (s. Kap. 24.2 „Berufsgenossenschaft"). Der gesetzliche Versicherungsträger bietet Ihnen dann regelmäßig auch die freiwillige Versicherung für die eigene Person an.

Nicht nur Arbeitsunfälle, sondern auch Berufskrankheiten sind über die Berufsgenossenschaft versichert. Sie können die Höhe der Leistungen und damit verbunden des Beitrags innerhalb bestimmter Grenzen selbst bestimmen. Sie legen eine sogenannte Versicherungssumme fest, die im Leistungsfall die Basis für die Berechnung der Entschädigungsleistungen darstellt. Die Berufsgenossenschaft leistet im Versicherungsfall:

- Heilbehandlung
- Berufshilfe (Rehabilitationsmaßnahmen)
- Verletztengeld (für die Dauer der ärztlich festgestellten Arbeitsunfähigkeit)
- Verletztenrente

Der bedeutendste Leistungsfaktor ist sicherlich die Verletztenrente, die gegebenenfalls auf Dauer gezahlt wird. Voraussetzung für die Zahlung der Verletztenrente ist eine Minderung Ihrer Erwerbsfähigkeit von mindestens 20%.

Eine Einschränkung gilt es zu beachten: Sämtliche Leistungen aus der gesetzlichen Unfallversicherung setzen eine beruflich bedingte Unfallursache voraus. Sämtliche Unfälle aus dem privaten Bereich – man denke nur an Sport- und Freizeitunfälle – deckt die Berufsgenossenschaft verständlicherweise nicht ab.

### 21.8.2 Private Unfallversicherung – sinnvolle Ergänzung des Unfallversicherungsschutzes?

**Private Unfallversicherung – ja oder nein?**
Im Gesamtkontext möglicher Vorsorgemaßnahmen für die Absicherung des Berufsunfähigkeitsrisikos nimmt die Unfallversicherung einen vergleichsweise kleinen, jedoch nicht zu vernachlässigenden Stellenwert ein.

Aufgrund der finanziellen Verbindlichkeiten, die Sie bei einer Praxisgründung zwangsläufig eingehen müssen, sollte gerade der Absicherung der eigenen Arbeitskraft ein besonderes Augenmerk gewidmet werden. Sicher werden Sie zunächst prüfen müssen, welches Risiko Sie selbst zu tragen bereit sind. Denn ein Mehr an Sicherheit und damit an Versicherung kostet Geld, schränkt also die frei verfügbaren Mittel ein. Die Entscheidung für oder gegen eine Versicherung sollte daher immer auf der Basis einer genauen Analyse der eigenen Risikokonstellation erfolgen. Hierzu gilt es, Kosten und Nutzen einer bestimmten Vorsorgemaßnahme genau gegenüberzustellen.

Allerdings darf die private Unfallversicherung nicht separat betrachtet werden. Sie muss immer im Gesamtzusammenhang mit anderen gesetzlichen und privaten Absicherungen gesehen werden. Um die Notwendigkeit einer Unfallversicherung zu beurteilen, müssen Sie Ihre gesamte Absicherungssituation durch Berufsgenossenschaft, Versorgungswerk, Berufsunfähigkeitsversicherung und private Unfallversicherung im Gesamtzusammenhang betrachten.

**Was leistet die private Unfallversicherung?**

Die Unfallversicherung tritt nur dann mit ihren Leistungen ein, wenn Sie aufgrund eines Unfalls in Ihrer körperlichen Leistungsfähigkeit dauerhaft eingeschränkt sind. Tritt Invalidität krankheitsbedingt ein, besteht keinerlei Absicherung durch die Unfallversicherung.

Private Unfallversicherungen werden mit unterschiedlichen Leistungsbausteinen angeboten. Der Hauptbestandteil ist die Absicherung gegen Folgen der Unfallinvalidität. Im Versicherungsfall erfolgt dann in der Regel eine Kapitalzahlung.

Neben der Invaliditätsentschädigung bietet eine private Unfallversicherung folgende Leistungen zur Auswahl:

⊿ Unfalltagegeld
⊿ Unfallkrankenhaustagegeld
⊿ Übergangsgeld

⊿ Kosten für Heilbehandlung infolge eines Unfalls
⊿ Entschädigung der Hinterbliebenen bei Unfalltod des Versicherungsnehmers

**Praxistipp:** Wichtig ist für Sie bei Abschluss einer Unfallversicherung allein die Unfallinvaliditätsabsicherung, da die übrigen Leistungen über andere Versicherungen zumeist wesentlich kostengünstiger und umfassender versichert werden können, z.B. über eine Risikolebensversicherung oder eine Krankenhaustagegeldversicherung.

**Welchen Tarif soll ich als niedergelassener Zahnarzt wählen?**

Bei der Wahl des Tarifs sollten Sie beachten, dass

⊿ nur der Leistungsbaustein „Unfallinvalidität" versichert wird,
⊿ die Infektions- und Röntgenklausel Vertragsbestandteil ist,
⊿ die verbesserte Gliedertaxe der Bestimmung des Invaliditätsgrades zugrunde gelegt wird,
⊿ für die Invaliditätsentschädigung eine Progression vereinbart wird.

# 22  Zahnärztliches Versorgungswerk, Rente und Altersvorsorge

Die Altersversorgung von Zahnärzten wird aktuell durch 2 Faktoren deutlich geschmälert: Mit dem sogenannten Alterseinkünftegesetz werden Altersrenten seit 2005 sukzessive der vollen Besteuerung unterworfen. Rentenkürzungen auch bei den Versorgungswerken der Zahnärztekammern sind die Folge der Situation an den Finanzmärkten und der Verschiebungen in der Alterspyramide. Die Konsequenzen sind drastisch. Es stellt sich nicht mehr die Frage, ob und wann Zahnärzte ihre private Altersvorsorge neu ordnen und ausbauen sollten, sondern wie. Als frisch niedergelassener Zahnarzt werden Sie sich fragen, wieso Sie sich diesem Thema widmen sollen? Damit Sie nach der Praxistätigkeit keine unangenehmen Überraschungen erleben, lohnt es sich, bereits früh zu handeln. In dem folgenden Kapitel geben wir Ihnen daher einen Überblick über die wichtigsten Aktionsfelder.

## 22.1  Zahnärzteversorgung

Als angestellter Zahnarzt haben Sie und Ihr Arbeitgeber jeden Monat einen Beitrag an das Versorgungswerk der Zahnärztekammer gezahlt, nämlich den jeweils gültigen Beitragssatz bezogen auf Ihr Bruttogehalt (maximal bis zur sogenannten Beitragsbemessungsgrenze). Im Gegensatz zum Angestellten werden Sie als Niedergelassener beim Versorgungswerk mit geänderten Beitragsmodalitäten konfrontiert. Dazu müssen Sie den Versorgungsträger über Ihre Niederlassung informieren.

Einige der regionalen Versorgungswerke erheben Beiträge, die sich an dem Höchstbeitrag der gesetzlichen Rentenversicherung (DRV) orientieren. Als Praxisinhaber zahlen Sie dort den jeweils gültigen Beitragssatz der gesetzlichen Rentenversicherung, bezogen auf die geltende Beitragsbemessungsgrenze.

Andere Versorgungseinrichtungen verlangen von Ihnen einkommensbezogene Abgaben, die je nach Versorgungswerk zwischen 9 und 14% der Einkünfte – begrenzt auf bestimmte Höchstbeträge – aus Ihrer zahnärztlichen Tätigkeit (Betriebseinnahmen abzüglich Betriebsausgaben) liegen. Das ist, gemessen an dem Prozentsatz, den Angestellte zu zahlen haben, zumindest im unteren Bereich relativ gering.

Wiederum andere bieten Ihnen je nach Wahl die einkommensbezogene Beitragszahlung oder die Entrichtung der Höhe nach fester – auch abgestufter – Beiträge an. Die Bandbreite der Beitragsvarianten zeigt beispielhaft die Tabelle 22.1; dabei sind Einkünfte (Betriebseinnahmen abzüglich Betriebsausgaben) aus zahnärztlicher Tätigkeit von 100 000 Euro per anno unterstellt.

**Tab. 22.1:** Beiträge zum Versorgungswerk

| Versorgungswerk | Beitrag (auf den Monat gerechnet) zum Versorgungswerk bei Einkünften aus zahnärztlicher Tätigkeit von 100 000 € per anno (Veranlagungsjahr 2008) |
|---|---|
| A | 750,00 € |
| B | 985,00 € |
| C | 1054,70 € |
| D | 2109,40 € (ohne Einkommensnachweis) |
| | 1160,00 € (mit Einkommensnachweis) |

**Tab. 22.2:** Reduzierte Beiträge in der Anfangsphase nach der Niederlassung

| Versorgungs-werk | Reduzierter Beitrag (auf den Monat gerechnet) zum Versorgungswerk bei Einkünften aus zahnärztlicher Tätigkeit von 100 000 € per anno (Veranlagungsjahr 2008) | Dauer der Reduzierungs-möglichkeit |
|---|---|---|
| A | 182,40 € | die ersten 24 Monate nach Niederlassung |
| B | 667,00 € | bis zum Ende des 2. Kalender-jahres nach Niederlassung |
| C | 527,35 € | in den ersten 2 Jahren nach Niederlassung |
| D | 316,41 € im 1. Jahr<br>738,29 € im 2. Jahr | |

Freiwillige Mehrzahlungen an das Versorgungswerk sind möglich, aber der Höhe nach begrenzt.

**Praxistipp:** Ob freiwillige Mehrzahlungen gegenüber privaten Vorsorgeinstrumenten (private Rentenversicherung usw.) sinnvoll sind, sollte im Einzelfall geprüft werden.

Einige der Versorgungswerke bieten Ihnen in der Anfangsphase nach erfolgter Niederlassung die Möglichkeit reduzierter Beitragszahlung an. Je nach Versorgungseinrichtung wird Ihnen dann für einen bestimmten Zeitraum die Zahlung eines in der Regel deutlich geringeren Beitrags als dem satzungsgemäß vorgesehenen eingeräumt (s. Tab. 22.2).

**Praxistipp:** Informieren Sie sich bei Ihrem Versorgungswerk oder Wirtschaftsberater über bestehende Möglichkeiten der Beitragserleichterung. Die Inanspruchnahme dieser Beitragsgestaltungsmöglichkeit bedeutet für Sie auf der einen Seite Liquiditätsvorteile in der Praxisgründungsphase, ist aber auf der anderen Seite auch mit Leistungseinschränkungen der Versorgung verbunden.

Lassen Sie sich im Bereich einer anderen als der bisherigen Zahnärztekammer nieder, werden Sie Pflichtmitglied in der neuen Kammer. Von älteren niedergelassenen Kollegen werden Sie in einem solchen Fall vielleicht den Rat bekommen, dass Sie sich dann das – vermeintlich? – bessere Versorgungswerk aussuchen können, also wählen können, ob Sie in dem alten Versorgungswerk bleiben oder in das neue überwechseln. Dieses Wahlrecht haben Sie inzwischen nicht mehr. Obligatorisch ist neben dem Kammerwechsel auch der Wechsel in das Versorgungswerk des neuen Kammerbereichs, ein Verbleib in der bisherigen Versorgungseinrichtung ist nicht möglich. Was geschieht dann mit Ihren bei dem „alten" Versorgungswerk eingezahlten Beiträgen? Im Regelfall verbleiben diese bei der alten Zahnärzteversorgung. Im Versorgungsfall haben Sie dann Leistungsansprüche gegenüber 2 (oder bei mehrmaligem Wechsel gegenüber mehreren) Versorgungswerken. Nur in Ausnahmefällen können Sie die Beiträge an die neue Versorgungseinrichtung überleiten lassen. Das ist in der Regel dann der Fall, wenn Sie bei dem bisherigen Versorgungswerk erst relativ kurze Beitragszeiten (maximal 60 Monate) zurückgelegt haben.

Die Turbulenzen an den Kapitalmärkten, aber auch die demografische Entwicklung sind auch an den berufsständischen Versorgungseinrichtungen, zu denen die Versorgungswerke der Zahnärztekammern zählen, nicht spurlos vorbeigegangen. Die Anpassungen der Renten und Anwartschaften der letzten Jahre fielen bei den meisten Versorgungseinrichtungen deutlich geringer aus als zuvor bzw. entfielen komplett. Einige Versorgungswerke mussten Satzungsänderungen beschließen, die – insbesondere für junge Mitglieder – zu geringeren Rentenanwartschaften führen.

Für die berufsständischen Versorgungseinrichtungen werden speziell auf deren Mitglieder ausgerichtete Richttafeln (sogenannte „Sterbetafeln") für die versicherungsmathematischen Berechnungen verwendet. Diese zeigen, dass die Mitglieder der zahnärztlichen Einrichtungen eine insgesamt höhere Lebenserwartung haben als die Durchschnittsbevölkerung. Diese Feststellung hat sich mit Neuberechnungen der Richttafeln im Jahr 2006 nicht nur bestätigt, der Trend hat sich gegenüber den zuvor verwendeten Tafeln noch verstärkt. Das bedeutet für die Versorgungswerke Handlungsbedarf, um die dadurch bedingten längeren Rentenlaufzeiten zu finanzieren. Zum Zeitpunkt der Drucklegung dieses Buches hatten einige berufsständische Kammerversammlungen bereits auf diese neuen Erkenntnisse reagiert: Neben weiteren Maßnahmen wurde die grundsätzliche Verlängerung der Lebensarbeitszeit auf das 67. Lebensjahr beschlossen (bei der Deutschen Rentenversicherung wurde diese bereits vor geraumer Zeit eingeführt). In vielen anderen Kammerversammlungen wird das Thema „Rentenbeginn" mit 67 Jahren" thematisiert.

## 22.2 Stichwort „Alterseinkünftegesetz und nachgelagerte Besteuerung"

Detaillierte Informationen zur nachgelagerten Besteuerung konnten Sie bereits in dem Kapitel 8.2 „Stichwort ,nachgelagerte Be-

steuerung'" lesen. Mit der nachgelagerten Besteuerung kam der Gesetzgeber einer Forderung des Bundesverfassungsgerichts nach, Pensionäre und Rentner bei der Besteuerung ihrer Altersruhegelder gleichzustellen.

Während die Besteuerung der Altersrenten vormals nach dem Ertragsanteil der Rente erfolgte, müssen die Renten nunmehr – seit 2005 sukzessive in Stufen eingeführt – nachgelagert, also mit Beginn der Auszahlung, voll versteuert werden. Die Folgen sind drastisch. Die aktuellen Veränderungen verringern die Rentenleistungen der gesetzlichen Rentenversicherungssysteme und Standesversorgungen weiter. Der Bedarf an zusätzlicher Altersversorgung steigt deutlich an.

### 22.2.1 Mehr Liquidität für die Altersversorgung – schrittweise Steuerfreistellung der Aufwendungen

Wenn das Alterseinkünftegesetz auf der einen Seite mit der sukzessiv eingeführten nachgelagerten Besteuerung der Renten negative Auswirkungen auf die Rentenhöhe hat, so muss es ausgleichend auch einen positiven Effekt erbringen. Um eine Doppelbesteuerung zu vermeiden, werden daher auf der anderen Seite die Altersvorsorgeaufwendungen sukzessive steuerfrei gestellt. Bis zu 20 000 Euro jährlich (bei Verheirateten 40 000 Euro) können für Altersvorsorgeaufwendungen geltend gemacht werden (s. Tab. 22.3). Der volle Betrag kann aber erst ab dem Jahr 2025 ausgeschöpft werden. Beginnend im Jahr 2005 steigt der abzugsfähige Anteil von 60% auf 100% im Jahr 2025. Im Jahr 2008 sind somit beispielsweise 66% zu berücksichtigen, pro Jahr kommen weitere 2 Prozentpunkte hinzu.

Was ist genau unter dem Begriff der Altersvorsorgeaufwendungen zu verstehen? Der Gesetzgeber will natürlich nur solche Aufwendungen für das Alter begünstigen, die auch tatsächlich und nachweisbar für die

**Tab. 22.3:** Steuerliche Absetzbarkeit von Altersvorsorgeaufwendungen am Beispiel

| | |
|---|---:|
| Max. berücksichtigungsfähige Altersvorsorgeaufwendungen (ledig) | 20 000 € |
| ./. Pflichtbeitrag zum Versorgungswerk | 10 000 € |
| = Freiraum für weitere Altersvorsorgeaufwendungen | 10 000 € |
| Bei Ausschöpfung des Freiraums sind steuerlich absetzbar: | |
| • 2008: 66% | 13 200 € |
| • 2015: 80% | 16 000 € |
| • 2025: 100% | 20 000 € |

Altersvorsorge verwendet werden. Er hat daher den Katalog der begünstigten Altervorsorgeaufwendungen auf die im Folgenden aufgeführten Positionen begrenzt:

◿ Beiträge zu den berufsständischen Versorgungseinrichtungen
◿ Beiträge für eine private Basisrente („Rürup-Rente")
◿ Beiträge zu den gesetzlichen Rentenversicherungen
◿ Beiträge zu den landwirtschaftlichen Alterskassen

## 22.3  Altersvorsorge mit System – Entscheidungen in der „neuen Welt"

Durch die Einführung der nachgelagerten Besteuerung und den durch die Gesellschaft und den Kapitalmarkt bedingten Problemen der Versorgungswerke bekommt die persönliche Altersvorsorge für den Zahnarzt und seine Familie die erste Priorität in der Kapitalanlage und dem Vermögensaufbau. Gleichzeitig hat sich aber die Zusammenstellung des Portfolios der einzelnen Instrumente verändert.

Für Sie als (zukünftiger) niedergelassener Zahnarzt ist es wichtig zu verstehen, dass (nicht erst) seit Beginn des Jahres 2005 die Renten aus den zahnärztlichen Versorgungswerken in der Regel nicht mehr für eine Sicherung des Lebensstandards im Alter ausreichen. Dies war eigentlich schon immer so,

durch die drastischen strukturellen Veränderungen in den sozialen Sicherungssystemen hat sich allerdings die Handlungsnotwendigkeit deutlich verschärft.

### 22.3.1  Alterseinkünftegesetz und nachgelagerte Besteuerung – Mehr Eigeninitiative ist gefragt!

Wie sich das Alterseinkünftegesetz und die nachgelagerte Besteuerung auswirken, wurde zuvor dargestellt. Die Konsequenzen sind drastisch. Die aktuellen Veränderungen verringern das Leistungsniveau der gesetzlichen Rentenversicherungssysteme und der Standesversorgungen weiter. Der Bedarf an zusätzlicher Altersversorgung steigt deutlich an.

### 22.3.2  Systematik der Altersversorgung – Basis-, Zusatz- und private Versorgung

Die Instrumente der Altersversorgung lassen sich grundsätzlich nach folgenden Kriterien gliedern:

◿ Flexibilität
◿ steuerliche Behandlung
◿ Einsatzzeitpunkt im individuellen Lebenszyklus

Die Systematik der Altersversorgung seit Beginn des Jahres 2005 verdeutlicht die Tabelle 22.4.

**Tab. 22.4:** Systematik der Altersversorgung seit 2005

| Basisversorgung | Zusatzversorgung | Private Versorgung |
|---|---|---|
| • gesetzliche Rentenversicherung<br>• landwirtschaftliche Alterskassen<br>• berufsständische Versorgungswerke<br>• neue private Basisrentenversicherung (Rürup-Rente) | • betriebliche Altersversorgung<br>• zertifizierte Altersvorsorge (Riester-Rente) | • Rentenversicherung<br>• fondsgebundene Rentenversicherung<br>• Kapitalversicherung<br>• vermietete Immobilien<br>• Investmentfonds<br>• Unternehmensbeteiligung<br>• … |
| **Steuer** | **Steuer** | **Steuer** |
| ↓ | ↓ | ↓ |
| nachgelagerte Besteuerung (Kohortenmodell) | nachgelagerte Besteuerung | Ertragsbesteuerung, Einkommensbesteuerung (z.B. Mieten) |

Das Alterseinkünftegesetz stellt die individuelle Altersversorgung auf den Kopf. Bisher griff die Besteuerung bei den Sparbeiträgen zu und verschonte im Gegenzug die Renten. Nun verschieben sich die Lasten auf die Zukunft. Die Beiträge zu der gesetzlichen und der neuen Leibrentenversicherung (Rürup-Rente) werden Schritt für Schritt steuerfrei gestellt, die späteren Renten zunehmend belastet. Auszahlungen aus der zertifizierten Altersvorsorge (Riester-Rente) und der betrieblichen Altersversorgung unterliegen schon heute der vollen Besteuerung. Außerdem sind die Erträge aus Kapitalversicherungen nicht mehr steuerfrei. Steuerpflichtig ist die Differenz zwischen der Kapitalauszahlung und der Summe der eingezahlten Beiträge zur Hauptversicherung. Es gibt eine

Ausnahme: Bei Kapitalauszahlung nach Vollendung des 60. Lebensjahres und nach Ablauf von 12 Jahren seit Vertragsabschluss wird nur die Hälfte der Erträge besteuert. Rentenleistungen unterliegen der abgesenkten Ertragsanteilsbesteuerung. So sinkt z.B. bei permanenten Leibrenten der Ertragsanteil von 27 auf 18% im Alter von 65 Jahren.

Der Ruheständler ohne Steuerkarte gerät damit zum Auslaufmodell. Für Rentner mit überdurchschnittlichem Einkommen während der Erwerbstätigkeit bedeutet dies vor allen Dingen, dass die in der Regel relativ hohen Steuersätze im Alter berücksichtigt werden müssen. Die Planung der neuen Altersversorgung sollte unter Berücksichtigung der Nachsteuerrendite die gesamte Lebensspanne einbeziehen, so Prof. Dr. Bert Rürup.

# 23 Kontinuierliche Wirtschaftlichkeitsanalyse – die Zeit nach der Niederlassung

Für jeden jungen Zahnarzt, der die Existenz-gründung anstrebt, ist der Tag der Praxiser-öffnung sicherlich ein denkwürdiger Tag. Damit kann das Unternehmen „Zahnarzt-praxis" seinen Betrieb aufnehmen, die Fi-nanzierung ist unter Dach und Fach, alle Verträge wurden geschlossen, Versicherun-gen umgestellt bzw. ergänzt.

Das ist aber bei weitem kein Grund, sich nach hinten zu lehnen und die weiteren Dinge auf sich zukommen zu lassen: Die kontinuierliche Wirtschaftlichkeitsanalyse ist für jeden niedergelassenen Zahnarzt un-verzichtbar. Die Wirtschaftlichkeit der Praxis muss ununterbrochen geplant und überprüft werden, um zum einen drohende finanzielle Engpässe so früh wie möglich zu erkennen und auszugleichen. Daher ist eine genaue Analyse von Einnahmen und Ausgaben sowie weiterer betriebswirtschaftlicher Kenn-zahlen vonnöten. Die Erfahrungen eines kompetenten Wirtschaftsberaters helfen, mögliche Schieflagen im Vorfeld zu erken-nen und wirkungsvolle Gegenmaßnahmen einzuleiten.

Zum anderen helfen die beiden im Fol-genden beschriebenen Instrumente, über-schüssige Liquidität gezielt für andere Zwe-cke (Steuerrückstellungen, zielgerichtete Ver-mögensbildung für z.B. Altersversorgung, Tilgung privater Verbindlichkeiten, Ausbil-dungsfinanzierung für Kinder, Rücklagenbil-dung usw.) in entsprechende Geldanlagen mit einer lukrativen Rendite zu lenken.

In den ersten Quartalen nach der Nieder-lassung dient das **Niederlassungsexposé** als sinnvolles Orientierungsinstrument. Die ge-planten und im Exposé dokumentierten

Prognosewerte werden mit den tatsächlichen Zahlen abgeglichen und gegebenenfalls kor-rigiert. So erhalten Sie als frisch gebackener Selbstständiger in der Anfangszeit Ihrer Pra-xistätigkeit, in der Sie durch viele neue orga-nisatorische und fachliche Anforderungen von den Zahlen abgelenkt sind, die nötige Transparenz für die betriebswirtschaftliche Seite Ihres Handelns. Zu diesem Zeitpunkt ist die enge Zusammenarbeit mit einem Steuer-berater unabdingbar. Auch er trägt seinen Teil zur Transparenz der Zahlen bei.

Gleichzeitig wird nach etwa einem Quar-tal in einem weiteren Gespräch mit der Bank geprüft, ob die Darlehen auf den richtigen Konten sowie die Einnahmen und Ausgaben auf den vor der Niederlassung vorgesehenen Konten (Konto für die Praxiseinnahmen und -ausgaben, Konto für die private Lebenshal-tung, Konto für die Immobilienfinanzierung usw.) verbucht werden.

Die Fortschreibung des Niederlassungs-exposés hat noch einen weiteren – positiven – Aspekt. Sie verleiht das entscheidende Ge-fühl der Sicherheit, auf dem richtigen Weg zu sein. Sollte dies nicht der Fall sein, sind also die Umsätze zu gering und/oder die Aus-gaben zu hoch, lassen sich mithilfe Ihres Be-raters kurzfristig die Fehler aufdecken und notwendige Korrekturen vornehmen. Einen entscheidenden Stellenwert bei dieser Be-trachtung nimmt die **Mindestumsatzanaly-se** ein. Sie zeigt Ihnen noch einmal deutlich auf, wie viel Umsatz (GKV-Patienten, Privat-patienten usw.) mindestens erwirtschaftet werden muss, um sämtliche Verpflichtungen (Praxisausgaben, Privatausgaben, Steuern) erfüllen zu können.

Ergänzt wird die betriebswirtschaftliche Betreuung des niedergelassenen Zahnarztes durch das Instrument der Liquiditätsplanung, -steuerung und -kontrolle, auch **Liquiditätsanalyse** oder Analyse der verbleibenden Mittel genannt. Sämtliche Einnahmen und Ausgaben sowohl der Praxis- als auch der Privatsphäre werden je nach Bedarf (monatlich, quartalsweise usw.) zusammengetragen, geordnet und interpretiert. Das Instrument der Liquiditätsanalyse spiegelt das Portemonnaie des niedergelassenen Zahnarztes wieder: Dadurch wird nach Deckung aller Aufwendungen der positive oder negative Überschusssaldo ermittelt, wenn der voraussichtliche Umsatz bzw. ex post betrachtet der tatsächliche Umsatz in Ansatz gelangt. Die Analyse der verbleibenden Mittel wird (stark vereinfacht dargestellt und ohne Berücksichtigung etwaiger sonstiger Einnahmen) nach dem in der Tabelle 23.1 dargestellten Berechnungsmodus durchgeführt.

Die Ergebnisse dieser Steuerungsinstrumente oder – besser gesagt – der regelmäßigen fundierten Gespräche mit Ihren Beratern geben sehr deutlich Aufschluss darüber, wie Sie Ihr Praxiskonzept auf Dauer zu einem wirtschaftlich tragfähigen Konzept entwickeln. Damit schließt sich der Kreis unseres Wegweisers für die erfolgreiche Neugründung oder Praxisübernahme, Einzelpraxis oder Kooperation: Nicht nur am Anfang steht die Frage: Lohnt der Weg in die eigene Praxis? Diese Frage ist Gegenstand sämtlicher Gespräche mit Ihrem Wirtschafts- und Steuerberater; die (möglichst hohe) Überdeckung aus Ihrer Praxistätigkeit gibt einen Anhaltspunkt dafür. Unser Wegweiser kann Ihnen helfen, dass es sich lohnt, den Weg in die eigene Praxis zu gehen!

**Tab. 23.1:** Berechnungsmodus

| Umsatz |
| --- |
| ./. laufende Praxiskosten |
| **= Überschuss aus Praxis** |
| ./. Steuerpflicht |
| **= Nettoeinkünfte** |
| ./. Tilgung Beitrag Praxisdarlehen |
| + liquide Mittel aus der AfA |
| **= Zwischensumme** |
| ./. Summe der Privatentnahmen |
| **= Über-/Unterdeckung** |

# 24  Fristen und Formalitäten

Als Existenzgründer haben Sie eine Reihe von Vorschriften und Formalitäten zu beachten. Nachfolgend sind die wichtigsten Anlaufstellen und einzuleitenden Maßnahmen in alphabetischer Reihenfolge aufgeführt.

## 24.1  Agentur für Arbeit

### 24.1.1  Gründungszuschuss

Haben Sie vor der Aufnahme Ihrer selbstständigen Tätigkeit Anspruch auf Entgeltersatzleistungen nach dem Sozialgesetzbuch III (z.B. Arbeitslosengeld I) gehabt oder waren Sie in einer Arbeitsbeschaffungsmaßnahme beschäftigt, sollten Sie sich über die Möglichkeiten des Bezugs von einem sogenannten Gründungszuschuss informieren. Dafür müssen Sie neben den genannten folgende weitere Voraussetzungen erfüllen:

◢ Bei Aufnahme der selbstständigen Tätigkeit muss ein (Rest-)Anspruch auf Arbeitslosengeld von mindestens 90 Tagen bestehen.

◢ Sie müssen Ihre Kenntnisse und Fähigkeiten zur Ausübung der selbstständigen Tätigkeit darlegen (z.B. durch entsprechende Berufserfahrung).

◢ Eine fachkundige Stelle muss die Tragfähigkeit der Existenzgründung bestätigen.

◢ Der zeitliche Umfang der selbstständigen Tätigkeit muss zur Beendigung der Arbeitslosigkeit führen, das heißt, er muss wenigstens 15 Stunden pro Woche ausmachen.

Bei Vorliegen dieser Voraussetzungen erhalten Sie den Gründungszuschuss grundsätzlich für 9 Monate in der Höhe des Betrages, den Sie zuletzt an Arbeitslosengeld bezogen haben, zur Sicherung Ihres Lebensunterhalts zuzüglich monatlich 300 Euro zur sozialen Absicherung. Gegebenenfalls kann der Betrag zur sozialen Absicherung für weitere 6 Monate gewährt werden. In welcher Höhe Sie einen Gründungszuschuss erwarten können, sei an 2 Beispielen dargestellt (s. Tab. 24.1 und 24.2).

**Tab. 24.1:** Gründungszuschuss Beispiel 1: verheirateter Existenzgründer (zuvor im Angestelltenverhältnis mit Steuerklasse III) mit 2 Kindern

| Mtl. Bruttoeinkommen vor der Existenzgründung | Arbeitslosengeld (AlG), Tagessatz | Arbeitslosengeld (AlG tgl. x 30 Tage) | | Zuschlag zur sozialen Sicherung | | Gründungszuschuss mtl. (gerundet) |
|---|---|---|---|---|---|---|
| 1.–9. Monat: | | | | | | |
| 2500,00 € | 40,64 € | 1219,20 € | + | 300,00 € | = | 1519,20 € |
| 4000,00 € | 57,41 € | 1722,30 € | + | 300,00 € | = | 2022,30 € |
| ggf. für weitere 6 Monate | | | | 300,00 € | = | 300,00 € |

**Tab. 24.2:** Gründungszuschuss Beispiel 2: lediger Existenzgründer (zuvor im Angestelltenverhältnis mit Steuerklasse I) ohne Kinder

| Mtl. Bruttoein-kommen vor der Existenzgründung | Arbeitslosengeld (AlG), Tagessatz | Arbeitslosengeld (AlG tgl. x 30 Tage) | | Zuschlag zur sozialen Sicherung | | Gründungs-zuschuss mtl. |
|---|---|---|---|---|---|---|
| 1.–9. Monat: | | | | | | |
| 2500,00 € | 30,83 € | 924,90 € | + | 300,00 € | = | 1224,90 € |
| 4000,00 € | 43,89 € | 1316,70 € | + | 300,00 € | = | 1616,70 € |
| ggf. für weitere 6 Monate | | | | 300,00 € | = | 300,00 € |

**Praxistipp:** Sie sollten auf jeden Fall beachten, dass Sie Ihren Antrag auf Gründungszuschuss **vor** der Aufnahme Ihrer Tätigkeit als Niedergelassener bei der für Ihren Wohnsitz zuständigen Agentur für Arbeit stellen.

### 24.1.2 Europäischer Sozialfonds

Erhalten Sie über die Agentur für Arbeit einen Gründungszuschuss, können Sie gegebenenfalls im ersten Jahr Ihrer Tätigkeit mit Leistungen zur Sicherung einer Existenzgründung aus dem europäischen Sozialfonds gefördert werden. Damit sollen Existenzgründer in der Anfangsphase der selbstständigen Tätigkeit bei der Bewältigung und Lösung von Problemen unterstützt werden. Eine individuelle, zielgerichtete Einzelberatung soll helfen, die neue Situation erfolgreich zu meistern. Man spricht hier vom sogenannten Coaching. Über die Leistungsvoraussetzungen informiert die zuständige Agentur für Arbeit. Ein Rechtsanspruch auf diese Leistung besteht nicht.

In eine ähnliche Richtung zielt ein Zuschuss, den Sie über das Bundesamt für Wirtschaft und Ausfuhrkontrolle erhalten können. Gefördert wird unter bestimmten Voraussetzungen innerhalb der ersten 3 Jahre nach Niederlassung die Unterstützung durch einen Unternehmensberater. Nähere Informationen finden Sie auf www.beratungsfoerderung.net.

### 24.1.3 Einstellungszuschuss für zahnmedizinische Fachangestellte

Als Firmenneugründer (das sind Sie nach Definition der Arbeitsagentur, wenn Sie vor nicht mehr als 2 Jahren eine selbstständige Tätigkeit aufgenommen haben), der nicht mehr als 5 Mitarbeiterinnen und Mitarbeiter beschäftigt, können Sie unter Umständen Fördermöglichkeiten der Agentur für Arbeit nutzen, wenn Sie eine/n zuvor arbeitslose/n, förderungsbedürftige/n Arbeitnehmer/in unbefristet einstellen, z.B. als zahnmedizinische/n Fachangestellte/n. Als Arbeitgeber können Sie für eine/n Arbeitnehmer/in auf einem neu geschaffenen Arbeitsplatz 50% des regelmäßig gezahlten Arbeitsentgelts sowie des pauschalierten Arbeitgeberanteils am Gesamtsozialversicherungsbeitrag als Lohnkostenzuschuss für längstens 12 Monate erhalten. Diese Leistungen müssen Sie vor Abschluss des Arbeitsvertrages beantragen.

Da es sich beim Einstellungszuschuss um eine Ermessensleistung handelt, über die die örtliche Arbeitsagentur sowohl dem Grunde nach als auch in Bezug auf Höhe und Dauer der Leistung eigenständig entscheidet, sollten Sie bei Bedarf frühzeitig das Gespräch mit dieser Behörde suchen. Weitere Informationen und Kontaktadressen können der Homepage (www.arbeitsagentur.de) entnommen werden.

### 24.1.4 Betriebsnummer

Als Arbeitgeber benötigen Sie eine Betriebsnummer der Agentur für Arbeit. Diese ist an den Praxisinhaber gebunden; insofern müssen Sie auch bei einer Praxisübernahme eine neue Betriebsnummer bekommen. Die Beantragung kann in der Regel formlos erfolgen. Diese Nummer wird zur wirtschaftlichen Zuordnung in der Beschäftigungsstatistik benötigt.

## 24.2 Berufsgenossenschaft

Als Praxisinhaber haben Sie die in Ihrer Praxis beschäftigten Personen im Rahmen der gesetzlichen Unfallversicherung anzumelden, da sie dort pflichtversichert werden müssen. Die Hauptverwaltung der zuständigen Berufsgenossenschaft hat ihren Sitz in Hamburg:
Berufsgenossenschaft für Gesundheitsdienst und Wohlfahrtspflege
Pappelallee 35–37
22089 Hamburg
oder:
Postfach 76 02 24
22052 Hamburg
Tel.: 040/20207-0
Fax: 040/20207-2495
Internet: www.bgw-online.de

Verwaltungsstellen gibt es in Berlin, Bochum, Delmenhorst, Dresden, Hamburg, Hannover, Karlsruhe, Köln, Magdeburg, Mainz, München und Würzburg (Anschriften unter der angegebenen Internetadresse).

Sie können sich selbst freiwillig bei der Berufsgenossenschaft versichern (s. Kap. 21.8.1 „Gesetzliche Unfallversicherung – nicht nur für das Praxispersonal").

## 24.3 Finanzamt

Über die Aufnahme der selbstständigen Tätigkeit müssen Sie das Finanzamt informieren, in dessen Bereich Sie Ihren Wohnsitz haben. Die Anmeldung, die über Ihren Steuerberater erfolgen kann, bewirkt die Vergabe einer Steuernummer, die unter anderem für die spätere Abgabe der Lohnsteueranmeldungen für die Mitarbeiter benötigt wird.

## 24.4 Gesetzliche Krankenkasse

Als Praxisinhaber sind Sie Arbeitgeber und damit für die reibungslose Abwicklung der Kranken-, Pflege-, Renten- und Arbeitslosenversicherung der in Ihrer Praxis beschäftigten Personen verantwortlich. Vor der Praxiseröffnung sollten Sie daher die zuständige gesetzliche Krankenkasse über den anstehenden Betrieb einer Praxis benachrichtigen; notwendige Informationen sind die Praxisanschrift und der Eröffnungstermin. Diese Aufgabe können Sie dem Steuerberater übertragen. Im Folgenden muss die gesetzliche Krankenkasse regelmäßig (jährlich) für jeden Mitarbeiter die „Meldung zur Sozialversicherung" erhalten.

## 24.5 Gesundheitsamt

Informieren Sie das Gesundheitsamt über die beabsichtigte Niederlassung. Es reicht hierzu in der Regel ein formloses Anschreiben aus.

## 24.6 Gewerbeaufsichtsamt

Betreiber von Röntgengeräten müssen das zuständige Gewerbeaufsichtsamt über den Niederlassungstermin informieren. Es sind verschiedene Auflagen zu erfüllen und Angaben zu machen, z.B. über den Typ der Anlage. Daher empfiehlt es sich, bereits rechtzeitig vor der Niederlassung Kontakt mit dem Gewerbeaufsichtsamt aufzunehmen.

## 24.7 Kassenzahnärztliche Vereinigung

### 24.7.1 Eintragung in das Zahnarztregister

Das Zahnarztregister erfasst die zugelassenen Zahnärzte und die Zahnärzte, die ihre Eintragung beantragt und die erforderlichen Voraussetzungen erfüllt haben. Sie sind in das Zahnarztregister des Zulassungsbezirks einzutragen, in dem Sie zum Zeitpunkt der Antragstellung Ihren Wohnort haben. Das Zahnarztregister wird bei der zuständigen Kassenzahnärztlichen Vereinigung für jeden Zulassungsbezirk geführt. Voraussetzungen für die Eintragung sind:

- Approbation als Zahnarzt
- Ableistung einer mindestens 2-jährigen Vorbereitungszeit

Folgende Unterlagen müssen Sie beifügen (Originale oder in Ausnahmefällen amtlich beglaubigte Abschriften):

- Geburtsurkunde
- Approbationsurkunde
- Nachweis über die zahnärztliche Tätigkeit nach der Approbation
- gegebenenfalls Promotionsurkunde

### 24.7.2 Zulassung als Vertragszahnarzt

Den Antrag auf Zulassung zur vertragszahnärztlichen Tätigkeit müssen Sie schriftlich bei dem zuständigen Zulassungsausschuss stellen. Geben Sie dabei an,

- für welchen Vertragszahnarztsitz (Ort) und
- gegebenenfalls unter welcher Gebietsbezeichnung

Sie die Zulassung beantragen.

Fügen Sie die folgenden Unterlagen (Originale oder amtlich beglaubigte Abschriften) bei:

- Auszug aus dem Zahnarztregister (mit Datum der Approbation, der Eintragung in das Zahnarztregister und unter Umständen der Anerkennung des Rechts zum Führen einer bestimmten Gebietsbezeichnung)
- Bescheinigungen über die seit der Approbation ausgeübten zahnärztlichen Tätigkeiten
- gegebenenfalls eine Erklärung, mit der der aus der Zulassung folgende Versorgungsauftrag auf die Hälfte beschränkt wird
- Lebenslauf
- polizeiliches Führungszeugnis
- Bescheinigungen der Kassenzahnärztlichen Vereinigungen, in deren Bereich Sie bisher gegebenenfalls niedergelassen oder zur Kassenpraxis zugelassen waren
- Erklärung über im Zeitpunkt der Antragstellung bestehende Dienst- oder Beschäftigungsverhältnisse unter Angabe des frühest möglichen Endes
- Erklärung, ob Sie rauschgiftsüchtig sind oder innerhalb der letzten 5 Jahre gewesen sind, ob Sie sich innerhalb der letzten 5 Jahre einer Entziehungskur wegen Trunk- oder Rauschgiftsucht unterzogen haben und dass gesetzliche Hinderungsgründe der Ausübung des zahnärztlichen Berufs nicht entgegenstehen

### 24.7.3 Berufsausübungsgemeinschaft: Genehmigung durch den Zulassungsausschuss der KZV

Die gemeinsame Ausübung vertragszahnärztlicher Tätigkeit ist unter allen zur vertragszahnärztlichen Versorgung zugelassenen Leistungserbringern zulässig (örtlich und überörtlich). Die Berufsausübungsgemeinschaft bedarf der vorherigen Genehmigung des Zulassungsausschusses.

### 24.7.4  Gemeinsame Nutzung von Räumen, Praxiseinrichtung und Personal: Unterrichtung der KZV

Die gemeinsame Nutzung von Praxisräumen und Praxiseinrichtungen sowie die gemeinsame Beschäftigung von Hilfspersonal durch mehrere Zahnärzte ist erlaubt. Die Zulassungsverordnung für Zahnärzte schreibt vor, dass Sie die zuständige Kassenzahnärztlichen Vereinigung hiervon unterrichten müssen.

## 24.8  Versorgungswerk

Informieren Sie das berufsständische Versorgungswerk rechtzeitig über die anstehende Niederlassung. Ein formloses Schreiben reicht normalerweise aus. Beachten Sie hierzu auch die Informationen in dem Kapitel 22 „Zahnärztliches Versorgungswerk, Rente, Altersversorgung".

## 24.9  Zahnärztekammer

Die (Muster-)Berufsordnung sieht vor, dass Sie der zuständigen Zahnärztekammer die Aufnahme und Änderung Ihrer zahnärztlichen Tätigkeit unverzüglich anzeigen.

# Stichwortverzeichnis

## A

Abfärbetheorie 201
Abfindungsanspruch 188
Abgaben, gesetzliche 51
Abgabezeitpunkt 209
Abrechnungsgrundlagen 116
Abrechnungsprogramm 138
Agentur für Arbeit 248
Aktiengesellschaft (AG) 163
Alterseinkünftegesetz 73, 243
Alterspyramide 239
Altersvorsorgeaufwendungen 241
Altverbindlichkeiten 187
Anerkennung der Weiterbildungszeit 37
Annuitätendarlehen 217
Anschlussversorgung 65
Anstellung als Zahnarzt in einem Medizinischen Versorgungszentrum 148
Anzeigensystematik 15
Apparategemeinschaft 164
Arbeitslosenversicherung 52
Arbeitslosigkeit 3
Arbeitsmarkt 3
Arbeitsverhinderung 30
Arbeitszimmer 202
Architekten 113
Aufbewahrungspflichten 202
Aufzeichnungspflichten 202
Ausbildungsassistenten 3
Ausbildungsziele 35
Auslandserfahrungen 4

## B

Banksicherheit 229
Basel II 220
Basisrente (Rürup-Rente) 75
BEB 136
Beitragsbemessungsgrenze 59
Beitrags-Leistungs-Verhältnis 62
Beitragsrückerstattungen 63
Belastungen, außergewöhnliche 58
BEMA 116

Berater 107
 – medizinisch-technische 113
Beratung durch einen Rechtsanwalt 34
Bereitschaftsdienst 55
Berufsausübungsgemeinschaft 166, 206
 – örtliche 168
 – überörtliche 168, 186
Berufsausübungsgemeinschaftsverträge 185
Berufsgenossenschaft 236, 249
Berufshaftpflichtversicherung 65, 223
Berufskleidung 203
Berufsunfähigkeit 64, 228
Berufswunsch 14
Beschäftigungsfelder, alternative 7
Besteuerung, nachgelagerte 73, 241
Betrieb der Heizungsanlage 191
Betriebsausgaben, vorweggenommene 199
Betriebsmittelkredit 127, 213
Betriebsunterbrechung bei Krankheit 233
Betriebsunterbrechungsversicherung 232
Bevölkerungsstruktur 98
Bewerbung 13
 – Formalia 19
Bewerbungsformular 21
Bewerbungsschreiben 18
Bewerbungsunterlagen 13
Bewertungsverfahren 195
Bewirtungsaufwendungen 203
Bezugsmöglichkeit der Praxisräume 189
Bildungsfonds 48
Bonität 220
Budgetplanung 129
Bundesärztekammermethode 194

## C

CHE-Studienkredit-Test 2007 49

## D

Deckungssumme 225
Direktverträge 160
Doppelbesteuerung 74

**E**

EDV-Berater 113
Ehegattenarbeitsverhältnis 204
Eigenkapital 211
Einkommensteuerveranlagung 206
Einlage 206
Einstellungszuschuss 248
Einzelverträge 160
Elektronik-Betriebsunterbrechungsversicherung 235
Elektronikversicherung 234
Ergebnismethode 197
Erstberatung, wirtschaftliche 83
Ertragsmethode 196

**F**

Fachzeitschriften 152
Fallzahlen 121
Familienversicherung 60
Filiale 170
Finanzierungslaufzeit 212
Finanzierungshilfe, öffentliche 219
Finanzierungsregeln 212
Finanzierungsvolumen 145
Finanzplanung 130
  – ganzheitliche 83
Fragen im Vorstellungsgespräch 24
Freibetrag 208
Fremdkapital 211

**G**

Gebietsbezeichnung 38
Gebührenordnung für Zahnärzte (GOZ) 117
Gehalt 51
Gemeinschaftspraxis 167
Generalist 89
Generation 50 plus 90
Gesellschaft bürgerlichen Rechts (GbR) 162
Gesellschaft mit beschränkter Haftung (GmbH) 163
Gesundheitsamt 249
Gesundheitswesen, öffentliches 44
Gewerbeaufsichtsamt 249
Gewerbesteuerpflicht 201
Gewinnbeteiligungen 206
Gewinnermittlung 202
GKV-Modernisierungsgesetz (GMG) 172
Glasversicherung 71
Gliedertaxe, verbesserte 237
Goodwill 194
Großbetriebsunterbrechungsversicherung 233
Gründungszuschuss 200, 247

**H**

Haftung, gesamtschuldnerische 226
Hausratversicherung 71
Heizperiode 191
Hinauskündigungsrecht 187
Honorarabrechnung 183
HVM 116

**I**

Ich-Botschaften 155
Immobilen
  – betrieblich genutzte 209
  – vermietete 75
Industrie 7
Infektions- und Röntgenklausel 237
Informatik, medizinische 8
Initiativbewerbungen 18
Inventarliste 183
Investitionsabzugsbetrag 205

**K**

Kapitalgesellschaften 162
Kaufpreis 183
Kaufpreisraten 209
Kieferorthopädie 39
Kleiderfrage 23
Kleinbetriebsunterbrechungsversicherung 233
Kommunikation, nonverbale 154
Konkurrenzschutzklausel 188
Konkurrenzverbot im Mietvertrag 191
Kontokorrentkredit 214
Kooperation 94
Kooperationsformen 157
Kraftfahrzeugversicherung 72
Krankengeld 227
Krankentagegeld 227
Krankenversicherung 53
  – gesetzliche 59
  – private 60
Kreditanstalt für Wiederaufbau (KfW) 219
Kreditprogramm für Zahnmediziner 49
Kreditsicherheiten 218
Kündigung 33
Kündigungsrecht, außerordentliches 190
Kündigungsrecht für den Todesfall 190

**L**

Laborgemeinschaft 165
Landesbank 219
Laufzeit des Mietvertrages 190
Lebenserwartung, steigende 79
Lebenslauf 16
  – Foto 17

Lebensstandard 78
Lebensversicherung, private 74
Leibrente 209
Leistungen, vermögenswirksame 56, 82
Leistungsstatistik 134
Liquidität 56, 81

**M**

Medizinjournalismus 7
Meldung zur Sozialversicherung 249
Mietvertrag 184, 189
Mietvertragsdauer 190
Mietvertragsvordrucke 189
Mindestumsatz 129
Musterarbeitsvertrag 27
(Muster-)Berufsordnung 162
Musterverträge 179

**N**

Nachbesetzung 180
Navigator 115
Nebentätigkeit 31
Neugründung 102, 143
Neuwertentschädigung 230
Niederlassungsberater 112

**O**

Öffentlicher Dienst 54
Oralchirurgie 42
Organisationsformen 162
Organisationsgemeinschaft 163

**P**

Partnerschaftsgesellschaft 171
Patientenstamm 144
Personal 183
Personalkosten 144
Personengesellschaften 162
Persönlichkeitsmerkmale 16
Pflegegeld 68
Pflegepflichtversicherung 53
Pflegestufe 67
Pflegeversicherung 67
Pflegezusatzversicherung 69
Pkw-Kosten 204
Praxisausgaben 124
Praxisbewertung 193
Praxisbörsen 152
Praxisfilialen 170
Praxisgemeinschaft 163
Praxisinventarversicherung 230
Praxisräume, ausgelagerte 171

Praxisrechtsschutzversicherung 231
Praxisübernahmevertrag 180
Privatausgaben 126
Probezeit 28
Public Health 8
Punktwert 116

**Q**

Quartalsabrechnung 134

**R**

Rechtsanwalt 112
Rechtsformen 162
Rechtsschutzversicherung 67, 72
Rechtssicherheit 179
Regelungslücken 179
Regress-Rechtsschutz 232
Rendite 82
Rentenversicherung 52
 – private 74
Richttafeln 241
Riester-Rente 77
Risikolebensversicherung 70
Rufbereitschaft 55

**S**

Sachleistungen 68
Sachwerte 193f.
Schadenersatzklage 224
Schadensersatz 65
Scheinberufsausübungsgemeinschaftsverträge 186
Schenkung 210
Schubladenverträge 186
Selbstzahlerleistungen 136
Seminarbesuch 202
Sicherheit der Anlageprodukte 81
Soft Skills 15
Solidaritätszuschlag 52
Sonderausgaben 58
Sozialfonds, europäischer 248
Spezialist 90
Spezial-Strafrechtsschutz 232
Spezialtarife 62
Sprachkenntnisse 5
Standort 89, 100
Stellenanzeige 14
Sterbetafeln 241
Steuerberater 112, 199
Steuernummer 200
Steuerrückstellung 199
Steuersatz, ermäßigter 208

Steuerzahlungen 127
Strafrechtsschutz, erweiterter 66
Studienendfinanzierungen 48
Studienfinanzierung 47
Studiengänge, postgraduierte 9
Studiengebühren 47
Studienkredite 48
Substanzwert 194

**T**

Tarifvertrag öffentlicher Dienst (TVöD) 54
Teilberufsausübungsgemeinschaft 169, 186
Teilzulassung 149
Tilgung 215
Tilgungsaussetzungsdarlehen 218
Tilgungsdarlehen 216
TOP-Bedingungen 229

**U**

Übergewinnmethode 197
Übernahme 102, 143
Übernahmezeitpunkt 182
Übertragung, unentgeltliche 210
Umlageverfahren 63
Umsatz- und Gewinnmethode 196
Umsatzbeteiligung 51
Umsatzmethode 195
Umsatzsteuer 207
Unfallinvaliditätsabsicherung 70
Unfallversicherung 69, 236
    – gesetzliche 236
    – private 236
Urlaub 31

**V**

Veräußerungsgewinn 208
Verdienstausfallrisiko 227
Vergütung 30
Verhandlungsführung 152
Verlegungshinweis 191
Versicherungspflichtgrenze 59
Versicherungssumme 230
Versorgung
    – fachübergreifende 157
    – integrierte 157
Versorgungsformen
    – sektorenbezogene 157
    – sektorübergreifende 157
Versorgungswerk 73, 239, 251
Versorgungszentrum, medizinisches 172

Verträge 179
Vertragsfreiheit 34
Verweismöglichkeiten 64
Vollzulassung 150
Vorbereitung Auslandsaufenthalt 5
Vorbereitungszeit 151
Vorhabensschilderung 120
Vorsorgeaufwendungen 76
Vorstellungsgespräch 21
    – 5 Phasen 22

**W**

Webmaster 21
Weiterbildungsordnungen 37
Weiterbildungsstätten 38
Weiterbildungszeiten im EU-Raum 39
Werbungskosten 58
Wert
    – ideeller 194, 202
    – immaterieller 194
    – materieller 194, 201
Wettbewerbsverbot 188
Wettbewerbsvorteile 90
Wirtschaftlichkeitsanalyse 245
Wirtschaftsberater 109
Wirtschaftsberatung 12
Wirtschaftsgüter, langlebige 212

**Z**

Zahnarzt, angestellter 147
Zahnärzteblatt 152
Zahnärztekammer 251
Zahnärztliche Mitteilungen (zm) 152
Zahnarztregister 250
Zahngold 203
Zahnmedizinischer Austauschdienst (ZAD) 4
Zahnmedizinstudium 11
Zeugnisse 19
Zinsen 214
Zukunftsaussichten 97
Zulagen, staatliche 77
Zulagenvertrag 78
Zulassung als Vertragszahnarzt 150
Zulassungssperren 143
Zusatzleistungen 134
Zusatzversorgung 53
Zustimmung zur Kooperation im Mietvertrag
    191
Zuweisung von Patienten 187
Zweigpraxis 170